基礎医学大要

放射線生物学

放射線物理学

医用工学

放射化学

放射線計測学

診療放射線技師

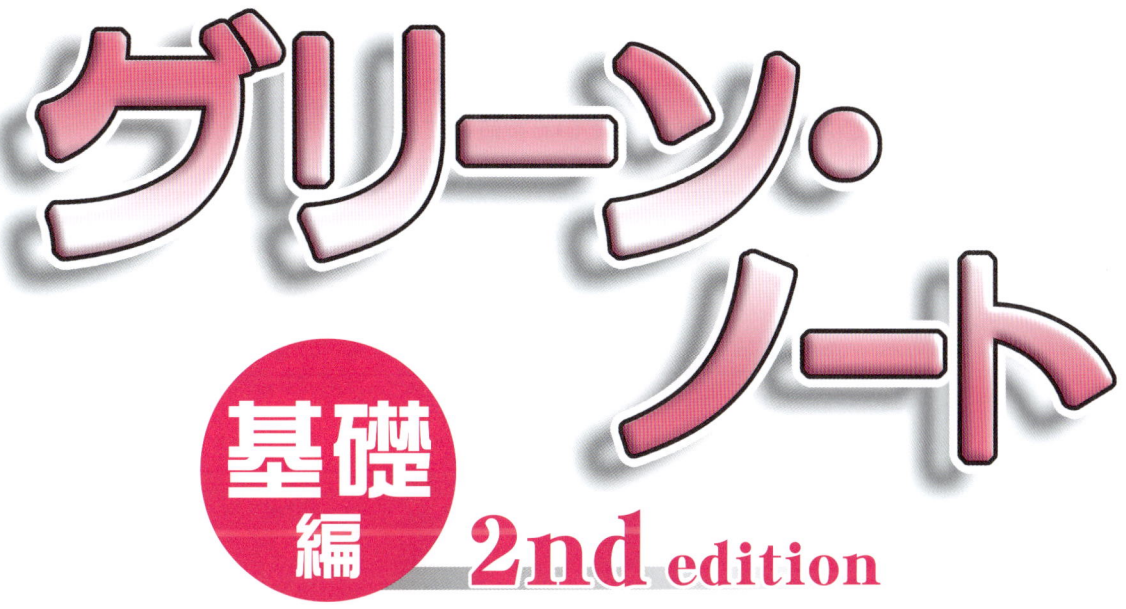

グリーン・ノート

基礎編

2nd edition

編集 福士政広 首都大学東京 健康福祉学部 放射線学科 教授

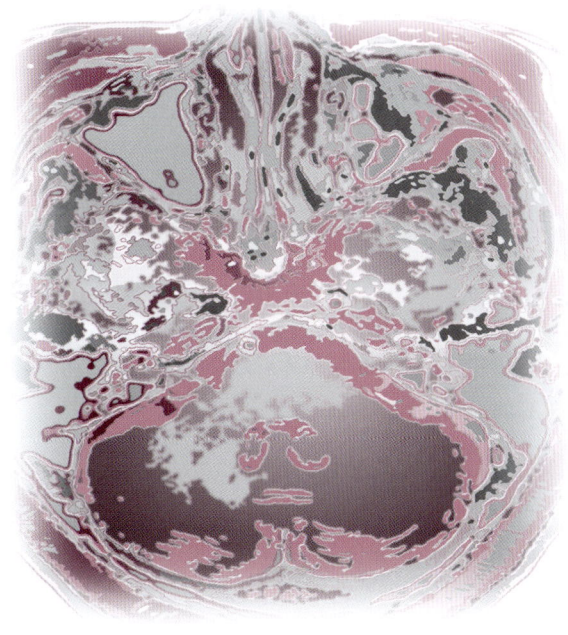

MEDICAL VIEW

本書では，厳密な指示・副作用・投薬スケジュール等について記載されていますが，これらは変更される可能性があります．本書で言及されている薬品については，製品に添付されている製造者による情報を十分にご参照ください．

Green Note for Radiological Technologists, basic edition, 2nd edition
(ISBN 978-4-7583-1453-4 C3347)

Editor: Masahiro Fukushi

2006.11.10　1st ed
2012.12.25　2nd ed

©MEDICAL VIEW, 2012
Printed and Bound in Japan

Medical View Co., Ltd.
2-30 Ichigayahonmuracho, Shinjyukuku, Tokyo, 162-0845, Japan
E-mail　ed@medicalview.co.jp

2nd edition 編集の序

　2003年7月に発刊された『診療放射線技師　ブルー・ノート　基礎編』『診療放射線技師　イエロー・ノート　臨床編』も2006年7月に2nd edition，2012年2月には3rd editionとして，さらなる進化を遂げております。『グリーン・ノート』も2nd editionへと進化することとなりました。

　診療放射線技師教育において2001年4月に大綱化カリキュラムが施行され，それに対応した国家試験が本格実施され，診療放射線技師として必要な知識の幅と質の高度化が要求されることとなりました。また，この間に国家試験ガイドラインの改定もありました。

　そこで，『グリーン・ノート』はこれらの問題やガイドラインに対応し編集に工夫を凝らしました。

　本書は『診療放射線技師　ブルー／イエロー・ノート』をベースとした穴埋めスタイルを採用し，国家試験にて出題頻度の高い項目を重点的に盛り込みました。

　項目ごとに学ぶべきポイントを「ねらい」として明確にし，ページ構成を基本的に1項目見開き2ページとし，左に写真・イラストおよび表を配置し，右に穴埋め式の問題を配置しました。さらに穴埋め式の問題の特長は「ファースト・ステージ」，「セカンド・ステージ」と重要度の高い順にし，理解の進度を考慮したところです。また，2nd editionでは各章末に国家試験既出問題より厳選した演習問題とその解説を追加致しました。

　『グリーン・ノート　基礎編』は『診療放射線技師　ブルー・ノート　基礎編』と同じ科目立てとし，基礎医学大要，放射線生物学，放射線物理学，医用工学，放射化学および放射線計測学から構成されております。

　本書の編纂は『診療放射線技師　ブルー／イエロー・ノート』の執筆者が行っており，『診療放射線技師　ブルー／イエロー・ノート』のエッセンスを十分に取り入れ，随所に斬新なアイデアが盛り込まれております。

　また，本書は大学や専門学校において診療放射線技師を志す学生を対象としたものでありますが，既に病院，診療所等で診療放射線業務に従事している放射線技師や医療技術者にとっても再確認のための演習問題として役立つものと考えます。

　発刊にあたり，メジカルビュー社のスタッフの方々に深く感謝致します。
　2012年　11月

首都大学東京
福士政広

本書の特徴・使い方

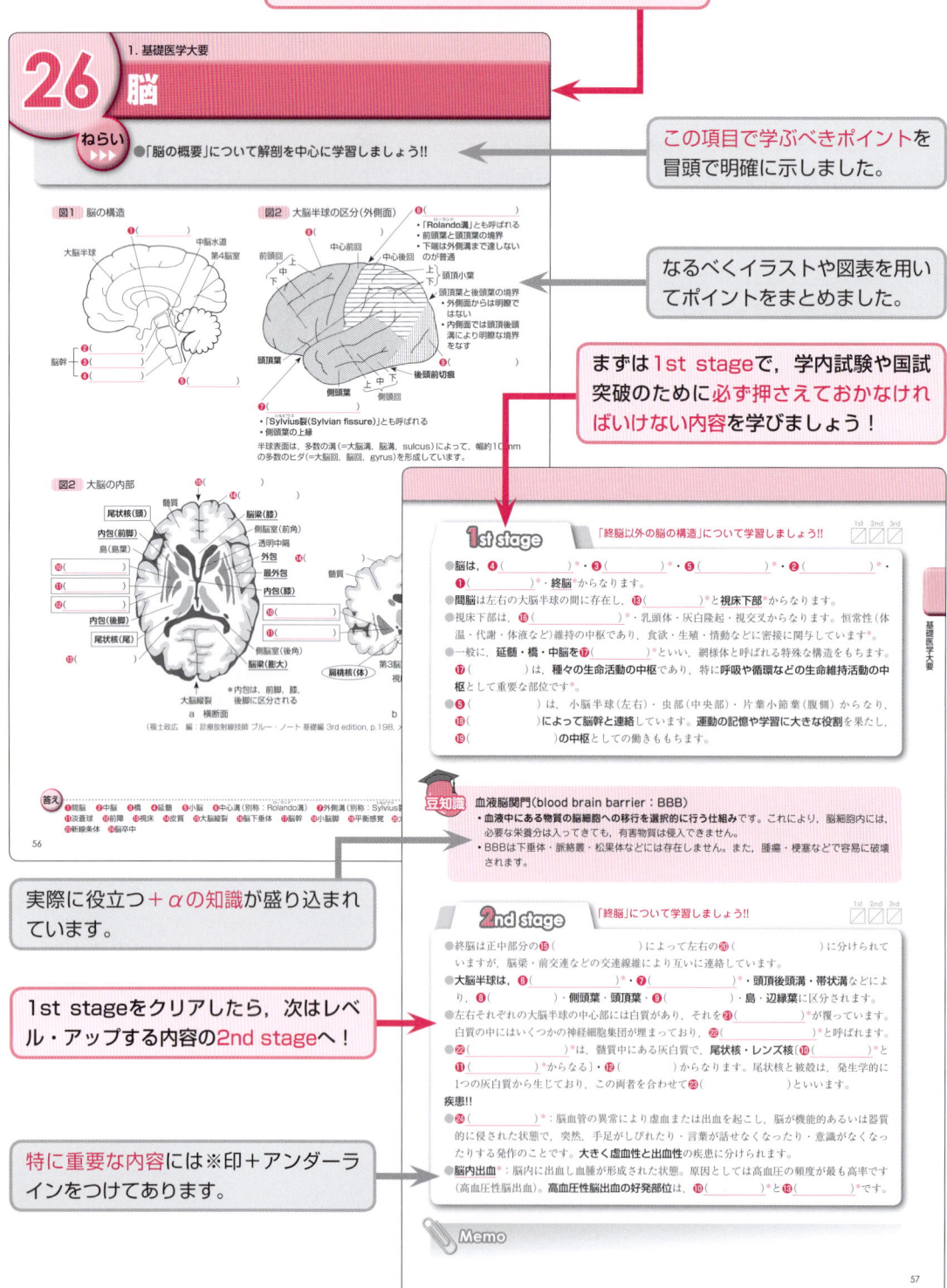

改訂にあたり，各章末に**演習問題**を新設しました。
1st stage, 2nd stageをクリアしたら，実際の国家試験に出題された問題で力試ししてみましょう！

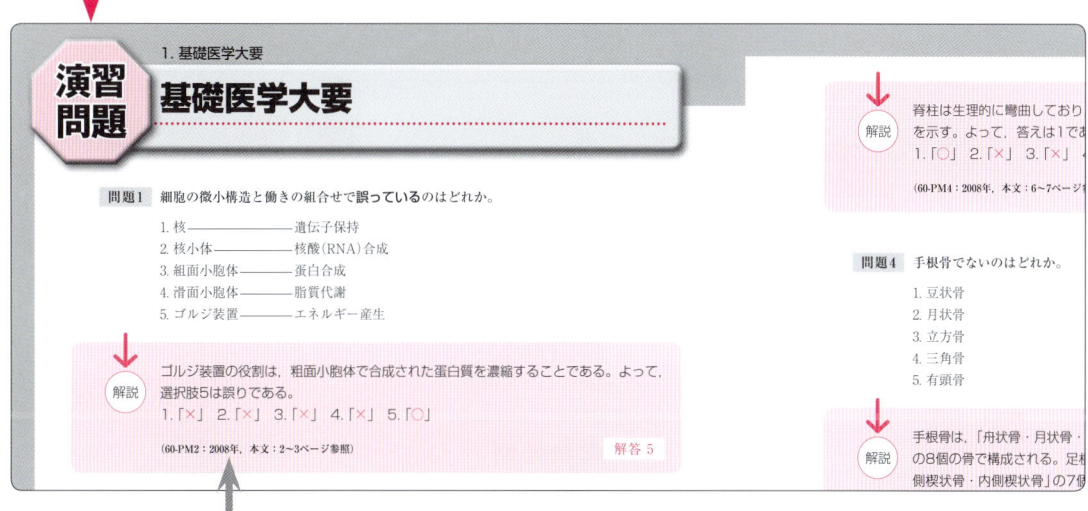

問題の解説文には，出題されたのはいつの国家試験かを，本書における参照ページとともに記載していますのでご活用ください。

活用例❶
本書（基礎編）は『ブルー・ノート』とほぼ同様の構成（「基礎医学大要」「放射線生物学」… 等）ですので，疑問が生じた場合や内容を確認する場合にも便利です。ぜひ併用してみてください。

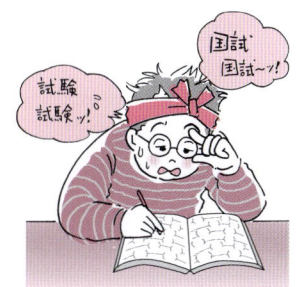

活用例❷
国試直前や学内試験直前に実力を計るための利用はもちろん，臨床実習の合間などに，知識のおさらい用としても使えます。

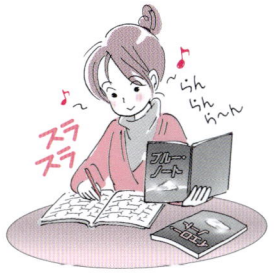

活用例❸
お手持ちの赤や緑の下敷きを利用すれば，重要事項を効率よく暗記することもできます。

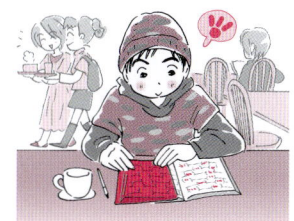

執筆者一覧

編集

福士政広
首都大学東京 健康福祉学部 放射線学科 教授

執筆者（掲載順）

佐藤英介
北里大学 医療衛生学部

高田健太
筑波大学 医学医療系

齋藤祐樹
東洋公衆衛生学院 診療放射線技術学科

阿部慎司
茨城県立医療大学 保健医療学部 放射線技術科学科 教授

福士政広
首都大学東京 健康福祉学部 放射線学科 教授

小川雅之
中央医療技術専門学校 診療放射線学科 講師

細田正洋
弘前大学大学院 保健学研究科 医療生命科学領域 放射線生命科学分野

大谷浩樹
首都大学東京 健康福祉学部 放射線学科 准教授

CONTENTS

本書の特徴・使い方 ——————————————————— iv
豆知識一覧 ———————————————————————— xi

1 基礎医学大要　【佐藤英介・高田健太】2

- 1 ヒトのからだ ——————————————————— 2
- 2 頭蓋骨 ——————————————————————— 4
- 3 椎骨・脊柱 ————————————————————— 6
- 4 胸郭・上肢 ————————————————————— 8
- 5 下肢・骨盤 ————————————————————— 10
- 6 関節 ———————————————————————— 12
- 7 筋肉 ———————————————————————— 14
- 8 副鼻腔・咽頭・喉頭 ————————————————— 16
- 9 気管・気管支 ———————————————————— 18
- 10 肺・縦隔 —————————————————————— 20
- 11 食道・胃 —————————————————————— 22
- 12 小腸・大腸 ————————————————————— 24
- 13 肝臓 ———————————————————————— 26
- 14 胆嚢・膵臓 ————————————————————— 28
- 15 腹膜と腹膜後器官 —————————————————— 30
- 16 心臓 ———————————————————————— 32
- 17 体液 ———————————————————————— 34
- 18 血液の循環 ————————————————————— 36
- 19 体循環の動脈 ———————————————————— 38
- 20 体循環の静脈 ———————————————————— 42
- 21 門脈系 ——————————————————————— 46
- 22 リンパ系 —————————————————————— 48
- 23 泌尿器系・生殖器系 ————————————————— 50
- 24 ホルモン —————————————————————— 52
- 25 神経系 ——————————————————————— 54
- 26 脳 ————————————————————————— 56

- 27 脊髄 ———————————— 58
- 28 髄膜・脳室・脳脊髄液 ———————————— 60
- 29 死亡統計・人口動態・生活習慣病 ———————————— 62
- 30 腫瘍 ———————————— 64
- 31 感染症 ———————————— 66

演習問題 ———————————— 68
基礎医学大要 ———————————— 68

2 放射線生物学 【齋藤祐樹】 78

- 1 分子レベルの放射線の影響 ———————————— 78
- 2 細胞レベルの放射線の影響 ———————————— 80
- 3 細胞の回復と突然変異 ———————————— 82
- 4 組織・臓器の影響（生殖腺・造血組織・皮膚） ———————————— 84
- 5 組織・臓器の影響（甲状腺・消化管・その他） ———————————— 86
- 6 個体レベルの放射線の影響 ———————————— 88
- 7 発癌・遺伝的影響・胎内被ばく ———————————— 90
- 8 内部被ばくによる放射線の影響 ———————————— 92
- 9 放射線治療領域の放射線生物学 ———————————— 94
- 10 放射線の影響を左右する因子 ———————————— 96

演習問題 ———————————— 98
放射線生物学 ———————————— 98

3 放射線物理学 【阿部慎司】 104

- 1 特殊相対性理論 ———————————— 104
- 2 量子論 ———————————— 106
- 3 原子・原子核の構造と性質 ———————————— 108
- 4 崩壊形式 ———————————— 110

- 5 放射能と放射平衡 ———————————— 112
- 6 X線の発生と性質 ———————————— 114
- 7 X線・γ線と物質との相互作用 ————— 116
- 8 X線の減弱と線質 ———————————— 118
- 9 粒子線と物質との相互作用 —————— 120
- 10 NMR・US・X線CT ———————————— 122

演習問題 ———————————————————————— 124
放射線物理学 ———————————————————— 124

4 医用工学 【福士政広】128

- 1 電界と電位，電流と磁気 ——————— 128
- 2 直流回路 ——————————————————— 132
- 3 コンデンサ —————————————————— 138
- 4 単相交流回路 ————————————————— 142
- 5 共振回路，交流回路の電力 —————— 146
- 6 オペレーションアンプ ———————————— 150
- 7 半導体の性質，pn接合と整流用ダイオード ——— 154

演習問題 ———————————————————————— 160
医用工学 ———————————————————————— 160

5 放射化学 【小川雅之】164

- 1 原子の構造・核種 ——————————————— 164
- 2 壊変図式・有効(実効)半減期 ————— 166
- 3 放射平衡・^{99}Mo-^{99m}Tcジェネレータ ———— 168
- 4 天然・人工放射性核種，核反応式 ———— 172
- 5 放射性核種の分離 ——————————————— 174
- 6 オートラジオグラフィ ———————————— 176

- 7 標識化合物 ──── 178
- 8 放射化学的純度 ──── 182
- 9 放射性核種の化学分析への利用 ──── 184

演習問題 ──── 188

放射化学 ──── 188

6 放射線計測学　【細田正洋・大谷浩樹】192

- 1 放射線の量と単位 ──── 192
- 2 電離箱線量計 ──── 194
- 3 比例計数管 ──── 196
- 4 GM計数管 ──── 198
- 5 半導体検出器 ──── 200
- 6 シンチレーション検出器 ──── 202
- 7 熱ルミネセンス線量計，蛍光ガラス線量計，光刺激ルミネセンス線量計，化学線量計 ──── 204
- 8 放射能の測定 ──── 206
- 9 エネルギー測定 ──── 208
- 10 中性子の測定 ──── 210

演習問題 ──── 212

放射線計測学 ──── 212

索引 ──── 217

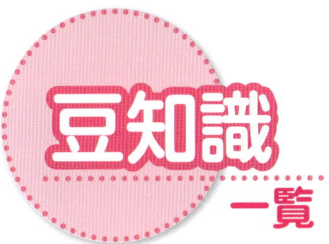

あ

悪液質	65
アクチバブルトレーサー法	185
アダムのリンゴ	17
亜致死損傷(SLD回復)	83
アルベド	211

い

一塩化ヨウ素法	180
遺伝的影響	91
インスリン	28

う

ウイルス性肝炎の感染経路	67
烏口突起	8
運動量保存則	117

え

エネルギー分解能	197, 209
───と出力電圧	197
遠心分離法	175

お

横突起	8
オージェ収率	115
オージェ電子	115

か

化学カブリ	177
化学交換法	175
科学的純度	183
下関節突起	8
核酸	3
角質層の放射線感受性	85
核破壊	121
確率的影響	89
下垂体門脈	46
ガス(気体)拡散法	175
加速多分割照射法	95
滑膜性連結	13

か (続き)

荷電粒子	97
───励起蛍光X線分析	185
過渡平衡	113
カブリの防止	177
顆粒細胞の放射線感受性	85
ガリレイ変換	105
カロリーメータ	205
関節	13
肝門脈	46

き

基底層の表皮細胞の放射線感受性	85
起電力	136
吸収線量の絶対測定	205
局所制御率	95
極大値(放射能の)	113
棘突起	8
巨視的磁化	123
キルヒホッフの電圧則	136

く

グリニヤール試薬の加水分解	180
グルカゴン	28
グルタチオン	79

け

蛍光収率	115
茎状突起	8
血液脳関門	57
血液分配(安静時)	41
結石とX線画像	50
原子核	117
───の形状	109
減弱係数	119
剣状突起	8

こ

甲状腺癌	87
甲状腺機能低下症	87
後床突起	8
鉤状突起	8
後椎間小関節	7

鉤椎関節	7
光電効果	117
喉頭隆起	17
後放射化分析法	185
黒体	107
骨格	4
骨性連結	13
コレステロール	35

さ

最適測定時間	199
細胞死	83

し

磁界の単位	130
磁気モーメント	123
シスチン結石	50
システイン	79
システアミン	79
膝蓋骨	15
縦隔洞陰影	23
重荷電粒子線	121
自由空気電離箱の構造	195
自由電子	117
種子骨	15
出力電圧	152, 197
上関節突起	8
上大静脈症候群	44
小児の死亡統計	63
蒸留法	175

せ

セロイジン処理	177
線維性連結	13
線エネルギー付与(LET)	97
前床突起	8

そ

相互作用	111
側副循環	37
素子記号の処理	145
ソマトスタチン	28

た

第1次リンパ性器官	48
第2次リンパ性器官	48
大動脈窓	32

体内放射能の測定	207
多分割照射	95
単色X線の減弱	119
胆石	50
炭素	121

ち

チェルノブイリ原発事故	87
中性子過剰数	165
中性子検出器	211
超多分割照射	95
直列共振	149

つ

強い相互作用	111

て

低LET放射線	97
デオキシリボ酢酸(DNA)	3
テクネチウムの化学	170
電界の単位	130
電解法	175
電磁気力	111

と

同位体の分離	175
豆状骨	15
動脈硬化症	35
同余体	165
特性X線	115

な

内部被ばくの測定	93
軟骨性連結	13

に

乳様突起	8
入力電圧	152
尿酸結石	50
尿路結石	50

ぬ

ヌクレオチド	3

ね

熱拡散法	175
熱量計	205

の

脳幹の定義	55
脳脊髄液採取	61
のど仏	17

は

パイエル板	24
肺サーファクタント	20
馬尾	59
晩期反応性細胞	95
半値幅	209
反転入力端子	152
半導体素子	201
半腹膜後器官	31

ひ

非反転入力端子	152
皮脂腺の放射線感受性	85
ヒューマンカウンタ	207
標準偏差	199

ふ

フェルミ準位の定義	158
腹腔内臓器	31
部分壊変	167
部分半減期	167
フラグメンテーション	121
分岐壊変	167
分岐比	113
分裂指数	81

ほ

崩壊定数	119
縫合	13
放射性崩壊	111
放射性ヨード	87
放射線感受性	81, 85
放射線の量と単位	193
放射線被ばく	91
放射線防護剤	79
放射能の減衰	119
ホールボディカウンタ	207
ホニャックボタン	211
骨	4
───の連結	13
ホルツクネヒト腔	23
ボルツマン則	123

む

娘核の放射能の極大値	113

も

門脈	46

や

ヤコビー線	61

ゆ

誘導核分裂反応	173

よ

陽子線	97
腰椎穿刺	61
翼状突起	8
弱い相互作用	111

ら

ランゲルハンス島	28

り

リボ核酸(RNA)	3
リンパ	48

る

ルサイト	211
ルシュカ関節	7
ルシュカ突起	7

ろ

ローレンツ変換	105

A
aortic pulmonary window(A-P窓)······32
A(α)細胞······28

B
blood brain barrier(BBB)······57
B(β)細胞······28

C
cachexia······65
cachexie······65
CR直列回路······141

D
deoxyribonucleic acid(DNA)······3
D(δ)細胞······28

G
γ-glutamyl transferase(γ-GT)······27
γ-GTP······27

H
Holzknecht腔······23
Hurst型比例計数管······211

I
ICl法······180

K
K軌道電子······117

L
LET(線エネルギー付与)······97
lumbar puncture······61
Luschka関節······7
Luschka突起······7

M
M期······81

P
PET用検出器······203
Peyer板······24
PIXE法······185

R
ribonucleic acid(RNA)······3

S
SH基······79
SI単位······193
sublethal damage(SLD回復)······83
S-S結合······79

基礎編

1 基礎医学大要

2 放射線生物学

3 放射線物理学

4 医用工学

5 放射化学

6 放射線計測学

1. 基礎医学大要

1 ヒトのからだ

ねらい ●ヒトのからだがどのような構成をなすか知ることは，以後の各論を学習するうえで必須です。ここでは，「ヒトのからだはどんな器官系に分かれるのか」ということを中心に学びましょう!!

図1 ヒトのからだの成り立ち

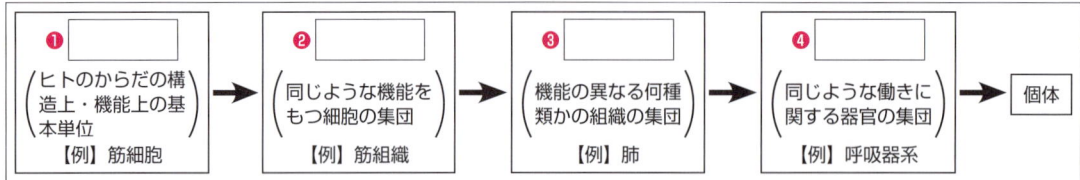

❶		❷		❸		❹	
ヒトのからだの構造上・機能上の基本単位	→	同じような機能をもつ細胞の集団	→	機能の異なる何種類かの組織の集団	→	同じような働きに関する器官の集団	→ 個体
【例】筋細胞		【例】筋組織		【例】肺		【例】呼吸器系	

表1 細胞の構成要素と特徴

構成要素		特徴
核		・細胞の機能を制御している ・核は遺伝情報を蓄える器官であり，核膜により細胞質との境界を有している ・核膜，核基質，クロマチン（別称：染色質。DNAとタンパク質の複合体），核小体（別称：仁。働き：rRNAとtRNAを産生）からなる
細胞質	細胞膜	・外界と細胞内を仕切る膜 ・半透膜で，選択的透過性がある
	ミトコンドリア	・好気呼吸の場 ・外から取り入れた酸素を使い，糖や脂肪などを分解し，エネルギー物質であるATPを合成する
	小胞体	・物質の運搬の通路 ・扁平な膜構造であり，膜の外側にリボゾームの付着している粗面小胞体とリボゾームが付着していない滑面小胞体がある ・粗面小胞体：リボゾームが付着している小胞体である。リボゾーム上で生合成されたタンパク質を送り出す ・滑面小胞体：脂肪，リン脂質，コレステロールの合成など脂質の代謝
	リボソーム	・タンパク質合成の場 ・一部は粗面小胞体に付着
	リソソーム（別称：ライソソーム）	・物質を加水分解することにより，異物を排除する
	ゴルジ体（別称：ゴルジ装置）	・細胞内で合成された物質を濃縮して一時的に蓄え，細胞外へ分泌または排出する
	中心小体	・1対の管状構造 ・細胞分裂の時の染色体移動に関与する

（福士政広 編：診療放射線技師 ブルー・ノート 基礎編 3rd edition, p.3, メジカルビュー社, 2012. より引用）

表2 主な上皮組織の種類と存在部位

❺（　　）	漿膜（胸膜，腹膜），血管（*血管の上皮細胞を特に内皮という），リンパ管，肺胞壁
単層円柱上皮	胃の粘膜，腸の粘膜
単層立方上皮	甲状腺の濾胞細胞，腎臓の尿細管
重層扁平上皮	表皮，口腔，食道，直腸下部
重層円柱上皮	結膜
❻（　　）	膀胱，尿管，腎盂
多列上皮	気管，気管支，鼻腔

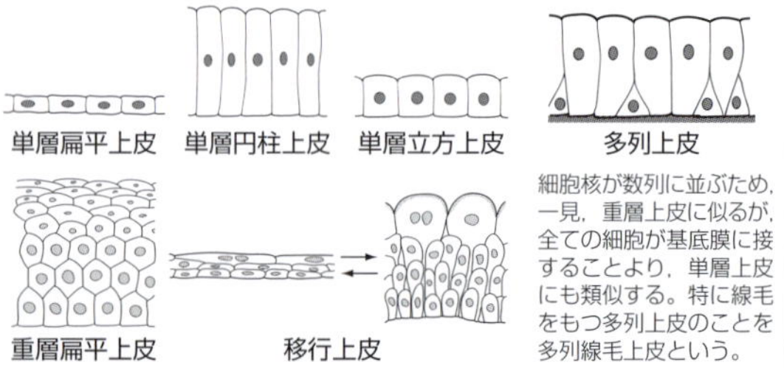

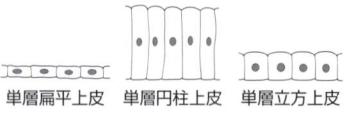

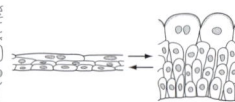

細胞核が数列に並ぶため，一見，重層上皮に似るが，全ての細胞が基底膜に接することより，単層上皮にも類似する。特に線毛をもつ多列上皮のことを多列線毛上皮という。

（福士政広 編：診療放射線技師 ブルー・ノート 基礎編 3rd edition, p.5, メジカルビュー社, 2012. より引用）

1st stage

「個体の基本的な構成」について学びましょう!!

1st 2nd 3rd

- ❶(　　　　)は，すべての生物における❼(　　　　)・機能上の基本単位です※。
- ヒトのからだは，❽(　　　　)個もの細胞からできています。
- 同じような機能をもつ細胞の集団を❷(　　　　)といいます※。
- すべての細胞は基本的に同じ構造をしており，遺伝情報を含む❾(　　　　)，その周りにある❿(　　　　)，⓫(　　　　)となる細胞膜からできています。
- 細胞は大きく，核と細胞質に分けられます。核には遺伝情報が含まれています。細胞質中には，単位膜をもつ構造物ともたない構造物があります。前者には「⓬(　　　　)，小胞体(粗面小胞体・滑面小胞体)，⓭(　　　　)，ゴルジ装置などの膜小器官」があり，後者には「⓮(　　　　)，細胞骨格(微少管，アクチンフィラメント，中間径フィラメント)，⓯(　　　　)など」があります。細胞質からこれらの構造物をすべて取り除いた無構造の部分を⓰(　　　　)といいます。細胞の構成要素とその役割は**表1**の通りです。

豆知識　核酸

- 塩基・糖・リン酸からなる**ヌクレオチド**(**図2**)が，長い鎖状に結合した高分子物質のことを「**核酸**」といいます。
- デオキシリボ核酸(deoxyribonucleic acid：**DNA**)とリボ核酸(ribonucleic acid：**RNA**)に大別され，生物の増殖をはじめとする生命活動の維持に重要な働きをします。ヌクレオチドの構成物質を**表3**に示します。

図2 ヌクレオチド

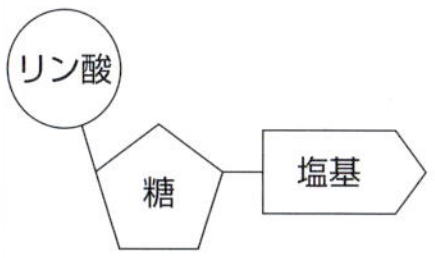

表3 DNA・RNAのヌクレオチドの構成物質

核酸	糖	塩基	リン酸
DNA	デオキシリボース	アデニン(A)，グアニン(G)，シトシン(C)，チミン(T)	リン酸
RNA	リボース	アデニン(A)，グアニン(G)，シトシン(C)，ウラシル(U)	リン酸

2nd stage

「上皮組織」について学びましょう!!

1st 2nd 3rd

- 組織は，⓱(　　　　)※・**支持組織**(骨組織・軟骨組織・結合組織・血液とリンパ)・**筋組織**(骨格筋・平滑筋・心筋)・**神経組織**(神経細胞・神経膠細胞)の4種類に分類されます。
- 種々の組織が組み合わさり，ある特定の機能を営む集団を❸(　　　　)といいます。
- いくつかの器官が集合して，ある特定の機能のために協調して働く集団を❹(　　　　)といいます。
- 上皮組織は，⓲(　　　　)，管腔(消化管，呼吸器，泌尿器，生殖器など)，体腔(心膜腔，胸膜腔，腹膜腔)などの表面を覆う細胞の集団でできた組織です。
- 上皮組織の役割は，⓳(　　　　)，栄養分の吸収，分泌腺による分泌・排泄などです。
- 上皮組織は構成する細胞の形により，⓴(　　　　)※・**立方上皮**※・**円柱上皮**※・㉑(　　　　)※に分類されます。
- 上皮組織は構成する細胞の重なりの程度により㉒(　　　　)※・**重層上皮**※に分類されます。

答え

❶細胞 ❷組織 ❸器官 ❹器官系 ❺単層扁平上皮 ❻移行上皮 ❼構造上 ❽約60兆 ❾核 ❿細胞質 ⓫外壁 ⓬ミトコンドリア ⓭リソソーム ⓮リボソーム ⓯中心小体 ⓰細胞質基質 ⓱上皮組織 ⓲体表面 ⓳身体の保護 ⓴扁平上皮 ㉑移行上皮 ㉒単層上皮

⓴㉑順不同

2 頭蓋骨

ねらい ●「頭蓋骨に関する基本的な事項」についてしっかり学習しましょう!!

[図1] 側頭骨

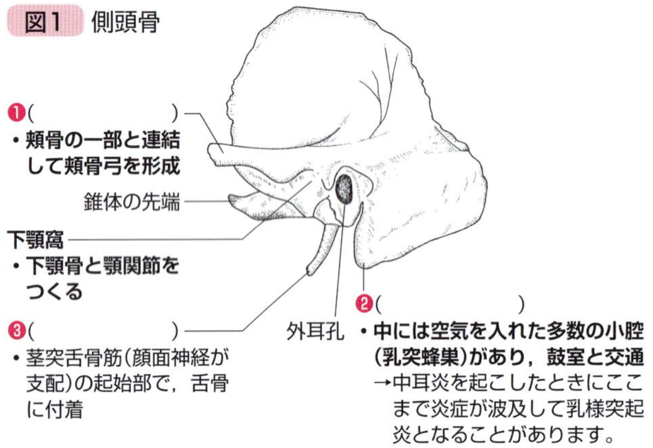

❶(　　　　　)
・頬骨の一部と連結して頬骨弓を形成
錐体の先端
下顎窩
・下顎骨と顎関節をつくる
❸(　　　　　)
・茎突舌骨筋(顔面神経が支配)の起始部で，舌骨に付着
外耳孔
❷(　　　　　)
・中には空気を入れた多数の小腔(乳突蜂巣)があり，鼓室と交通
→中耳炎を起こしたときにここまで炎症が波及して乳様突起炎となることがあります。

[図2] トルコ鞍

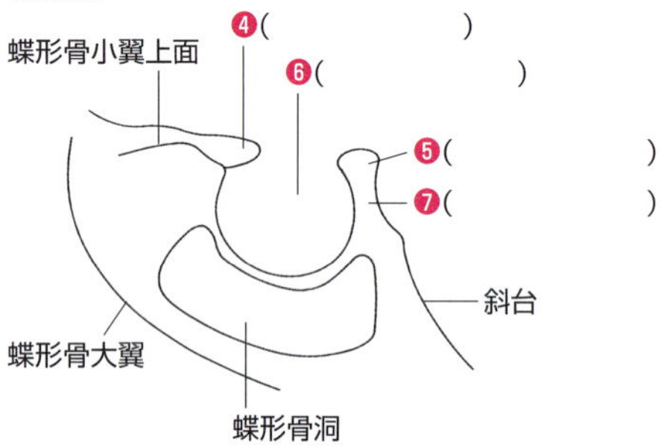

❹(　　　　　)
蝶形骨小翼上面
❻(　　　　　)
❺(　　　　　)
❼(　　　　　)
斜台
蝶形骨大翼
蝶形骨洞

[図3] 縫合

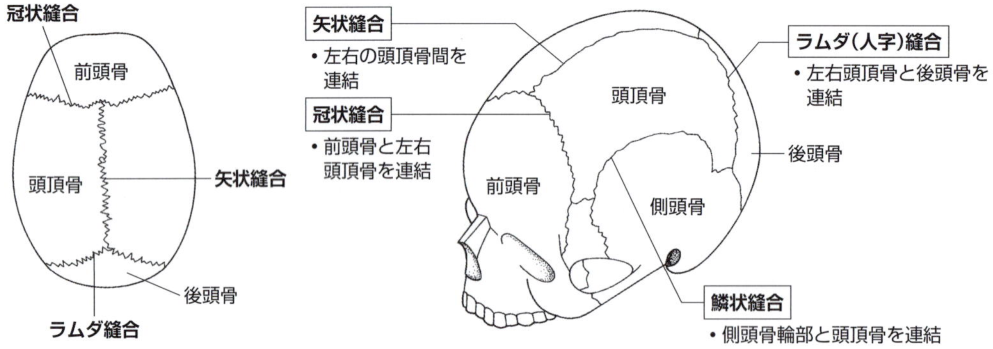

冠状縫合
前頭骨
頭頂骨
矢状縫合
後頭骨
ラムダ縫合
矢状縫合
・左右の頭頂骨間を連結
冠状縫合
・前頭骨と左右頭頂骨を連結
ラムダ(人字)縫合
・左右頭頂骨と後頭骨を連結
頭頂骨
後頭骨
前頭骨
側頭骨
鱗状縫合
・側頭骨輪部と頭頂骨を連結

豆知識 骨について

- **骨の種類**：長骨，短骨，扁平骨，含気骨
- **人体における骨の数：約206個**
- **骨格**：人体の骨は互いに組み合わさり骨格を形成し，「**頭蓋・脊柱・胸郭・上肢骨・下肢骨**」の5部に分けられます。

答え
❶頬骨突起 ❷乳様突起 ❸茎状突起 ❹前床突起 ❺後床突起 ❻下垂体窩 ❼鞍背 ❽15 ❾23 ❿脳頭蓋 ⓫顔面頭蓋 ⓬側頭骨 ⓭鋤骨 ⓮下鼻甲介 ⓯翼状突起 ⓰トルコ鞍 ⓱上顎骨 ⓲内頭蓋底 ⓳外頭蓋底 ⓴前頭葉 ㉑鶏冠 ㉒側頭葉 ㉓視神経管 ㉔正円孔 ㉕後頭骨 ㉖小脳 ㉗大後頭孔 ㉘内耳孔 ㉙縫合 ㉚矢状縫合 ㉛ラムダ(人字)縫合 ㉜泉門 ㉝大泉門 ㉞小泉門

㉓㉔，㉗㉘順不同

1st stage

「頭蓋骨の構成および基本的な構造」について学びましょう!!

1st 2nd 3rd

●頭蓋は❽（　　　）種❾（　　　）個の骨で構成され，脳の容器である❿（　　　）と顔面を形成する⓫（　　　）に分けられます。

- **脳頭蓋**（6種8個の骨）：前頭骨1個，頭頂骨2個，後頭骨1個，⓬（　　　）2個，蝶形骨1個，篩骨1個で形成されています。
- **顔面頭蓋**（9種15個の骨）：鼻骨2個，⓭（　　　）1個，涙骨2個，⓮（　　　）2個，上顎骨2個，頬骨2個，口蓋骨2個，下顎骨1個，舌骨1個で形成されています。

●**側頭骨**は，鱗部・鼓室部・岩様部（錐体・乳突部）からなり，❶（　　　）・下顎窩・❷（　　　）※・❸（　　　）※・内耳道などをもちます。

●**蝶形骨**は大翼・小翼・体・⓯（　　　）で構成されています。

●頭蓋底の正中で真ん中よりやや前方に位置する蝶形骨の鞍状の凹みを⓰（　　　）といいます。**トルコ鞍**※は，❹（　　　）・❺（　　　）・❻（　　　）・❼（　　　）などで構成され，中に下垂体が収容されます。

●**眼窩**は，前頭骨・蝶形骨・⓱（　　　）・頬骨・口蓋骨・涙骨・篩骨の**7種の骨**によって形成されています※。

2nd stage

「頭蓋底および頭蓋骨の連結」について学びましょう!!

1st 2nd 3rd

頭蓋底

●頭蓋底は脳頭蓋の底をなす部分であり，その内面を⓲（　　　），外面を⓳（　　　）とよびます。また，**内頭蓋底は前中後の3つの頭蓋窩に区分**されます。

●**前頭蓋窩**は，前頭骨眼窩部・篩骨篩板・蝶形骨小翼からなり，中に⓴（　　　）を容れます。正中には大脳鎌の付着部位である㉑（　　　）が位置します。

●**中頭蓋窩**は蝶形骨体・大翼と側頭骨鱗部・錐体からなり，両側には㉒（　　　），中央には下垂体が納まります。中頭蓋窩には，㉓（　　　）※・上眼窩裂・㉔（　　　）※・卵円孔※・棘孔・頸動脈管・破裂孔 などがみられます。

●**後頭蓋窩**は側頭骨と㉕（　　　）からなり，㉖（　　　）と脳幹（視床・視床下部を除く）が納まります。後頭蓋窩には，㉗（　　　）・頸静脈孔・S状静脈洞溝・㉘（　　　）・舌下神経管 などがみられます。

頭蓋骨の連結

●頭蓋骨は，㉙（　　　）・軟骨結合 などにより連結します。

●㉙（　　　）には，以下のものがあります。

- ㉚（　　　）※：左右の頭頂骨間を連結
- **冠状縫合**※：前頭骨と左右の頭頂骨を連結
- ㉛（　　　）※：左右の頭頂骨と後頭骨を連結
- **鱗状縫合**：側頭骨輪部と頭頂骨を連結

●新生児では頭蓋骨の一部が完全に癒合しておらず，㉜（　　　）とよばれる隙間が存在します。

- **前頭骨と左右の頭頂骨間**にあり，菱形をなすものを㉝（　　　）※といい，生後1〜2年で閉鎖します。
- **左右の頭頂骨と後頭骨間**にあり，三角形をなすものを㉞（　　　）※といい，生後3〜6カ月で閉鎖します。

1. 基礎医学大要

3 椎骨・脊柱

ねらい
- 「椎骨の基本的な構造と個々の特徴」を把握しましょう!!
- さらに、「脊柱」についてもしっかり学習しましょう!!

図1 椎骨の基本構造

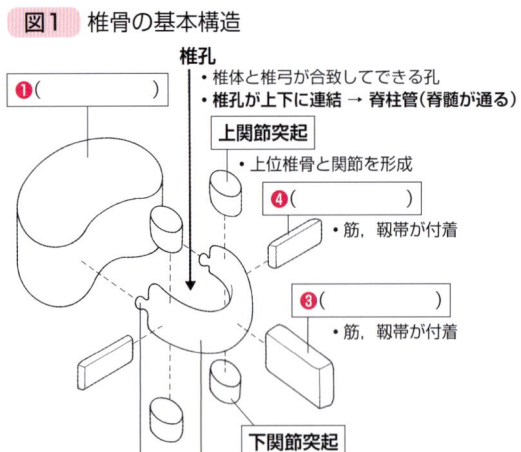

椎孔
- 椎体と椎弓が合致してできる孔
- 椎孔が上下に連結 → 脊柱管（脊髄が通る）

上関節突起
- 上位椎骨と関節を形成

❶( )
❷( )
❸( ) ・筋、靱帯が付着
❹( ) ・筋、靱帯が付着

椎弓根 椎弓板

下関節突起
- 下位椎骨と関節を形成

椎骨＝椎体＋椎弓＋突起4種7個（横突起2個・棘突起1個・上関節突起2個・下関節突起2個）

（福士政広 編：診療放射線技師 ブルー・ノート 基礎編 3rd edition, p.20, メジカルビュー社, 2012. より引用）

図2 椎骨の連結

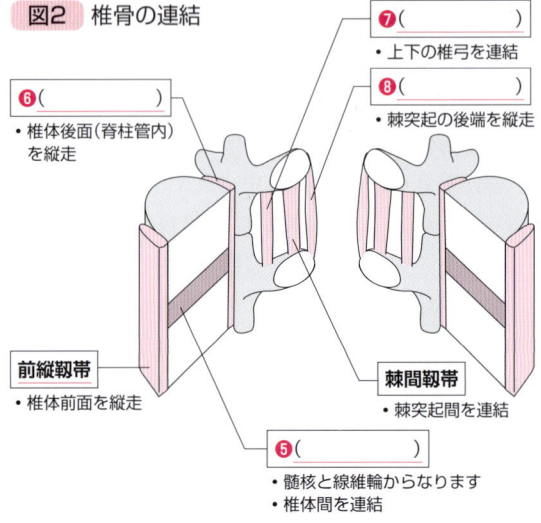

❻( )
- 椎体後面（脊柱管内）を縦走

❼( )
- 上下の椎弓を連結

❽( )
- 棘突起の後端を縦走

前縦靱帯
- 椎体前面を縦走

棘間靱帯
- 棘突起間を連結

❺( )
- 髄核と線維輪からなります
- 椎体間を連結

脊椎の連結＝関節2種（椎間関節・椎間円板）＋靱帯5種（前縦靱帯・後縦靱帯・黄色靱帯・棘間靱帯・棘上靱帯）

（松村讓兒：イラスト解剖学，第4版，p.36，中外医学社，2004．一部改変引用）

図3 脊柱

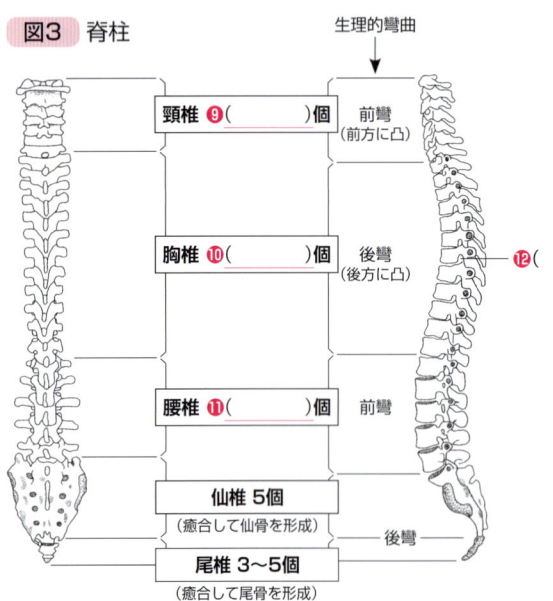

生理的彎曲

頸椎 ❾( )個　前彎（前方に凸）
胸椎 ❿( )個　後彎（後方に凸）
腰椎 ⓫( )個　前彎
仙椎 5個（癒合して仙骨を形成）
尾椎 3〜5個（癒合して尾骨を形成）
後彎

⓬( )

図4 頸椎の椎間孔

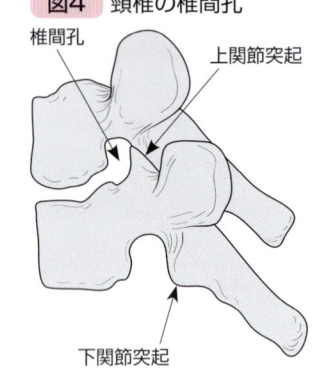

椎間孔
上関節突起
下関節突起

答え
❶椎体 ❷椎弓 ❸棘突起 ❹横突起 ❺椎間円板 ❻後縦靱帯 ❼黄色靱帯 ❽棘上靱帯 ❾7 ❿12 ⓫5 ⓬椎間孔 ⓭脊柱管 ⓮脊髄 ⓯前彎 ⓰後彎 ⓱前彎 ⓲脊髄神経 ⓳腰椎 ⓴胸椎 ㉑頸椎 ㉒胸椎 ㉓棘突起 ㉔軸椎 ㉕歯突起 ㉖隆椎 ㉗横突孔 ㉘肋骨 ㉙肋骨突起 ㉚後縦靱帯骨化症 ㉛第4・5腰椎 ㉜側彎症

1st stage

「椎骨の構造・連結」と「脊椎の基本的な事項」について学びましょう!!

1st 2nd 3rd

- 椎骨は，❶(　　　)，❷(　　　)，4種7個の突起〔❸(　　　)，❹(　　　)，上下の関節突起〕からなります。
- 上下の椎骨は，**2種類の関節**〔❺(　　　)，椎間関節〕と**5種類の靱帯**〔前縦靱帯，❻(　　　)，❼(　　　)，棘間靱帯，❽(　　　)〕により連結します。
- 椎孔が連結したものを⓭(　　　)といい，ここを⓮(　　　)が通ります。
- 脊柱は，**頸椎**❾(　　　)個，**胸椎**❿(　　　)個，**腰椎**⓫(　　　)個，仙椎5個(癒合して仙骨を形成)，尾椎3～5個(癒合して尾骨を形成)の計32～35個の椎骨からなります。
- 脊柱の生理的彎曲は，頸部で⓯(　　　)，胸部で⓰(　　　)，腰部で⓱(　　　)，仙骨と尾骨は一連となって後彎を示します※。
- 上・下椎骨の椎弓根の間隙を⓬(　　　)といい，ここを⓲(　　　)が通ります。

豆知識 Luschka(ルシュカ)突起

- 第3～7頸椎の椎体の上面において，その後外側縁は上方に突出しており，「Luschka突起(別称：鉤状突起)」とよびます。
- この突起は上位椎体と接しており，これを「Luschka関節(別称：鉤椎関節，後椎間小関節)」と称しています。

2nd stage

「個々の椎骨の特徴」について学習しましょう!!

1st 2nd 3rd

- 椎体は，「⓳(　　　)>⓴(　　　)>㉑(　　　)」の順に大きくなります。
- **第1頸椎**は㉒(　　　)※ともよばれ，椎体と㉓(　　　)とを欠き，輪状の特殊な形態をなします※。
- **第2頸椎**は㉔(　　　)※ともよばれ，㉕(　　　)※を特徴とします。
- 第7頸椎は，頸を前方へ屈曲したとき皮膚の上から棘突起を触れることができ，㉖(　　　)とよばれます。
- 頸椎には，椎体の横突起部に㉗(　　　)があり，ここを椎骨動脈が通ります。
- **胸椎**は㉘(　　　)と連結します。
- **腰椎**は㉙(　　　)※・**乳頭突起**※・**副突起**※を特徴とします。

疾患!!

- 後縦靱帯が骨化したものを㉚(　　　)，黄色靱帯が骨化したものを**黄色靱帯骨化症**といいます。
- **椎間板ヘルニア**は，線維輪に亀裂が入り中の髄核が脱出する疾患で，㉛(　　　)間に発生することが多いのが特徴です。
- 脊柱が側方に彎曲する疾患を㉜(　　　)といい，10代の女性に多くみられます。

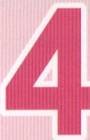

4 胸郭・上肢

ねらい
●「胸郭と上肢の解剖」に関してしっかり学びましょう!!

胸郭

●胸郭の構成

胸郭 ＝❶(　　　　　)12個＋❷(　　　　　)12対＋❸(　　　　　)1個

●胸郭の連結

❹(　　　　　)：肋骨と胸骨の連結

❺(　　　　　)：胸椎と肋骨の連結

上肢

図1 上肢の構成

- 上肢骨(32×2個)
  - 上肢帯
    - ❻(　　　　　)(1×2個)
    - ❼(　　　　　)(1×2個)
  - 自由上肢骨
    - 上腕骨(1×2個)
    - 前腕骨
      - ❽(　　　　　)(1×2個)
      - ❾(　　　　　)(1×2個)
    - 手骨
      - 手根骨(8×2個)
      - 中手骨(5×2個)
      - 指骨(14×2個)

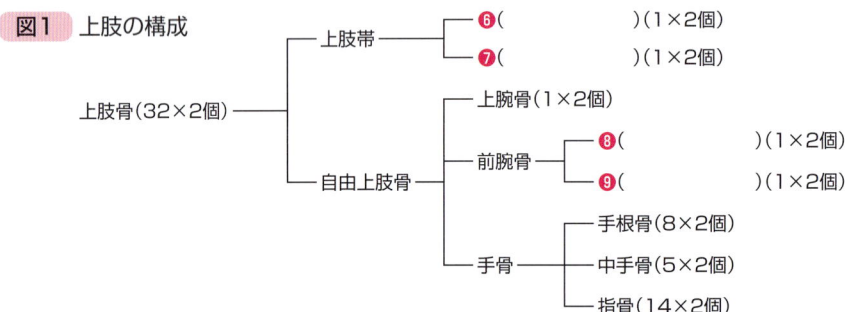

図2 手根骨の構成

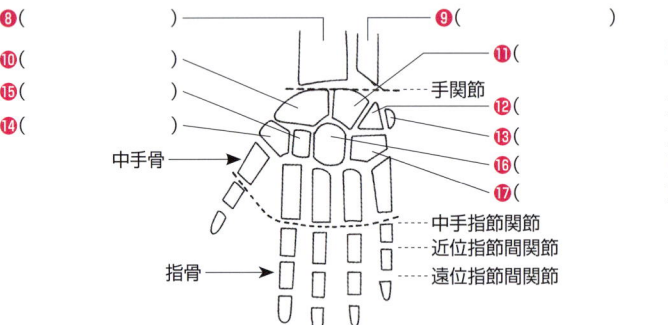

豆知識 **突起がいっぱい?!　(〜突起：存在する場所)**

- 横突起：椎骨，上関節突起・下関節突起・棘突起：椎体，翼状突起：蝶形骨，前床突起・後床突起：蝶形骨，茎状突起：側頭骨・尺骨・橈骨，乳様突起：側頭骨，烏口突起：肩甲骨，剣状突起：胸骨，鉤状突起：膵臓・第3〜第7頸椎・篩骨(中鼻甲介)

答え
❶胸椎　❷肋骨　❸胸骨　❹胸肋関節　❺肋椎関節　❻鎖骨　❼肩甲骨　❽橈骨　❾尺骨　❿舟状骨　⓫月状骨　⓬三角骨　⓭豆状骨　⓮大菱形骨　⓯小菱形骨　⓰有頭骨　⓱有鉤骨　⓲剣状突起　⓳肋骨頭関節　⓴肋横突関節　㉑64　㉒肩峰　㉓烏口突起　㉔肩関節　㉕肘関節　㉖手関節　㉗手根中手関節(CM関節)　㉘中手指節関節(MP関節)　㉙近位指節間関節(PIP関節)　㉚遠位指節間関節(DIP関節)　㉛内1/3(近位端)　㉜中1/3　㉝外1/3(遠位端)　㉞肩関節周囲炎　㉟炎症性

⓳ ⓴，㉒ ㉓順不同

1st stage 「胸郭の構成・連結」と「上肢骨の基本的事項」について学びましょう!!

胸郭
- 胸郭は，12個の❶(　　　　)と12対の❷(　　　　)，1個の❸(　　　　)で構成されます※。
- ❸(　　　　)は，胸骨柄・胸骨体・⓲(　　　　)※からなります。
- 胸郭は❹(　　　　)と❺(　　　　)によって連結されます。
- ❹(　　　　)は胸骨と肋骨の連結であり，第1～7肋骨が個別に連結します。
- ❺(　　　　)は胸椎と肋骨の連結であり，⓳(　　　　)・⓴(　　　　)からなります。

上肢
- 上肢骨は上肢帯と自由上肢骨で構成され，合計㉑(　　　　)個の骨からなります。
- 上肢帯は❻(　　　　)と❼(　　　　)からなります。
- ❼(　　　　)の特徴的な構造として，㉒(　　　　)・㉓(　　　　)・肩甲棘・棘上窩・棘下窩などがあげられます。
- 自由上肢体は，上腕骨・前腕骨〔❽(　　　　)・❾(　　　　)〕・手骨（手根骨・中手骨・指骨）からなります。
- 手根骨は，❿(　　　　)※・⓫(　　　　)※・⓬(　　　　)※・⓭(　　　　)※・⓮(　　　　)※・⓯(　　　　)※・⓰(　　　　)※・⓱(　　　　)※の8個の骨からなります。

2nd stage 主な「上肢の関節」について学びましょう!!

- ㉔(　　　　)※は，上腕骨頭と肩甲骨の関節窩間の関節です。
- ㉕(　　　　)は，腕尺関節・腕橈関節・上橈尺関節の3つからなります。
- ㉖(　　　　)は，❽(　　　　)と手根骨間の関節です。
- ㉗(　　　　)は，手根骨と中手骨間の関節です。
- ㉘(　　　　)は，中手骨と基節骨間の関節です。
- 指節間関節には㉙(　　　　)と㉚(　　　　)があります。前者は中節骨と基節骨間の関節であり，後者は末節骨と中節骨間の関節です。

疾患!!
- **鎖骨骨折**はその部位により，㉛(　　　　)・㉜(　　　　)・㉝(　　　　)の3種に分類されます。骨折の頻度は，㉜(　　　　)の骨折が最も多く，次いで㉝(　　　　)，㉛(　　　　)の骨折はまれです。
- **五十肩**は正式には㉞(　　　　)といいます。加齢に伴う退行性変化を基盤として，肩関節を構成する諸組織に生じる㉟(　　　　)の疾患です。

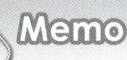
Memo

5 下肢・骨盤

ねらい ▶▶▶

●「下肢と骨盤の解剖」に関してしっかり学びましょう!!

図1 下肢骨の構成

- 下肢骨(31×2個)
  - 下肢帯 ── ❶(　　　　　　)(1×2個)
  - 自由下肢骨
    - ❷(　　　　　　)(1×2個)
    - 下腿骨
      - ❸(　　　　　　)(1×2個)
      - ❹(　　　　　　)(1×2個)
    - ❺(　　　　　　)(1×2個)
    - 足骨
      - 足根骨(7×2個)
      - 中足骨(5×2個)
      - 趾骨(14×2個)

図2 足根骨

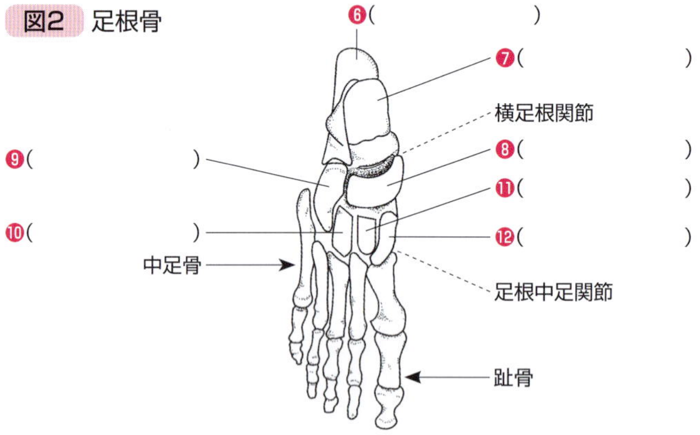

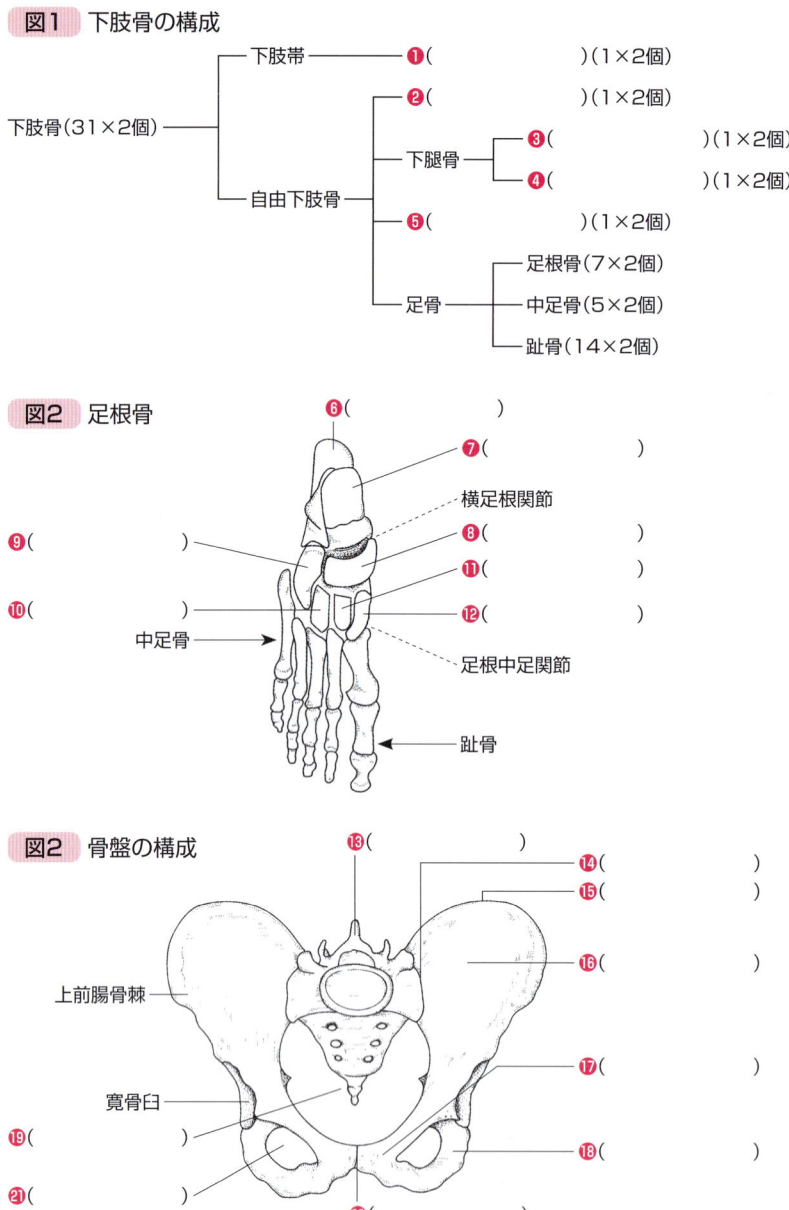

図2 骨盤の構成

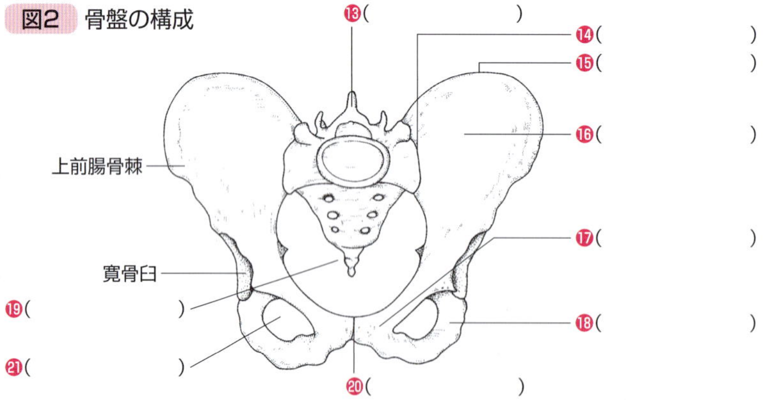

答え

❶寛骨 ❷大腿骨 ❸脛骨 ❹腓骨 ❺膝蓋骨 ❻踵骨 ❼距骨 ❽舟状骨 ❾立方骨 ❿外側楔状骨 ⓫中側楔状骨 ⓬内側楔状骨 ⓭仙骨 ⓮仙腸関節 ⓯腸骨稜 ⓰腸骨 ⓱恥骨 ⓲坐骨 ⓳尾骨 ⓴恥骨結合 ㉑閉鎖孔 ㉒62 ㉓足弓 ㉔アキレス腱(別称：踵骨腱) ㉕男性 ㉖女性 ㉗解剖学的結合線 ㉘産科学的結合線(別称：真結合線) ㉙股関節 ㉚膝関節 ㉛足関節 ㉜横(オウ)足根関節(別称：Chopart(ショパール)関節) ㉝足根中足関節(別称：Lisfranc(リスフラン)関節) ㉞寛骨臼 ㉟女児

❸ ❹順不同

1st stage
「下肢骨の基本的事項」と「骨盤の構成・連結」について学びましょう!!

下肢
- 下肢骨は下肢帯と自由下肢骨で構成され，合計❷❷(　　　　)個の骨からなります。
- **寛骨**は，⓰(　　　　)＊・⓱(　　　　)＊・⓲(　　　　)＊からなります。
- 自由下肢骨は，❷(　　　　)・下腿骨・❸(　　　　)・❹(　　　　)・❺(　　　　)・足骨(足根骨・中足骨・趾骨)からなります。
- **足根骨**は，❻(　　　　)＊・❼(　　　　)＊・❽(　　　　)＊・❾(　　　　)＊・❿(　　　　)＊・⓫(　　　　)＊・⓬(　　　　)＊の**7個の骨**で構成されます。
- 足骨を横から見ると足根骨と中足骨が形成するドーム型のアーチがあります。これは❷❸(　　　　)といい，歩行の接地時の衝撃を緩和するのに必要な構造です。
- **踵骨**には❷❹(　　　　)＊が付着します。これは腓腹筋とヒラメ筋が下方で合流して形成されたものであり，ヒトのからだで最も大きい腱(長さ：約15cm)です。

骨盤
- 骨盤は左右の❶(　　　　)・⓭(　　　　)・⓳(　　　　)からなり，これらは⓮(　　　　)・⓴(　　　　)＊により連結されます。
- **骨盤の形は男女に大きな差**があります。
  - ❷❺(　　　　)：恥骨下角50°～60°，**狭く深い構造**(バケツ状)
  - ❷❻(　　　　)：恥骨下角70°～90°，**広く浅い構造**(タライ状)
- **骨盤計測**は分娩の管理に使用されます。
  - ❷❼(　　　　)＊：岬角と恥骨結合上縁を結ぶ線
  - ❷❽(　　　　)＊：岬角と恥骨結合後面間の最短距離

- **男はバケツ，女はタライ！**

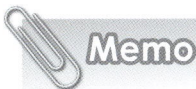

男　　女

(福士政広 編：診療放射線技師 ブルー・ノート 基礎編 3rd edition, p.39, メジカルビュー社, 2012. より引用)

2nd stage
主な「下肢の関節」について学びましょう!!

- ❷❾(　　　　)＊は，寛骨臼と大腿骨頭間の関節です。
- ❸⓿(　　　　)＊は，大腿骨・脛骨・膝蓋骨で構成されます。
- 臨床上，距腿関節と距骨下関節を合わせて❸❶(　　　　)といいます。
- ❸❷(　　　　)は，内側は距骨と舟状骨間，外側は踵骨と立方骨の関節です。
- ❸❸(　　　　)は4個の足根骨(内側・中側・外側楔状骨と立方骨)と5本の中足骨間の関節です。

疾患!!
- **先天性股関節脱臼**は，❸❹(　　　　)の形成が不十分なとき大腿骨頭が後上方に脱臼する疾患であり，❸❺(　　　　)に多くみられます。

Memo

6 関節

ねらい ●関節の種類と基本的な構造・特徴を把握しましょう!!

表1 関節の種類

種類	形態	形態・運動性・性質など	典型例
球関節	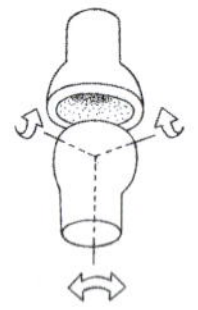	• 関節頭は❶(　　　)状，関節窩は浅いくぼみ • ❷(　　　)軸性	❸(　　　　　　)※・ ❹(　　　　　　)※
蝶番関節（ちょうばん）	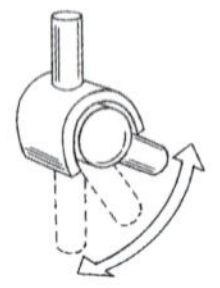	• 関節頭は❺(　　　)状，関節窩はそれに合う凹 • ❻(　　　)軸性	腕尺関節・❼(　　　　　　)・ ❽(　　　　　　)
車軸関節	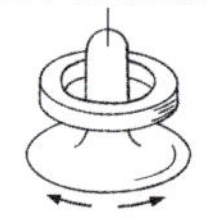	• 関節頭は円筒状で，これに適合した受け状の形をした関節窩に支えられます • ❻(　　　)軸性	❾(　　　　　　)・ ❿(　　　　　　)
楕円(顆状)関節	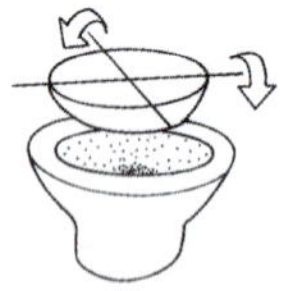	• 関節頭は楕円形，関節窩はそれに対応する形 • ⓫(　　　)軸性	橈骨手根関節・ ⓬(　　　　　　)
鞍関節（あん）	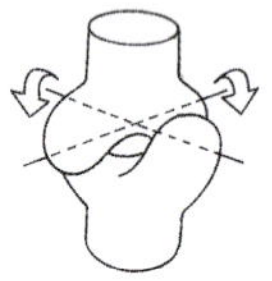	• 関節面が鞍状 • ⓫(　　　)軸性	母指手根中手関節・足根中足関節
平面関節		• 両関節面が平面 • 可動性は少なくなります	⓭(　　　　　　)
半関節		• 平面関節の一種 • 関節面が凹凸によってぴったり合い，強い靱帯で補強されています • 運動性は著しく制限されます	⓮(　　　　　　)

※股関節は関節窩が深く，関節頭の半分以上がその中に入り込んでいるので，特に⓯(　　　　　　)とよばれます。運動がやや制限されます。

答え
❶(半)球 ❷多(あらゆる方向) ❸肩関節 ❹股関節 ❺円柱 ❻1 ❼指節間関節 ❽膝関節 ❾正中環軸関節 ❿橈尺関節 ⓫2 ⓬中手指節関節 ⓭椎間関節 ⓮仙腸関節 ⓯臼状関節 ⓰関節頭 ⓱関節窩 ⓲関節包 ⓳靱帯 ⓴関節内靱帯 ㉑関節半月 ㉒関節円板 ㉓円筒 ㉔楕円 ㉕棘上筋腱 ㉖関節唇 ㉗球関節 ㉘脛骨 ㉙十字靱帯 ㉚側副靱帯 ㉛半月板 ㉜楕円関節 ㉝捻挫 ㉞脱臼 ㉟高

❸❹，❼❽，❾❿，⓰〜⓳，㉕㉖，㉘〜㉛順不同

1st stage

「関節の基本的な構造と種類」について学びましょう!!

1st 2nd 3rd

●関節は⑯(　　　)・⑰(　　　)・関節軟骨・⑱(　　　)・⑲(　　　)からなり，関節によっては⑳(　　　)とよばれる靱帯をもつものや，㉑(　　　)・㉒(　　　)とよばれる線維軟骨の板が介在しているものがあります。

●⑳(　　　)をもつのは，膝関節や股関節などです。また，㉑(　　　)は膝関節などにあり，㉒(　　　)は顎関節などにあります。

●**球関節**は関節頭が❶(　　　)状※で，関節窩もこれをいれるように半球状にへこんでおり，あらゆる方向に動かすことができます〔❷(　　　)軸性※〕。

●**蝶番関節**は関節頭が❺(　　　)状で，関節窩もそれにあうようにへこんでいます。関節頭の軸は骨の長軸に対して直角の方向になっており，関節はこの軸のまわりだけ動きます〔❻(　　　)軸性〕。

●**車軸関節**は関節頭が㉓(　　　)状で，関節窩もこれに合う車軸の受け状の形をしています。この関節は，骨の長軸のまわりだけ回転運動します〔❻(　　　)軸性〕。

●**楕円関節**は関節頭も関節窩も㉔(　　　)形をしています。この関節は，関節頭の長軸と短軸のまわりを動きます〔⓫(　　　)軸性〕。

●**鞍関節**は関節頭と関節窩が鞍状をなしています。この関節は，2つのお互いに直角な方向に回転します〔⓫(　　　)軸性〕。

豆知識 骨の連結について

- 骨の連結は，骨の間を介在する物質により，❶「骨性連結」(両骨間の軟骨結合が骨化したもの。仙骨など)，❷「軟骨性連結」(骨と骨の間に軟骨があり結合します。椎体間の関節円板による結合や恥骨結合など)，❸「線維性連結」(骨と骨の間に結合組織があって連結します。頭蓋骨における縫合など)，❹「滑膜性連結」の4種類に分けられます。
- 関節とは，「滑膜性連結」のことです。

2nd stage

「肩関節」と「膝関節」について学習しましょう!!

1st 2nd 3rd

●上腕骨頭と肩甲骨の関節窩間を肩関節といい，三角筋・㉕(　　　)・関節包靱帯・㉖(　　　)・肩峰下滑液包などで構成されます。

●**肩関節**は㉗(　　　)※であり，最も可動域が広い関節です。

●**膝関節**は，大腿骨・㉘(　　　)・膝蓋骨・㉙(　　　)※・㉚(　　　)※・㉛(　　　)※などで構成されます。

●膝関節は㉜(　　　)です。

疾患!!

●関節部が非生理的な運動を強制されることにより，**靱帯などは損傷するが，関節面はずれていない場合**を㉝(　　　)といいます。

●関節部が非生理的な運動を強制されることにより，**靱帯などが損傷し，さらに関節面が正常可動域をこえてずれてしまった場合**を㉞(　　　)といいます。運動性の㉟(　　　)い関節ほど安定性が低く，㉞(　　　)しやすくなります。

7 筋肉

ねらい

●「全身の筋肉の名称と位置」を覚えましょう!!

図1　全身の筋肉

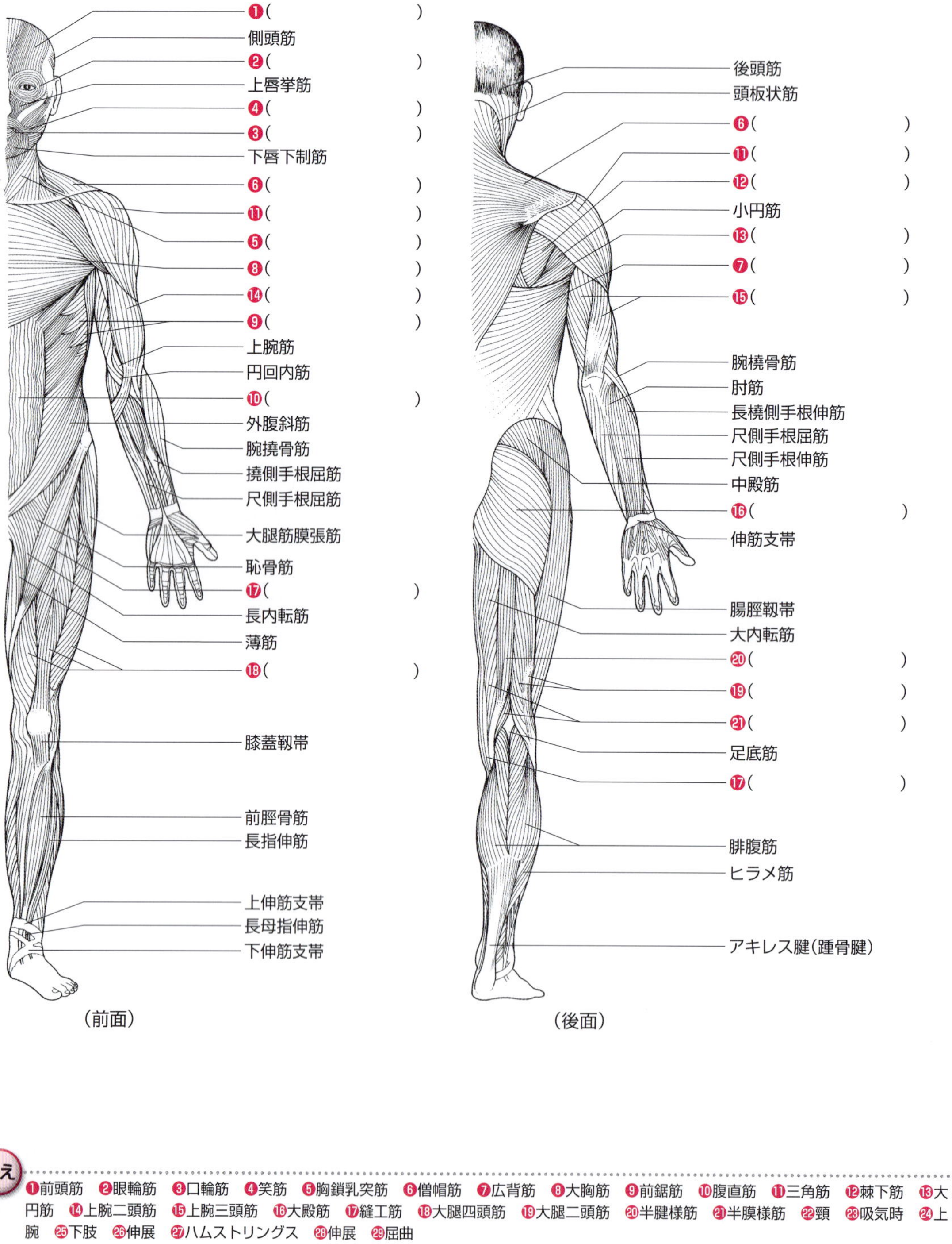

❶(　　　　　　)
側頭筋
❷(　　　　　　)
上唇挙筋
❹(　　　　　　)
❸(　　　　　　)
下唇下制筋
❻(　　　　　　)
⓫(　　　　　　)
❺(　　　　　　)
❽(　　　　　　)
⓮(　　　　　　)
❾(　　　　　　)
上腕筋
円回内筋
❿(　　　　　　)
外腹斜筋
腕撓骨筋
撓側手根屈筋
尺側手根屈筋
大腿筋膜張筋
恥骨筋
⓱(　　　　　　)
長内転筋
薄筋
⓲(　　　　　　)
膝蓋靱帯
前脛骨筋
長指伸筋
上伸筋支帯
長母指伸筋
下伸筋支帯
(前面)
後頭筋
頭板状筋
❻(　　　　　　)
⓫(　　　　　　)
⓬(　　　　　　)
小円筋
⓭(　　　　　　)
❼(　　　　　　)
⓯(　　　　　　)
腕橈骨筋
肘筋
長橈側手根伸筋
尺側手根屈筋
尺側手根伸筋
中殿筋
⓰(　　　　　　)
伸筋支帯
腸脛靱帯
大内転筋
⓴(　　　　　　)
⓳(　　　　　　)
㉑(　　　　　　)
足底筋
⓱(　　　　　　)
腓腹筋
ヒラメ筋
アキレス腱(踵骨腱)
(後面)

[答え]
❶前頭筋　❷眼輪筋　❸口輪筋　❹笑筋　❺胸鎖乳突筋　❻僧帽筋　❼広背筋　❽大胸筋　❾前鋸筋　❿腹直筋　⓫三角筋　⓬棘下筋　⓭大円筋　⓮上腕二頭筋　⓯上腕三頭筋　⓰大殿筋　⓱縫工筋　⓲大腿四頭筋　⓳大腿二頭筋　⓴半腱様筋　㉑半膜様筋　㉒頸　㉓吸気時　㉔上腕　㉕下肢　㉖伸展　㉗ハムストリングス　㉘伸展　㉙屈曲

1st stage

「各部位の代表的な筋肉の名称」を覚えましょう!!

1st 2nd 3rd

● **頭部の筋**には，❶(　　　)・耳介筋・❷(　　　)・鼻筋・❸(　　　)・❹(　　　)・頬筋・オトガイ筋・咬筋・側頭筋・外側翼突筋・内側翼突筋などがあります。

● **頸部の筋**には，広頸筋・斜角筋※・❺(　　　)※・頭長筋・頸長筋 などがあります。

● **背部の筋**には，❻(　　　)※・❼(　　　)※・脊柱起立筋・肩甲挙筋・菱形筋・板状筋・後鋸筋などがあります。

● **胸部の筋**には，❽(　　　)※・小胸筋・❾(　　　)・肋間筋・横隔膜などがあります。

● **腹部の筋**には，❿(　　　)※・腹斜筋・腹横筋・腰方形筋，大腰筋 などがあります。

● **上肢の筋**には，⓫(　　　)※・棘上筋・⓬(　　　)・⓭(　　　)・小円筋・⓮(　　　)※・⓯(　　　)・円回内筋・虫様筋などがあります。

● **下肢の筋**には，腸腰筋・⓰(　　　)・小殿筋・梨状筋※・内閉鎖筋・双子筋・⓱(　　　)・⓲(　　　)※・薄筋・内転筋・⓳(　　　)※・腓腹筋※・ヒラメ筋※などがあります。

豆知識　種子骨

- 腱あるいは腱と癒着している関節包にある小骨です。
- 一般に腱が骨の突起などの直上を通り，しかも頻繁に移動する部位に生じ，摩擦を防ぐ働きがあります。
- 手・足に多くみられ，豆状骨，膝蓋骨(人体最大の種子骨)も種子骨です。

2nd stage

これまでに国家試験で問われた
いくつかの「筋」について学びましょう!!

1st 2nd 3rd

● **斜角筋**は前・中・後斜角筋の3対からなり，㉒(　　　)部の筋の1つです。この筋は，頸部の前屈・回旋にも働きますが，㉓(　　　)に肋骨をもちあげる役割を担っています。

● **三角筋**は上肢の筋の1つであり，肩関節を覆っています。この筋は，㉔(　　　)の挙上に働く筋です。

● **肩甲骨を動かす主な筋**として，胸部の筋に属する❾(　　　)と背部の筋に属する❻(　　　)があげられます。

● **梨状筋**は㉕(　　　)の筋の1つであり，主に股関節の外旋に働きます。

● 外側広筋は㉕(　　　)の筋の1つであり，大腿直筋・中間広筋・内側広筋とともに⓲(　　　)を構成します。主に，膝関節の㉖(　　　)に関係します。

● 大腿後面にある⓳(　　　)・⑳(　　　)・㉑(　　　)の3筋を合わせて㉗(　　　)※と呼びます。これらの筋は，股関節の㉘(　　　)と膝関節の㉙(　　　)に働きます。

8 副鼻腔・咽頭・喉頭

ねらい▶▶▶
●撮影にも必要な知識である「副鼻腔の名称と位置」を覚えましょう!!
●「咽頭の解剖的区分」および「喉頭の軟骨の位置関係」を理解しましょう!!

図1 副鼻腔の解剖

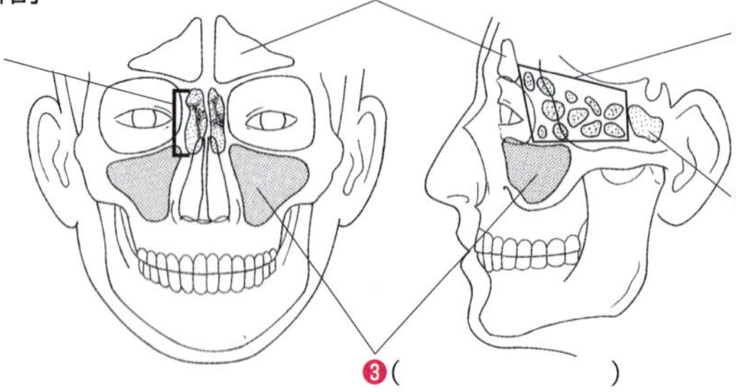
❶(　　　　　　)
❷(　　　　　　)
❶(　　　　　　)
❹(　　　　　　)
❸(　　　　　　)

図2 咽頭の区分

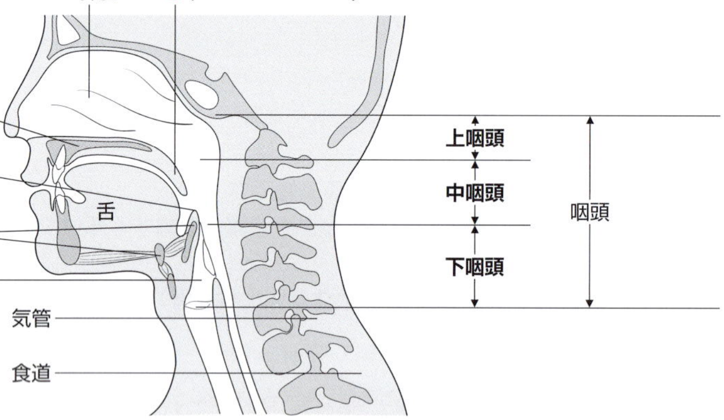
鼻腔
❻(　　　　　　)
❺(　　　　　　)
❼(　　　　　　)
舌
❽(　　　　　　)
喉頭
気管
食道
上咽頭
中咽頭
下咽頭
咽頭

図3 喉頭の区分

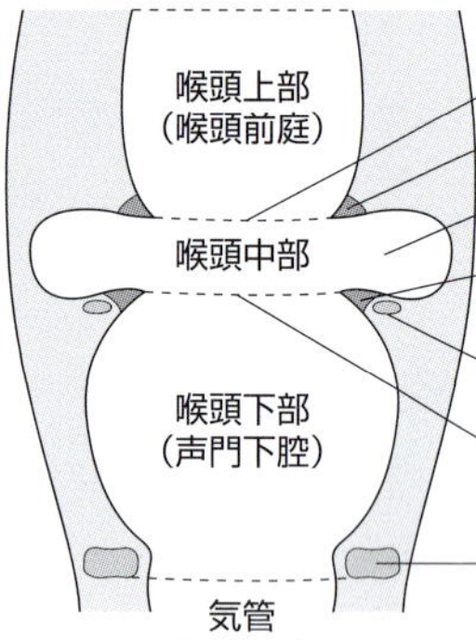
咽頭口部にいたる
喉頭上部
(喉頭前庭)
前庭裂
前庭ヒダ(室ヒダ)
❾(　　　　　　)
喉頭中部
❿(　　　　　　)
⓫(　　　　　　)
喉頭下部
(声門下腔)
声門裂
⓬(　　　　　　)
気管
(前額面)

図4 喉頭の軟骨

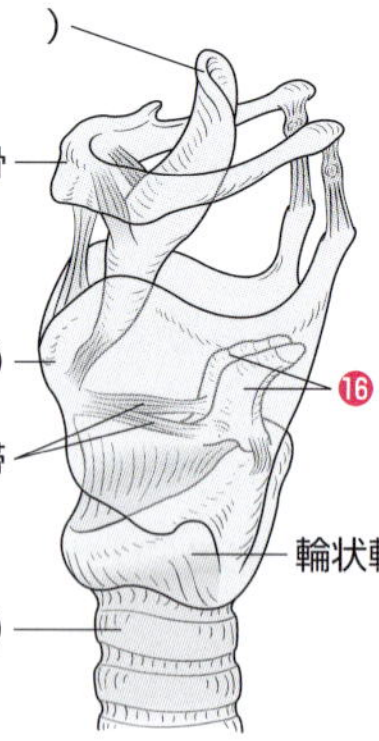
⓭(　　　　　　)
舌骨
⓮(　　　　　　)
⓰(　　　　　　)
声帯靱帯
輪状軟骨
⓯(　　　　　　)

(福士政広　編：診療放射線技師 ブルー・ノート 基礎編 3rd edition, p.56, メジカルビュー社, 2012. より引用)

答え
❶篩骨洞 ❷前頭洞 ❸上顎洞 ❹蝶形骨洞 ❺硬口蓋 ❻軟口蓋 ❼喉頭蓋 ❽喉頭軟骨 ❾喉頭室 ❿声門ヒダ ⓫声門筋 ⓬輪状軟骨 ⓭喉頭蓋軟骨 ⓮甲状軟骨 ⓯輪状軟骨 ⓰披裂軟骨 ⓱鼻腔 ⓲食道 ⓳耳管 ⓴梨状陥凹 ㉑副鼻腔炎 ㉒吹き抜け骨折(blowout fracture) ㉓中鼻道 ㉔開き ㉕閉じ

1st stage

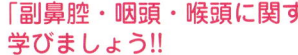

「副鼻腔・咽頭・喉頭に関する基礎的な事項」を学びましょう!!

1st 2nd 3rd

副鼻腔

- 副鼻腔は，鼻腔周囲の頭蓋骨内にある空洞で，⑰(　　　　)と交通しています。
- 副鼻腔は，❶(　　　　)※，❷(　　　　)※，❸(　　　　)※，❹(　　　　)※の**4つの空洞**に分かれています。

咽頭

- 咽頭は，前上方にある喉頭口を介して喉頭に，下方は⑱(　　　　)に接続します。
- 咽頭は，鼻腔と口腔の後方に位置する**食物と空気の共通の通路**であり，**上・中・下の3つの領域**に分けられます。
- **上咽頭**は鼻腔の後方の部分で，頭蓋底から❻(　　　　)の高さの範囲です。
- **中咽頭**は口腔の後方の部分で，硬口蓋の高さから舌根大角の高さの範囲です。
- **下咽頭**は，❼(　　　　)※上縁の高さから始まり，喉頭の後方部分です。
- 咽頭と鼓室は⑲(　　　　)により連絡しています。
- ⑳(　　　　)※は，咽頭の特徴的な構造の1つで，**下咽頭癌の好発部位**です。

喉頭

- 喉頭は**気道の一部**であり，同時に**発声器官**でもあります。
- 喉頭は**喉頭軟骨群で囲まれています**。
- 喉頭は喉頭口より始まり，⑫(　　　　)下縁の高さ(**第6頸椎の高さ**)で気管に連結します。
- 喉頭軟骨の種類には，⑬(　　　　)，⑭(　　　　)，⑮(　　　　)，⑯(　　　　)があります。

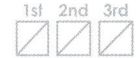

豆知識　**喉頭隆起**

- 男性は，思春期になると甲状軟骨が発達し，隆起してきます。これを，俗に「アダムのリンゴ」や「のど仏」とよびますが，医学的には「喉頭隆起」といいます。

2nd stage

これまで国家試験では問われていませんが，知っておくことが望ましい事項を学びましょう!!

1st 2nd 3rd

- ウイルスや細菌による急性上気道炎(かぜ)に続いて起こる**副鼻腔の粘膜**の炎症のことを㉑(　　　　)といいます。これには急性と慢性があります。
- 外力(正面からのパンチやボールによる衝撃など)が眼球に働いた場合に**眼窩下壁**(**上顎洞上壁**)**および眼窩内壁**(**篩骨眼窩板**)**に生じる骨折**のことを㉒(　　　　)※といいます。
- 上顎洞と前頭洞は㉓(　　　　)に，蝶形骨洞は鼻腔の後上端に，それぞれ開口します。篩骨洞においては，篩骨洞の前部と中部は中鼻道に，後部は上鼻道に開口します。
- 声門は正常呼吸時に㉔(　　　　)，発生時に㉕(　　　　)ます。

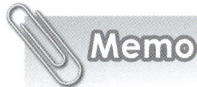

Memo

9 気管・気管支

ねらい

- 「気管・気管支の基本的構造と位置」「左右の気管支の違い」を押さえておきましょう!!
- 「気管・気管支と大血管の位置関係」も把握しておきましょう!!

図1 気管と気管支のつくり

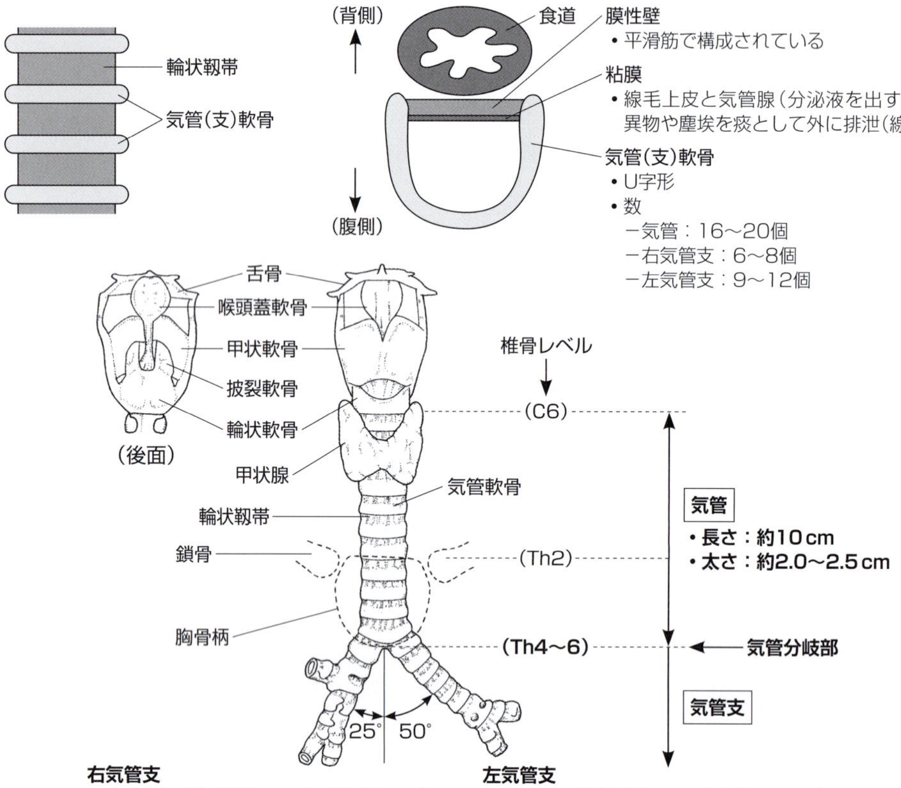

右気管支
- **太く短い**（長さ約3 cm，太さ約15 mm）
- 分岐は**急傾斜**
- 解剖学的構造から吸入された異物は右気管支に入りやすい。

左気管支
- **細く長い**（長さ約5 cm，太さ約12 mm）
- 分岐は**緩い傾斜**

（福士政広　編：診療放射線技師 ブルー・ノート 基礎編 3rd edition, p.58, メジカルビュー社, 2012. より引用）

図2 大動脈，肺動脈，食道，気管，気管支との位置関係

肺動脈幹は，大動脈弓の下・左主気管支の手前で左右の肺動脈に分岐します。

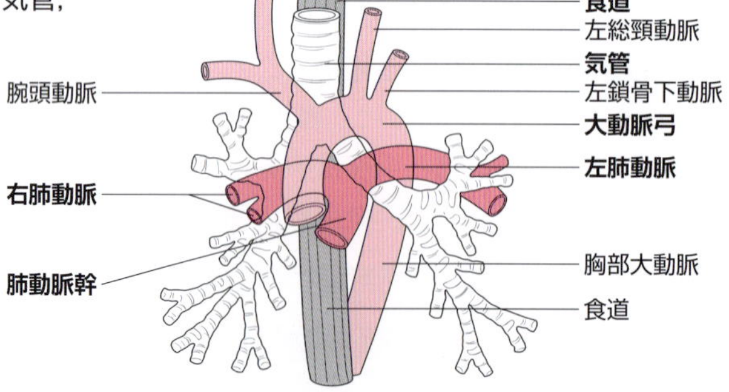

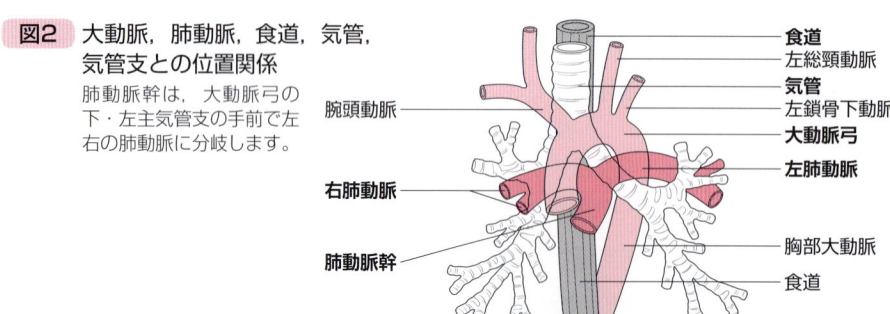

答え
❶喉頭　❷第6頸椎　❸食道　❹第4〜6胸椎　❺(主)気管支　❻短　❼急　❽長　❾緩やか　❿3　⓫2　⓬葉気管支　⓭終末細気管支　⓮肺胞　⓯肺動脈　⓰高位　⓱軟骨(気管軟骨，気管支軟骨)　⓲膜性壁　⓳線毛上皮　⓴気管支喘息　㉑気管支炎

1st stage

左ページを確認しましょう!!

1st 2nd 3rd

●**気管**は❶(　　　　)に続き❷(　　　　)の高さから始まり，❸(　　　　)の前方を下降して❹(　　　　)の高さで左右の❺(　　　　)に分岐します※。

●左右の❺(　　　　)は下記の特徴をもちます。

- **右主気管支**：太く❻(　　　　)い，分岐の傾斜は❼(　　　　)
- **左主気管支**：細く❽(　　　　)い，分岐の傾斜は❾(　　　　)

＊誤嚥した異物は右主気管支につまることが多くみられます。

●気管支は肺門から肺内に入り，右❿(　　　　)本，左⓫(　　　　)本の⓬(　　　　)に分かれます。⓬(　　　　)はさらに分岐して，区域気管支 → 小葉間気管支 → ⓭(　　　　)→ 呼吸細気管支 → 肺胞管（別称：肺胞道）→ 肺胞嚢 → ⓮(　　　　)となります。

●胸部単純X線画像における**肺門陰影**※は，主に⓯(　　　　)の陰影です。また，左肺門陰影は，左肺動脈が左主気管支を乗りこえて分布するため，右肺門陰影より1～2cm ⓰(　　　　)となります。

2nd stage

「気管・気管支の詳細な構造さらには役割と代表的な疾患」についても学びましょう!!

1st 2nd 3rd

●気管および気管支の壁はU字型をした⓱(　　　　)がある幅の輪状靱帯を挟んで並んでいます。

●⓱(　　　　)は，気管・気管支の壁の2/3を占め，後ろ1/3は欠けています。欠けている部分は，⓲(　　　　)とよばれ，平滑筋を含んでいます。

●気管および気管支の粘膜には，線毛の生えた⓳(　　　　)と分泌液を出す気管腺があり，異物や塵埃を痰として外に排泄する仕組みが備わっています。

●**気管・気管支の代表的な疾患**は，発作性の呼吸困難・喘鳴・咳・痰を主症状とする⓴(　　　　)※と気管支の粘膜に炎症が生じる㉑(　　　　)※の2疾患です。

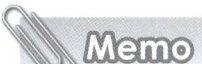

Memo

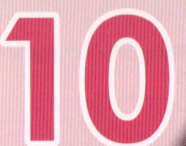

1. 基礎医学大要

10 肺・縦隔

ねらい ●「肺・縦隔に関する基本的な事項と疾患」について学習しましょう!!

図1 肺区域

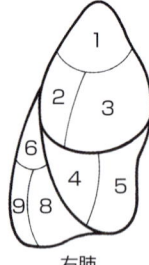 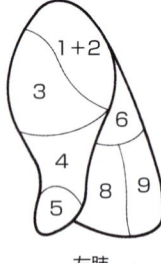 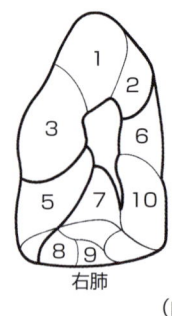 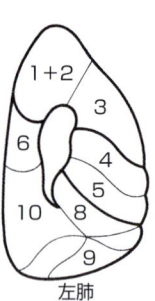

右肺　　　左肺　　　　　　　右肺　　　左肺
（外側面）　　　　　　　　　　（内側面）

左右の肺は区域気管支に対応して以下のように分けられます。

> **（右肺）　10区域**
> - 右上葉は3区域 ----- S^1：肺尖区，S^2：後区，S^3：前区
> - 右中葉は2区域 ----- S^4：外側区，S^5：内側区
> - 右下葉は5区域 ----- S^6：上区，S^7：内側肺底区，S^8：前肺底区，S^9：外側肺底区，S^{10}：後肺底区
>
> **（左肺）　8区域**（7番目の区域気管支がなく，S^7を欠きます）
> - 左上葉は4区域 ----- S^{1+2}：肺尖後区，S^3：前区，S^4：上舌区，S^5：下舌区
> - 左下葉は4区域 ----- S^6：上区，S^8：前肺底区，S^9：外側肺底区，S^{10}：後肺底区

図2 縦隔

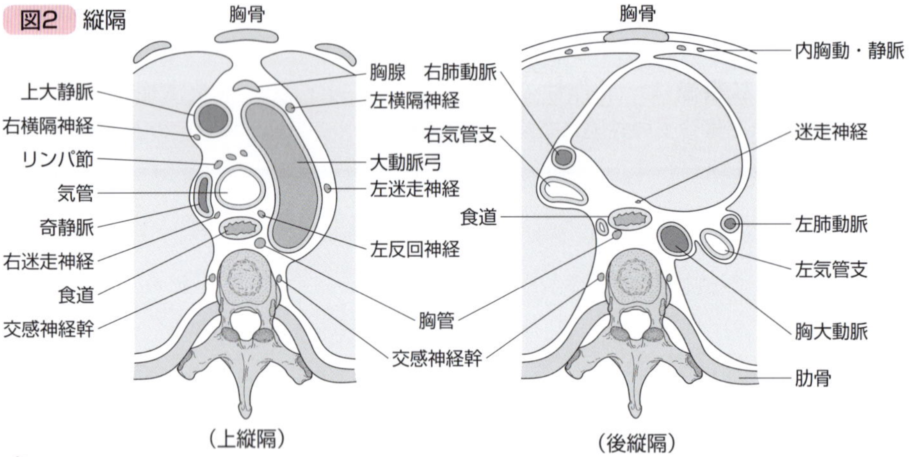

（上縦隔）に示される構造：胸骨，胸腺，右肺動脈，左横隔神経，上大静脈，右横隔神経，リンパ節，気管，奇静脈，右迷走神経，食道，交感神経幹，大動脈弓，左迷走神経，左反回神経，胸管

（後縦隔）に示される構造：胸骨，内胸動・静脈，右気管支，迷走神経，食道，左肺動脈，左気管支，胸大動脈，肋骨，交感神経幹

豆知識　肺サーファクタント
- 肺胞の内側の表面張力を弱めて肺胞がつぶれるのを防ぐための「表面活性物質」のことです。
- リン脂質と4種類の特異蛋白質を主成分とします。主に肺胞II型細胞で生成，肺胞腔に分泌されます。

答え
❶上葉　❷下葉　❸10　❹8　❺肺動静脈　❻気管支動静脈　❼挙上　❽下降　❾胸膜　❿胸膜腔　⓫縦隔　⓬胸腺下部　⓭心臓　⓮上行大動脈　⓯上大静脈　⓰食道　⓱胸管　⓲上縦隔　⓳扁平上皮癌　⓴腺癌　㉑小細胞癌　㉒肺気腫　㉓喫煙　㉔無気肺　㉕胸腺腫　㉖サルコイドーシス　㉗神経原性腫瘍　㉘甲状腺腫

❶❷，⓭〜⓯，⓰⓱，⓳㉑順不同

1st stage

「肺の基本的解剖」と「縦隔区分・存在器官」を覚えましょう!!

1st 2nd 3rd

- 表面から判別できる肺の区分を「葉」といい，**右は**❶（　　　　）・中葉・❷（　　　　）の**3葉**に，**左は**❶（　　　　）・❷（　　　　）の**2葉**に区分されます。
- **肺区域**は肺実質の機能上・構成上の単位であり，区域気管支に対応して，右は❸（　　　　）区域※，左は❹（　　　　）区域※に分けられます。
- **肺門部**には，**気管支**・❺（　　　　）・❻（　　　　）・**リンパ管**・**神経**が出入りしています※。❺（　　　　）**は機能血管**※，❻（　　　　）**は栄養血管**※です。
- 肺は呼吸器であり，呼気では小さく，吸気では大きくなります。それに伴い横隔膜も移動し，**呼気**で❼（　　　　）※，**吸気**で❽（　　　　）※します。
- 肺は❾（　　　　）とよばれる2枚の漿膜に覆われて存在しています。2枚の漿膜の間には腔所があり，これを❿（　　　　）といいます。
- **胸郭内で左右の肺に挟まれた腔所**を⓫（　　　　）といい，下記のように区分することができます。
  - **前縦隔**：胸骨と心臓の間。存在する器官は，⓬（　　　　）
  - **中縦隔**：前縦隔と後縦隔の間。存在する器官は，⓭（　　　　）・気管支・⓮（　　　　）・⓯（　　　　）・肺動静脈・気管支動静脈・横隔神経
  - **後縦隔**：心臓と脊柱の間。存在する器官は，⓰（　　　　）・胸大動脈・⓱（　　　　）・迷走神経・交感神経幹・奇静脈・半奇静脈
  - ⓲（　　　　）：上は第1肋骨を通る面，下は胸骨柄-体部接合部と第4胸椎下縁を結ぶ線。存在器官は，前・中・後縦隔に続いているものが多くみられます。

2nd stage

「肺・縦隔に発生する疾患」について知っておきましょう!!

1st 2nd 3rd

- **肺癌**は，主に⓳（　　　　）・⓴（　　　　）・㉑（　　　　）・**大細胞癌の4つに分類**できます※。⓳（　　　　）と㉑（　　　　）は肺門部(気管支周辺)から発生し，⓴（　　　　）は肺の末梢から発生します。
- ㉒（　　　　）※は**慢性閉塞性肺疾患**（**COPD**）※の1つであり，不可逆的な肺胞の拡大と破壊によって起こります。胸部単純X線画像において，横隔膜が下降する所見を認めます。本疾患の1番の原因は㉓（　　　　）です。
- **肺の含気量の減少により肺容量が減少した状態**を㉔（　　　　）※といいます。気道の閉塞(肺癌など)・肺の周囲からの圧迫(肺癌，胸水，気胸など)などが原因です。胸部単純X線画像において，横隔膜が挙上する所見を認めます。
- 縦隔においては，それぞれの区分に存在する器官によって好発疾患が異なります。
  - 前縦隔に発生する疾患 ----- ㉕（　　　　），奇形腫など
  - 中縦隔に発生する疾患 ----- ㉖（　　　　），転移性縦隔腫瘍など
  - 後縦隔に発生する疾患 ----- ㉗（　　　　），食道癌など
  - 上縦隔に発生する疾患 ----- ㉘（　　　　），動脈瘤など

11 食道・胃

ねらい ●「食道」と「胃」はX線造影検査の頻度が高い部位であり，これらの解剖・生理学の知識を身につけることは検査を行ううえで非常に重要です。ここでは，「位置・区分・働き」についてしっかり学習しましょう!!

図1 食道

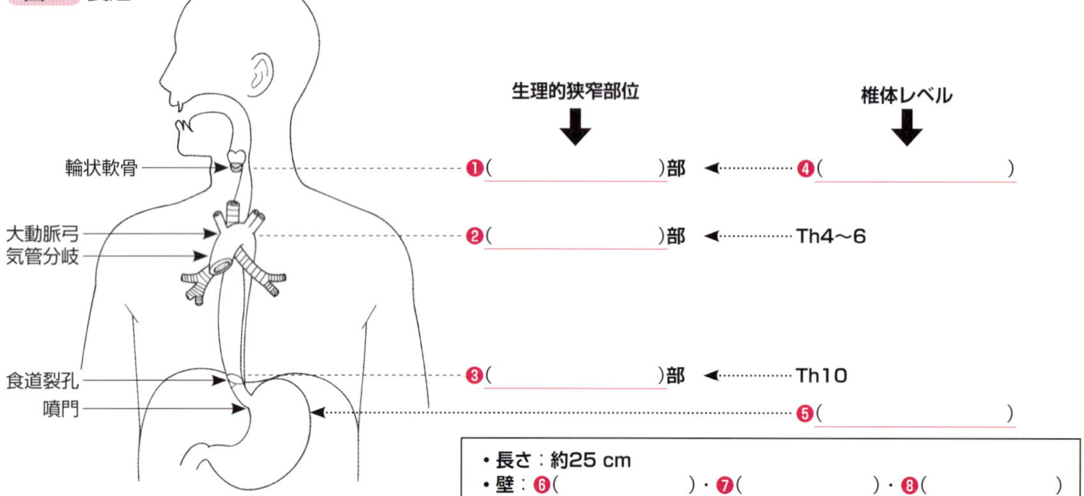
生理的狭窄部位
椎体レベル
輪状軟骨
❶(　　　　　)部
❹(　　　　　)
大動脈弓
気管分岐
❷(　　　　　)部
Th4〜6
食道裂孔
噴門
❸(　　　　　)部
Th10
❺(　　　　　)

- 長さ：約25 cm
- 壁：❻(　　　　)・❼(　　　　)・❽(　　　　)

※漿膜をもたない

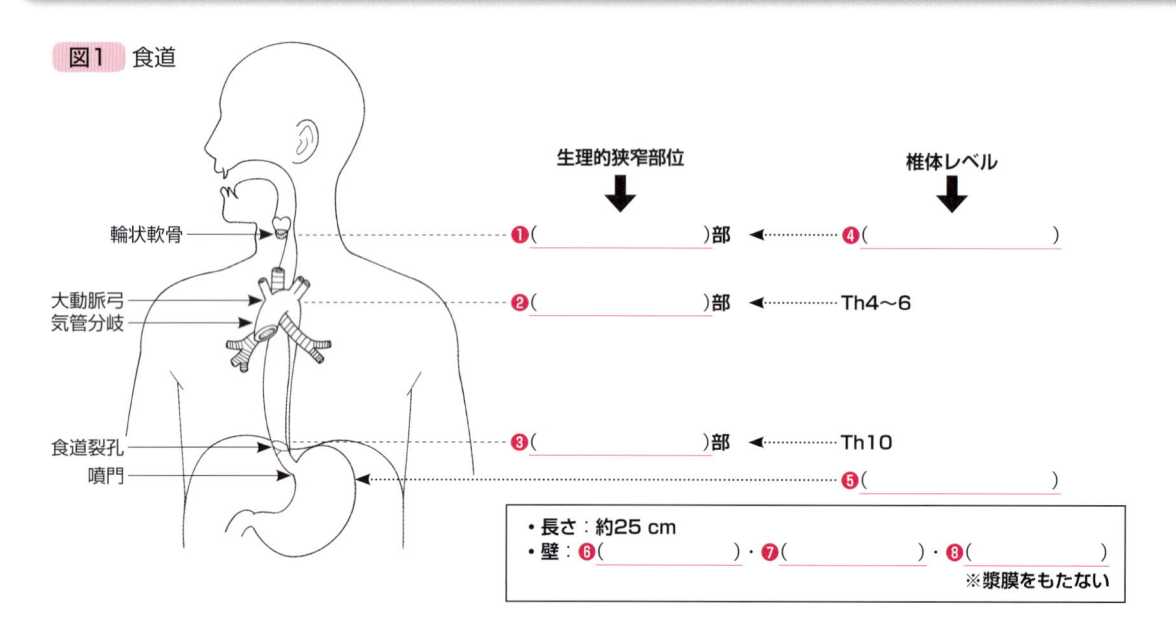

図2 胃の画像解剖学的区分

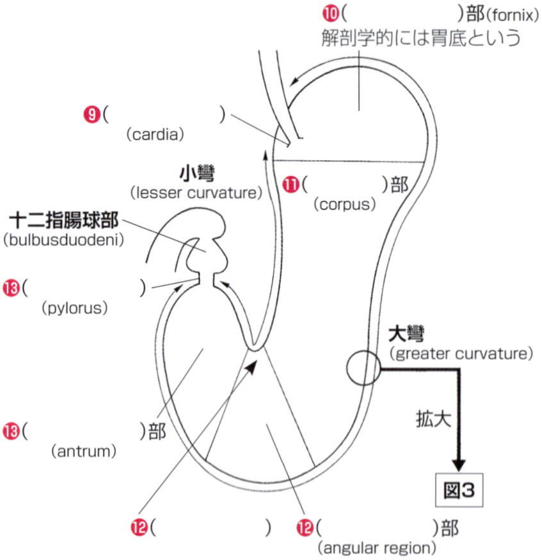
❿(　　　　)部(fornix)
解剖学的には胃底という
❾(　　　　)
(cardia)
小彎
(lesser curvature)
⓫(　　　　)部
(corpus)
十二指腸球部
(bulbusduodeni)
⓭(　　　　)
(pylorus)
大彎
(greater curvature)
拡大
図3
⓭(　　　　)部
(antrum)
⓬(　　　　)
⓬(　　　　)部
(angular region)

図3 胃壁の構造

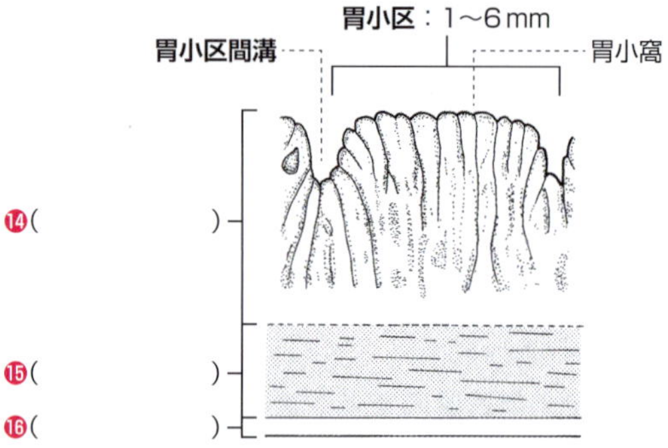
胃小区：1〜6 mm
胃小区間溝
胃小窩
⓮(　　　　)
⓯(　　　　)
⓰(　　　　)

胃小区：gastric area(アレア)(英)。**胃粘膜表面にある浅い溝(胃小区間溝)で区画された径1〜6 mmの多角半球状の構造**で，中に径0.2 mm程度の数個の胃小窩(胃腺が開口)を有します。**胃小区は，肉眼で観察できる粘膜の最小単位**であり，胃部X線造影検査における二重造影法は，胃小区の描出を目的としています。

答え

❶食道入口(輪状軟骨　咽頭移行)　❷大動脈交叉(気管分岐)　❸食道裂孔(横隔膜貫通　横隔膜)　❹第6頸椎(C6)　❺第11胸椎(Th11)　❻粘膜層　❼筋層　❽外膜　❾噴門　❿穹窿　⓫胃体　⓬胃角　⓭幽門　⓮粘膜層　⓯筋層　⓰漿膜　⓱咽頭　⓲胃　⓳第1腰椎(L1)　⓴ペプシノーゲン　㉑胃酸　㉒粘液　㉓食道憩室　㉔圧出性憩室　㉕Zenker(ツェンカー)憩室　㉖食道アカラシア　㉗扁平上皮癌　㉘胃潰瘍　㉙胃角部　㉚ニッシェ

❻〜❽，⓱⓲順不同

1st stage

食道では「位置や生理的狭窄部位」を，
胃では「位置・区分・働き」について学びましょう!!

1st 2nd 3rd

食道

- ⑰(　　　)と⑱(　　　)を連絡する長さ約25 cmの管です。
- 位置：④(　　　)の高さに始まり，**気管の後ろ・脊柱の前・心臓の後方を下降**し，横隔膜にある③(　　　)から腹腔内に入り⑤(　　　)の高さで胃に連なります。
- 食道は以下の3カ所で生理的に細くなっており（**生理的狭窄部位**）※，食道憩室・食道癌はこれらの部位に起こりやすくなります。
  - ④(　　　)の高さ ----- ①(　　　)部※
  - 第4～6胸椎の高さ ----- ②(　　　)部※
  - 第10胸椎の高さ ----- ③(　　　)部※
- 食道壁は⑥(　　　)・⑦(　　　)・⑧(　　　)の3層からなり，漿膜は存在しません。

胃

- ⑤(　　　)の高さに始まり，⑲(　　　)の高さで十二指腸に連なります。
- **胃壁**は，⑭(　　　)・⑮(　　　)・⑯(　　　)の3層からなります。
- 胃では，食物を消化するために胃液を分泌しています。**胃液の主な成分**は，消化酵素〔⑳(　　　)〕・㉑(　　　)・㉒(　　　)です。
- ⑳(　　　)は㉑(　　　)の働きによりペプシンに変化して，蛋白質を分解します。
- ㉒(　　　)は，ペプシンと㉑(　　　)の強力な消化作用により胃壁自体を消化しないように防ぐ役割をしています。

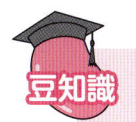

豆知識

Holzknecht腔（ホルツクネヒト）

- 「縦隔洞陰影」ともいいます。
- 胸部を第1斜位にしたときに認められる胸椎と心臓の間隙のことです。

2nd stage

「食道と胃の疾患」について学びましょう!!

1st 2nd 3rd

- 食道壁の一部が外に嚢状に突出した疾患を㉓(　　　)といい，発生機序により㉔(　　　)と**牽引性憩室**に分けられます。㉔(　　　)の1つに㉕(　　　)※とよばれるものがあります。
- 食道下部が狭窄してその口側が異常に拡張する疾患を㉖(　　　)※といい，**Auerbach神経叢**（アウエルバッハ）の変性・消失を認めます。
- **食道癌**は生理的狭窄部位に起こりやすく，その大部分が㉗(　　　)※です。高齢者の男性や大酒家に多くみられます。
- 胃は粘液が不足したり胃液が多すぎたりすると，胃液が胃粘膜にしみ込み，自己消化が起こり㉘(　　　)※となります。好発部位は㉙(　　　)付近で，40～50歳代に多い疾患です。胃部X線造影検査では，粘膜の欠損部位に造影剤が入り㉚(　　　)※として描出されます。

12 小腸・大腸

ねらい ▶▶▶ ●小腸および大腸の「各部名称・構造・働き」についてきっちり押さえておきましょう!!

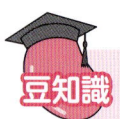

図1 小腸の構造

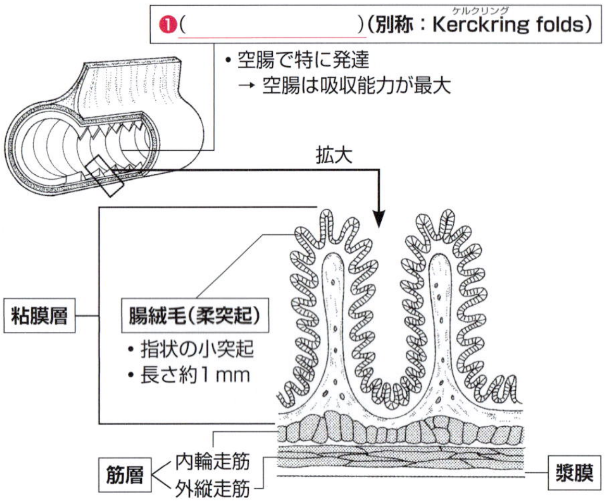
❶(　　　　　　)(別称：Kerckring folds)
・空腸で特に発達
→ 空腸は吸収能力が最大
拡大
粘膜層
腸絨毛(柔突起)
・指状の小突起
・長さ約1 mm
筋層
内輪走筋
外縦走筋
漿膜

図2 十二指腸

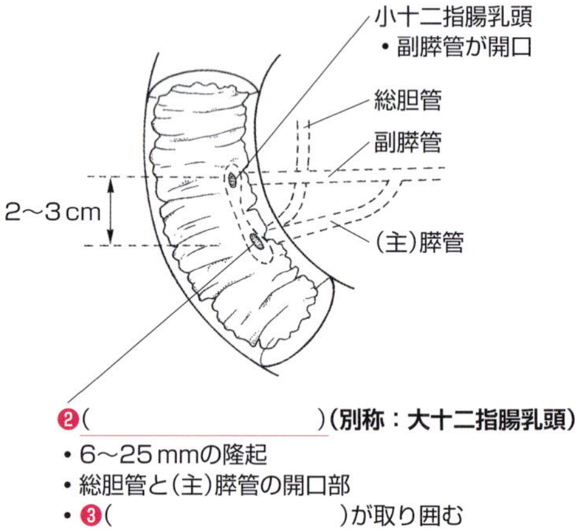
小十二指腸乳頭
・副膵管が開口
総胆管
副膵管
2〜3 cm
(主)膵管
❷(　　　　　　)(別称：大十二指腸乳頭)
・6〜25 mmの隆起
・総胆管と(主)膵管の開口部
・❸(　　　　　　)が取り囲む

図3 大腸の区分と構造

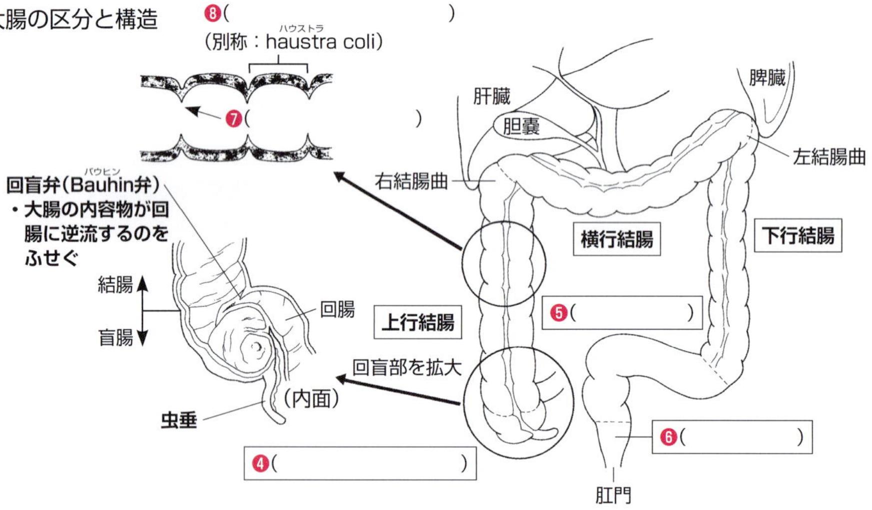
❽(　　　　　　)
(別称：haustra coli)
❼(　　　　　　)
回盲弁(Bauhin弁)
・大腸の内容物が回腸に逆流するのをふせぐ
結腸
盲腸
回腸
虫垂
(内面)
❹(　　　　　　)
肝臓
胆嚢
脾臓
右結腸曲
左結腸曲
横行結腸
下行結腸
上行結腸
❺(　　　　　　)
回盲部を拡大
❻(　　　　　　)
肛門

豆知識 Peyer板

- 1層のリンパ上皮細胞によって覆われたリンパ小節の集合体で，消化管の粘膜固有層に多く分布しています。
- Peyer板は回腸に多くみられます。

答え

❶輪状ヒダ ❷Vater乳頭 ❸Oddi括約筋 ❹盲腸(および虫垂) ❺S状結腸 ❻直腸 ❼結腸半月ヒダ ❽結腸膨起(ハウストラ) ❾十二指腸 ❿空腸 ⓫回腸 ⓬結腸 ⓭腹膜垂 ⓮十二指腸球部 ⓯クローバ状変形 ⓰Meckel憩室 ⓱Crohn病 ⓲機械的 ⓳機能的 ⓴絞扼性 ㉑痙攣性 ㉒潰瘍性大腸炎

❾〜⓫順不同

1st stage

「小腸粘膜や大腸壁の特徴的な構造」について学びましょう!!

1st 2nd 3rd

小腸

- **小腸は**⑨（　　　　　）※・⑩（　　　　　）※・⑪（　　　　　）※の3区分に分けられます。
- 小腸の粘膜には❶（　　　　　）※・腸絨毛・微絨毛があり，これらの構造により，小腸が栄養を吸収しうる表面積は非常に大きくなっています。
- **十二指腸には，総胆管と膵管がY字状に合流**し開口します。この開口部を❷（　　　　　）※といいます。
- ❷（　　　　　）※には❸（　　　　　）※とよばれる輪状の平滑筋があります。食物が十二指腸に到達して消化液を必要とするときにこの筋が弛緩し，胆汁と膵液が流れる仕組みになっています。

大腸

- 大腸は大きく❹（　　　　　）※・⑫（　　　　　）※・❻（　　　　　）※の3区分に分けられます。⑫（　　　　　）はさらに，**上行結腸・横行結腸・下行結腸**・❺（　　　　　）に分けられます。
- 大腸壁は3カ所で外縦層筋が発達して**結腸ヒモ**とよばれるヒモ状筋束を形成します。この結腸ヒモにより，内面には❼（　　　　　）※とよばれる横走するヒダが，外面には❽（　　　　　）※とよばれる膨らみが形成されます。また，結腸ヒモには，⑬（　　　　　）※とよばれる脂肪組織の突起がついています。

2nd stage

「小腸と大腸の疾患」について学びましょう!!

1st 2nd 3rd

- **十二指腸潰瘍**の好発部位は⑭（　　　　　）で，20〜40歳代に多い疾患です。十二指腸潰瘍では，球部変形を起こしやすく，代表的なX線造影所見は球部の⑮（　　　　　）です。
- ⑯（　　　　　）※は，胎生期の臍腸管の腸管側が生後完全に閉鎖しないために生じる憩室であり，成人では回盲弁から30〜100 cmの上方の**回腸に見いだされます**。内容物が停滞すると憩室炎を生じ虫垂炎様の症状を起こします。
- ⑰（　　　　　）※は，**口腔から肛門までの消化管全域に，非連続性の炎症および潰瘍を起こす原因不明の疾患**で，好発年齢は10〜20歳の若年者です。**好発部位は回腸末端**が最も多く，次いで盲腸，上行結腸，回腸中部の順となります。
- 大腸内容が通過する働きがなんらかの理由で障害され，内容物が腸の中に充満する状態を**腸閉塞**（**別称：イレウス**）といいます。その原因により，**狭窄・閉塞などの**⑱（　　　　　）**イレウス**と**腸管運動障害や吸収低下などの**⑲（　　　　　）**イレウス**とに大別されます。
  - ⑱（　　　　　）**イレウス**は腸間膜血行障害のない**単純性イレウス**と血行障害のある⑳（　　　　　）**イレウス**に分類されます。
  - ⑲（　　　　　）**イレウス**は**麻痺性イレウス**と㉑（　　　　　）**イレウス**に分けられます。
- ㉒（　　　　　）※とは，なんらかの原因により**大腸の粘膜に炎症が起こり，びらんや潰瘍ができる疾患**です。**炎症は通常，直腸やS状結腸から始まり**，病気が軽い場合は狭い範囲にとどまるが，病気が進行すると大腸全体に炎症が拡がっていきます。腸に起こる炎症のために，下痢や粘血便（血液・粘液・膿の混じった軟便），発熱や体重減少などの症状が現れます。寛解期と活動期をくり返すことが多い疾患です。好発年齢は20歳代前半です。

13 肝臓

ねらい

●肝臓については国試でもよく出題されます。ここでは，肝臓の「基本的な解剖」や「区域」「働き」などについてきっちり押さえておきましょう!!

図1 肝臓の外観（下面）

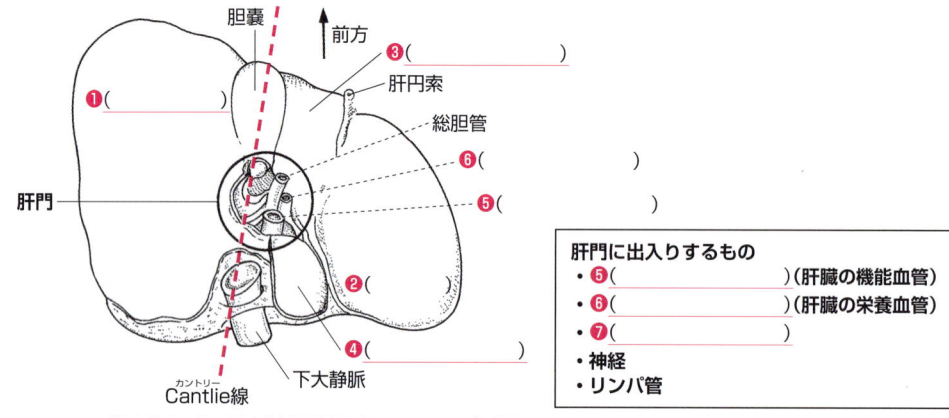

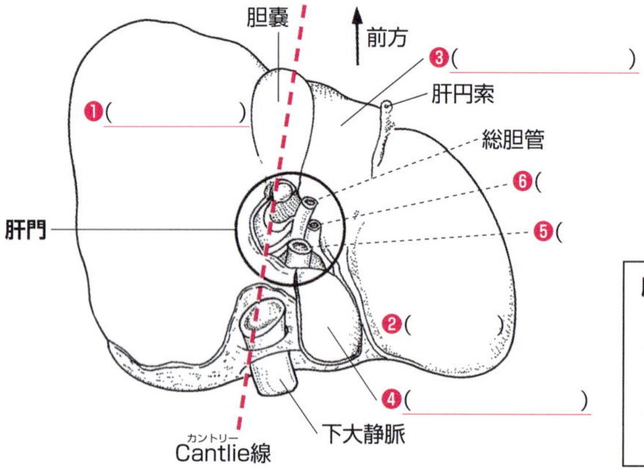
胆嚢
前方
❸(　　　　　)
❶(　　　　)
肝円索
総胆管
❻(　　　　)
❺(　　　　)
肝門
❷(　　　)
❹(　　　　)
下大静脈
カントリー
Cantlie線

肝門に出入りするもの
- ❺(　　　　　　)(肝臓の機能血管)
- ❻(　　　　　　)(肝臓の栄養血管)
- ❼(　　　　　　)
- 神経
- リンパ管

（福士政広　編：診療放射線技師 ブルー・ノート 基礎編 3rd edition, p.94, メジカルビュー社, 2012. より引用）

図2 肝臓の区域

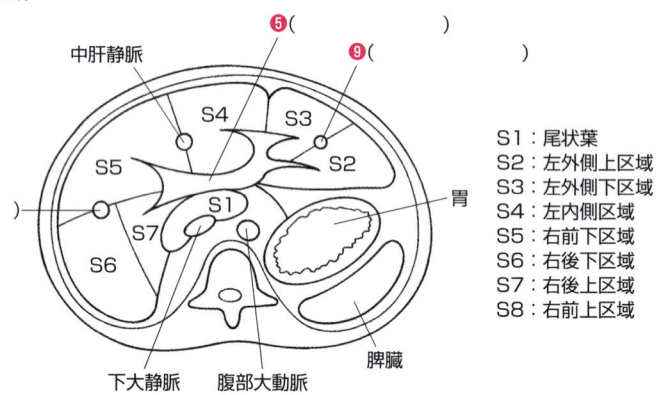

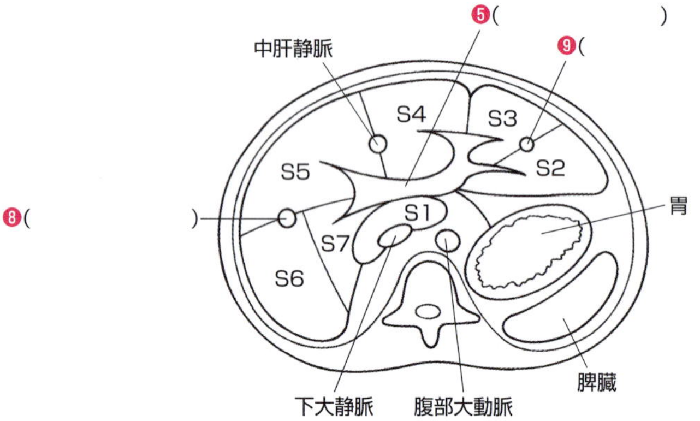
❺(　　　　)
中肝静脈
❾(　　　　)
S4
S3
S5
S2
❽(　　　　)
S1
胃
S7
S6
脾臓
下大静脈
腹部大動脈

S1：尾状葉
S2：左外側上区域
S3：左外側下区域
S4：左内側区域
S5：右前下区域
S6：右後下区域
S7：右後上区域
S8：右前上区域

（小林敏雄：新X線解剖学, 改訂 第4版, p.74, 金原出版, 1993. 一部改変引用）

[答え]
❶右葉 ❷左葉 ❸方形葉 ❹尾状葉 ❺門脈 ❻固有肝動脈 ❼左右の肝管 ❽右肝静脈 ❾左肝静脈 ❿Couinaud's segmentation(クイノー分類) ⓫肝静脈 ⓬血糖値の調節 ⓭胆汁の分泌 ⓮脂肪代謝 ⓯脂肪肝 ⓰肥満 ⓱経口 ⓲血液 ⓳C ⓴肝硬変 ㉑肝動脈
⓬～⓮順不同

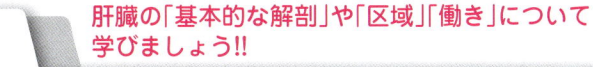

1st stage

肝臓の「基本的な解剖」や「区域」「働き」について学びましょう!!

1st 2nd 3rd

●肝臓は腹腔右上部の横隔膜直下にあり，重さが1.2～1.5 kgです。解剖学的には，❶(　　　　)・❷(　　　　)・❸(　　　　)・❹(　　　　)に区別されます。

●臨床では解剖学的区分でなく，門脈・肝動脈・肝静脈・胆管などの脈管の位置による区分が使用されます。なかでも**肝臓を8つに区分する**❿(　　　　)※**が一般的に用いられます**。区分は以下の通りです。

- **Cantlie（カントリー）線**(下大静脈と胆嚢窩を結ぶ仮想の線)により，❶(　　　　)と❷(　　　　)に分けられます。この境界線には中肝静脈(MHV)が走行します。
- ❶(　　　　)は門脈の分岐・❽(　　　　)※により，4つ(S5～S8)に分けられます。
- ❷(　　　　)は肝円索・鎌状靱帯・門脈の分岐・❾(　　　　)※により，4つ(S1～S4)に分けられます。

●肝臓の下面には中央よりやや左側に**肝門**とよばれる出入口があり，❺(　　　　)・❻(　　　　)・❼(　　　　)・**神経・リンパ節**が通っています。

●肝の血管には❺(　　　　)※・❻(　　　　)※・⓫(　　　　)※の3つがあります。**肝は血流の70～75%を**❺(　　　　)※から，**20～30%を**❻(　　　　)※から受けます。

●肝臓の機能としては⓬(　　　　)・⓭(　　　　)・⓮(　　　　)・**血漿蛋白の合成・尿素の合成・解毒作用・ホルモンの不活性化**などがあります。

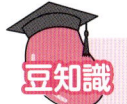

豆知識

γ-GTP

- 正式名を「γ-glutamyl transferase(γ-GT)」といい，アミノ酸代謝に関与している酵素です。
- 過剰に生産された酵素は胆汁中に排泄されます。
- 血清γ-GTの上昇は閉塞性黄疸や肝疾患(アルコール性肝障害，薬物肝障害など)で認められますが，単なるアルコール摂取によっても上昇することがあるため注意が必要です。正常は10～45 U/l。

2nd stage

「肝臓の代表的な疾患」ついて学びましょう!!

1st 2nd 3rd

●健康な肝細胞には，2～5％程度の脂肪が含まれていますが，なんらかの理由で**肝細胞に異常(10%をこえる)に脂肪が蓄積**してしまうことがあります。このような状態の肝臓を⓯(　　　　)※といいます。原因は⓰(　　　　)や**アルコール**などです。

●肝臓の炎症性疾患としては**肝炎**があります。原因は自己免疫性，アルコール性，薬剤性もありますが，**大半がウイルス**です。感染経路は**A，E型が**⓱(　　　　)**感染**※で**B，C，D型が**⓲(　　　　)**感染**※です。特に⓳(　　　　)**型**※**は肝硬変，肝癌に進行するケースが多くみられます**。

●慢性の肝障害が進行した結果，肝細胞が死滅・減少し線維組織によって置換され，結果的に肝臓が硬く変化し，肝機能が減衰した状態を⓴(　　　　)※といいます。肝臓癌のほとんどが⓴(　　　　)から発生します。

●**肝細胞癌**は原発性肝癌の90％以上を占めます。肝細胞癌は，㉑(　　　　)により栄養されています。そのため肝細胞癌ではIVRの1つである動脈塞栓術がよく行われます。

14 胆嚢・膵臓

ねらい

●「胆嚢と膵臓の基本的な構造や働き」とともに，「疾患」についてもきっちり押さえておきましょう!!

図1 胆嚢

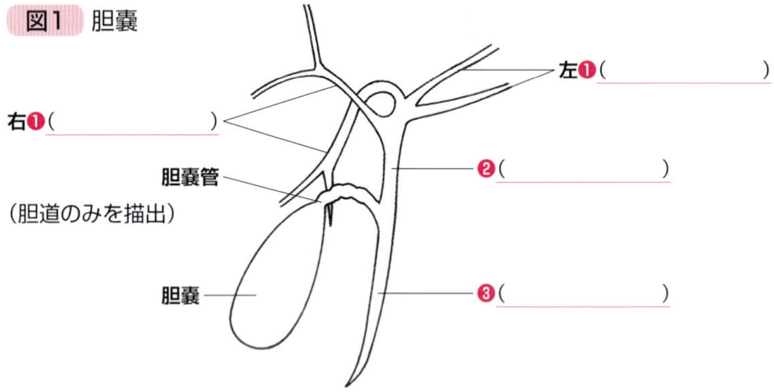

左❶（　　　　）
右❶（　　　　）
胆嚢管
（胆道のみを描出）
❷（　　　　）
胆嚢
❸（　　　　）

図2 膵臓の構造

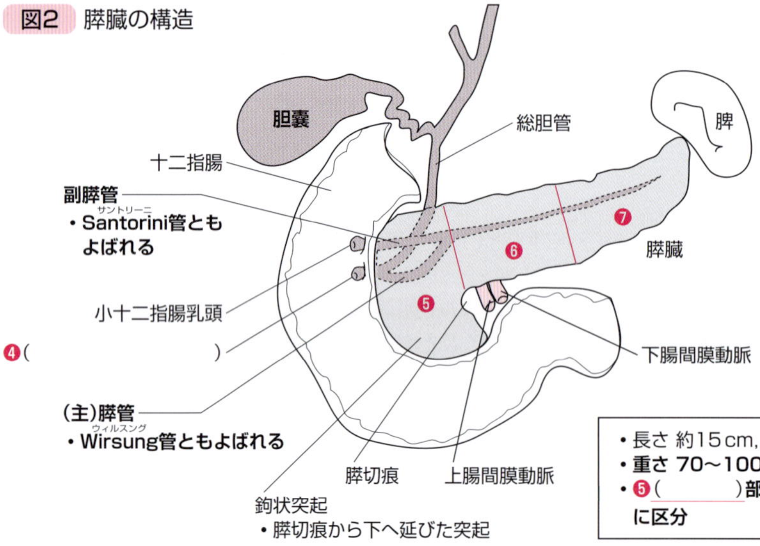

胆嚢
総胆管
脾
十二指腸
副膵管
・Santorini（サントリーニ）管ともよばれる
❼
❻
膵臓
❺
小十二指腸乳頭
❹（　　　　）
下腸間膜動脈
(主)膵管
・Wirsung（ウィルスング）管ともよばれる
膵切痕
上腸間膜動脈
鉤状突起
・膵切痕から下へ延びた突起

・長さ 約15 cm，幅 約3 cm，厚さ 約2 cm
・重さ 70～100 g
・❺（　　　）部，❻（　　　）部，❼（　　　）部に区分

（福士政広　編：診療放射線技師 ブルー・ノート 基礎編 3rd edition, p.99, メジカルビュー社, 2012. より引用）

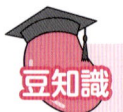

豆知識

ランゲルハンス島

・ランゲルハンス島は約100万個存在し，**膵尾に多く存在**します。その主な構成細胞は，「**A(α)細胞（約15%，グルカゴンを分泌），B(β)細胞（約75%，インスリンを分泌）**，D(δ)細胞（10%以下，ソマトスタチンを分泌）」の3種類です。

答え

❶肝管　❷総肝管　❸総胆管　❹Vater（ファーター）乳頭　❺頭　❻体　❼尾　❽肝臓　❾Oddi（オッディ）括約筋　❿第12　⓫第2　⓬ランゲルハンス島　⓭消化酵素　⓮血糖量　⓯8　⓰4　⓱3　⓲5　⓳コメット様　⓴胆石症　㉑胆嚢結石　㉒総胆管結石　㉓肝内結石　㉔黄疸　㉕膵炎　㉖アルコール　㉗アミラーゼ

1st stage

「胆嚢と膵臓の基本的な構造や働き」についてきっちり押さえておきましょう!!

1st 2nd 3rd

胆嚢

● 胆嚢の役割は，❽（　　　　）で作られた**胆汁を一時的に蓄え**10〜20倍に濃縮※します。

● 十二指腸に食物（特に脂肪や蛋白）が入ると，腸粘膜から**CCK-PZ**（一種のホルモン）が放出され，❾（　　　　）が弛緩するとともに胆嚢が収縮して**胆汁を十二指腸に放出**します。

● **胆汁が十二指腸に分泌される経路**：胆汁は，❽（　　　　）で生産・分泌された後，左右の❶（　　　　）※を経て，1本に合流した❷（　　　　）※を通ります。さらに，❷（　　　　）から胆嚢管へと続き，胆嚢で一時的に蓄えられます。その後，胆嚢管から❸（　　　　）※を経て❹（　　　　）から十二指腸へ分泌されます。

膵臓

● 膵臓は**腹膜後器官**であり※，❿（　　　　）胸椎から⓫（　　　　）腰椎の高さに位置します。**前方には胃・横行結腸，後方には下大静脈・腹大動脈・腎臓**が存在します。

● 膵臓は，❺（　　　　）部，❻（　　　　）部，❼（　　　　）部のに3つに区分され，十二指腸のC字形の凹みに❺（　　　　）部を入れ，❼（　　　　）部は脾臓に達します。

● 膵臓を組織学的にみると，径0.1〜0.2 mmの内分泌細胞の集団が存在します。これを，⓬（　　　　）※とよびます。

● 膵臓は，内分泌機能と外分泌機能を有しています。
- **外分泌機能**：膵液中の⓭（　　　　）により**3大栄養素を分解**※します。
- **内分泌機能**：**インスリンとグルカゴン**により⓮（　　　　）**を調節**※します。

2nd stage

「診断に重要な正常の胆嚢の大きさや疾患，膵臓の疾患」について学びましょう!!

1st 2nd 3rd

胆嚢

● 胆嚢は長径⓯（　　　　）cm以下，短径⓰（　　　　）cm以下で，壁は⓱（　　　　）mm以下が正常です。

● 胆嚢管の太さは⓲（　　　　）mm径，右肝管は6 mm径，左肝管は7 mm径，総肝管は8 mm径，総胆管は9 mm径が正常です。

● 胆嚢腺筋症では，超音波検査において⓳（　　　　）エコー※を認めることができます。

● **胆汁の成分が結晶化して胆道のどこかに石ができた状態**を⓴（　　　　）※といいます。胆嚢内に石ができると㉑（　　　　），総胆管に石ができると㉒（　　　　），肝臓内の胆管に石ができると㉓（　　　　）といいます。

● **体内に胆汁色素が溜まって皮膚や眼球が黄色く染まった状態**を㉔（　　　　）※といいます。全身倦怠感，食欲不振，皮膚の痒みを伴うことがあります。

膵臓

● **自己の産生・分泌する消化酵素によって膵組織が消化される疾患**を㉕（　　　　）※といいます。原因の7割は，⓴（　　　　）か㉖（　　　　）の大量摂取によるものです。本疾患では，**血中・尿中の**㉗（　　　　）**が上昇**します。

15 腹膜と腹膜後器官

1. 基礎医学大要

ねらい ●腹部の臓器は「腹膜」とよばれる漿膜によって包まれています。「腹膜」と「腹膜後器官」についてここできっちり押さえておきましょう!!

図1

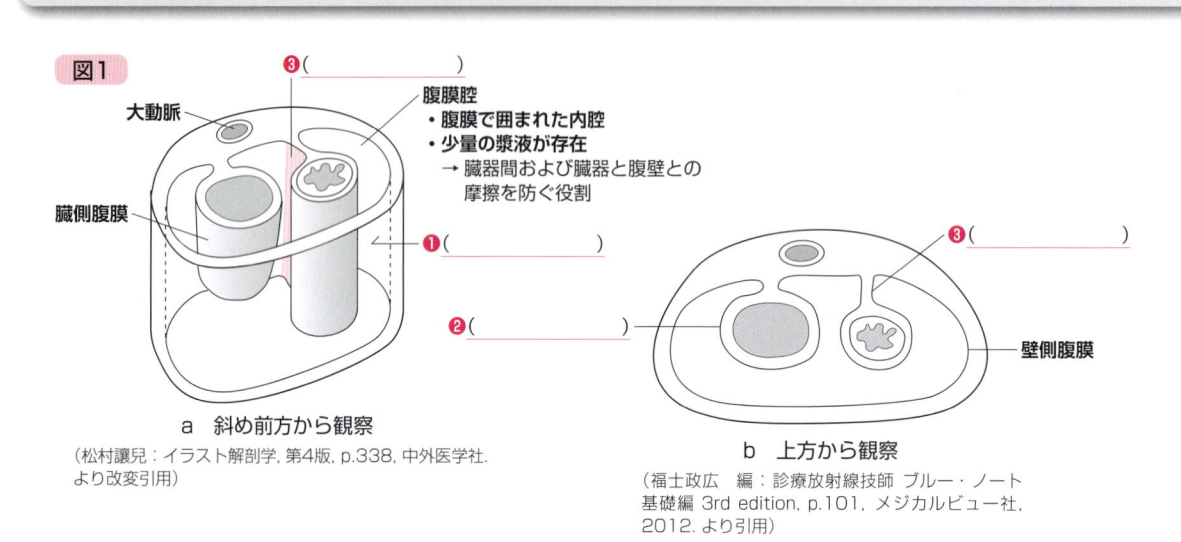

- 大動脈
- 臓側腹膜
- ❸( )
- 腹膜腔
  - 腹膜で囲まれた内腔
  - 少量の漿液が存在
    → 臓器間および臓器と腹壁との摩擦を防ぐ役割
- ❶( )
- ❷( )
- ❸( )
- 壁側腹膜

a 斜め前方から観察
(松村讓兒：イラスト解剖学, 第4版, p.338, 中外医学社. より改変引用)

b 上方から観察
(福士政広 編：診療放射線技師 ブルー・ノート 基礎編 3rd edition, p.101, メジカルビュー社, 2012. より引用)

図2 腹膜後器官の位置（腹膜横断像）

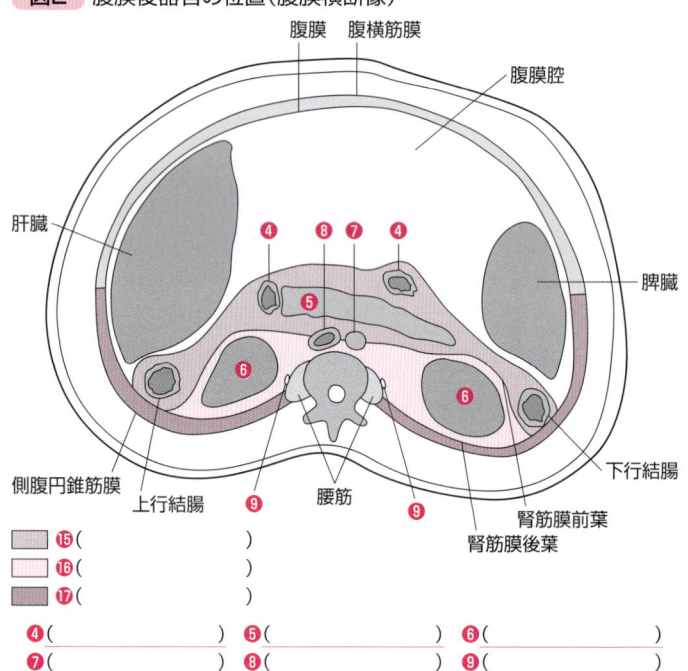

- 腹膜　腹横筋膜
- 腹膜腔
- 肝臓
- 脾臓
- ❹ ❽ ❼ ❹
- ❺
- ❻　❻
- 側腹円錐筋膜
- 上行結腸
- ❾　❾
- 腰筋
- 下行結腸
- 腎筋膜前葉
- 腎筋膜後葉

■ ⓯( )
■ ⓰( )
■ ⓱( )

❹( )　❺( )　❻( )
❼( )　❽( )　❾( )

図3 モリソン窩（肝腎陥凹）

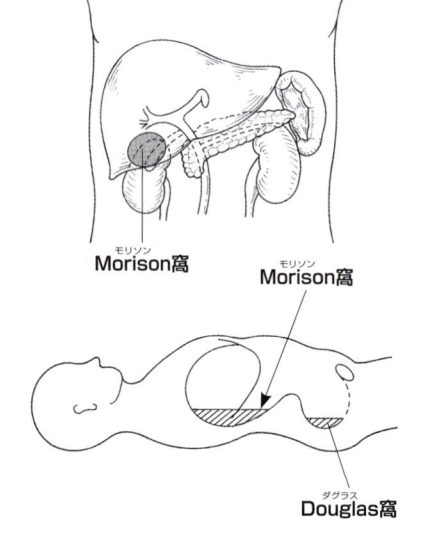

Morison窩
Morison窩
Douglas窩

答え ❶壁側腹膜　❷臓側腹膜　❸間膜　❹十二指腸　❺膵臓　❻腎臓　❼腹部大動脈　❽下大静脈　❾交感神経幹　❿漿膜　⓫横隔膜　⓬Morison窩（別称：肝腎陥凹）　⓭Douglas窩（別称：直腸子宮窩）　⓮腎筋膜（別称：Gerota筋膜）　⓯前腎傍腔　⓰腎周囲腔　⓱後腎傍腔

1st stage

「腹膜の位置や種類，腹膜後官（後腹膜器官）」について学びましょう!!

- 人体がもつ膜組織には，❿（　　　　　）※・粘膜・滑膜があります。腹膜は人体で最大の❿（　　　　　）です。
- 腹膜は，腹壁内面を覆う❶（　　　　　　　）※，臓器表面を包む❷（　　　　　　　）※，両者を結ぶ❸（　　　　　）※に分けられます。
- 上を⓫（　　　　　）で区切られ，❶（　　　　　　）と❷（　　　　　　）によって囲まれた腔を腹膜腔といいます。腹部の1/3〜1/2を占める広い空間です。
- 腹膜腔・❶（　　　　　　　）より後にある器官を腹膜後器官（後腹膜器官）といいます。
- 腹膜後器官（後腹膜器官）には，❹（　　　　　　）※，❺（　　　　　）※，❻（　　　　　）※，副腎※，尿管※，❼（　　　　　　　）※，❽（　　　　　　）※，❾（　　　　　　）※，胸管などがあります。
- 腹膜の陥凹
  - ⓬（　　　　　　　　　）※：腹腔の右側で，前は肝臓，後ろは腎臓・副腎に挟まれた深い腹膜の陥凹
  - ⓭（　　　　　　　　　）※：直腸と子宮の間の腹膜の陥凹

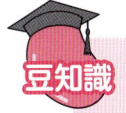

豆知識　半腹膜後器官と腹腔内臓器
- 半腹膜後器官：一部臓側腹膜を欠く器官。肝臓・上行結腸・下行結腸・直腸・膀胱・子宮など。
- 腹腔内臓器：臓側腹膜に包まれる器官。胃・空腸・回腸・盲腸・虫垂・横行結腸・S状結腸・脾臓・卵巣・卵管など。

2nd stage

「後腹膜腔の区分」を学びましょう!!

- 後腹膜腔は腎周囲を取り囲んでいる⓮（　　　　　　　　　　　）※により以下の3つに区分されます。
  - ⓯（　　　　　）：❷（　　　　　　）の後壁と⓮（　　　　　　　）前葉により囲まれたスペース
  - ⓰（　　　　　）：⓮（　　　　　　　　）前葉と⓮（　　　　　　　）後葉により囲まれ，中は脂肪で満たされたスペース
  - ⓱（　　　　　）：⓮（　　　　　　　　　）後葉と腹横筋筋膜により囲まれたスペース

Memo

1. 基礎医学大要

16 心臓

ねらい ●「心臓の解剖学，生理学」について理解を深めましょう!!

図1 心臓の外観

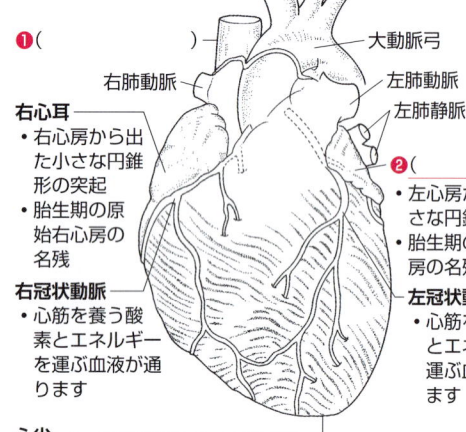

❶(　　　)
大動脈弓
右肺動脈
左肺動脈
左肺静脈
❷(　　　)

右心耳
・右心房から出た小さな円錐形の突起
・胎生期の原始右心房の名残

右冠状動脈
・心筋を養う酸素とエネルギーを運ぶ血液が通ります

左心耳（❷）
・左心房から出た小さな円錐形の突起
・胎生期の原始左心房の名残

左冠状動脈
・心筋を養う酸素とエネルギーを運ぶ血液が通ります

心尖
・第5肋間，鎖骨中線（乳頭を通る垂直線）の内側
・正中線から7〜9cm左
・前胸壁に接するため，心拍動の聴診が可能

図2 心臓の内部構造

上半身へ
❿(　　　)
右肺動脈
大動脈弓
上半身から
左肺動脈
右肺静脈
上大静脈
左肺静脈
❸(　　　)
心房中隔
❻(　　　)
❽(　　　)
❾(　　　)
下大静脈
❺(　　　)
心室中隔
下半身から
右心室
❼(　　　)
❹(　　　)
← 血液の流れ

図3 胸部単純X線正面像での心臓・大血管影

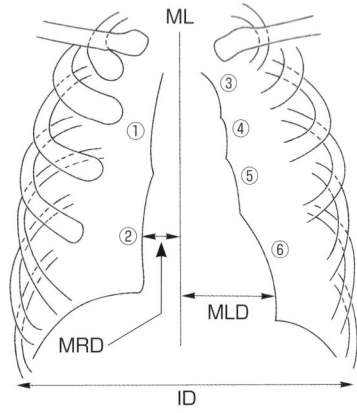

ML
①
②
③
④
⑤
⑥
MRD　MLD
ID

①右第Ⅰ弓：上大静脈の陰影
②右第Ⅱ弓：右心房の陰影
③左第Ⅰ弓：大動脈弓の陰影
④左第Ⅱ弓：肺動脈の陰影
⑤左第Ⅲ弓：左心耳の陰影
⑥左第Ⅳ弓：左心室の陰影

（福士政広 編：診療放射線技師 ブルー・ノート 基礎編 3rd edition, p.107, メジカルビュー社, 2012. より引用）

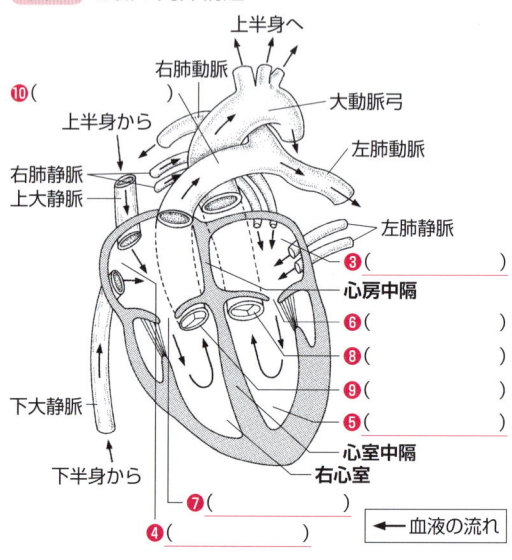

図4 心臓の弁の位置

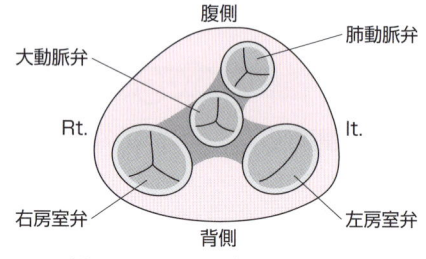

腹側
大動脈弁　肺動脈弁
Rt.　　　　　　　lt.
右房室弁　　　左房室弁
背側

a 下側からみたところ（CTのスライスを意識した）

（福士政広 編：診療放射線技師 ブルー・ノート 基礎編 3rd edition, p.109, メジカルビュー社, 2012. より引用）

豆知識 大動脈窓（aortic pulmonary window：A-P窓）

・上縁が大動脈弓下縁，下縁は左肺動脈上縁，内側は気管支および気管，外側は縦隔胸膜で囲まれた縦隔の狭い一部位．

大動脈弓
気管支　大動脈肺動脈窓
気管　大動脈肺動脈窓
肺動脈

（磯辺智範 編：若葉マークの画像解剖学 第1版, p.204, メジカルビュー社, 2007. より引用）

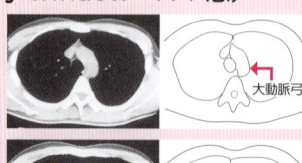

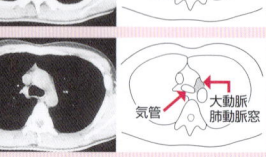

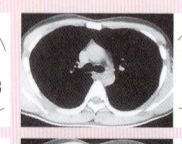

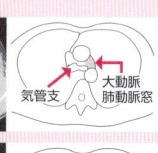

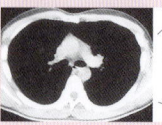

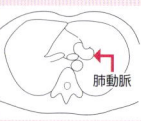

1st stage 「心臓の解剖学的構造」について理解しましょう!!

- 心臓は胸膜に包まれた左右の⑪(　　　　)の間，横隔膜上に位置し，正中より若干左側に偏位しています。
- 心臓は左右の房室弁により心房と心室に分かれ，**心房は心房中隔**により❸(　　　　)と❹(　　　　)に分けられます。また，**心室は心室中隔**により❺(　　　　)と⑫(　　　　)に分けられます。心房と心室において，体の最も前方に位置するのが⑫(　　　　)です。また，最も後方に位置するのが❸(　　　　)です。
- 左心房と左心室の間にある⑬(　　)枚の弁を❻(　　　　　　　)*といい，右心房と右心室の間にある3枚の弁を❼(　　　　　　　)*といいます。
- 左心室と大動脈の間の大動脈口にある3枚の弁を❽(　　　　　　)といい，右心室と肺動脈の間の肺動脈口にある3枚の弁を❾(　　　　　　)といいます*。❾(　　　　　　)は弁の中で最も高い位置に存在します。
- **心臓を養う栄養血管**を⑭(　　　　　　)といいます。
- 胸部単純X線正面像における**右第1弓**は❶(　　　　　　)*，**右第2弓**は❹(　　　　　　)*です。また，**左第1弓**は⑮(　　　　　　)*，**左第2弓**は⑩(　　　　　　)*，**左第3弓**は❷(　　　　　　)*，**左第4弓**は❺(　　　　　　)*です。
- 胸部単純X線正面像で，RAO像では⑯(　　　　　　)が描出されます。また，LAO像では⑰(　　　　　　)が描出されます。

2nd stage 「心臓のはたらきや疾患」について理解を深めましょう!!

- **刺激伝導系**は，心臓の歩調とり(ペースメーカー)となる⑱(　　　　　　)→⑲(　　　　　　)→心室中隔を走る⑳(　　　　)→左脚・右脚→特殊心筋線維の終末である㉑(　　　　　　)の順に存在します。
- **心拍数(1分間の心臓の拍動数)**は，成人安静時において㉒(　　　　　　)回/min*です。
- **心拍出量(左心室から拍出される血液量)**は成人安静時において㉓(　　　　　)ml/回*です。また，毎分拍出量は約㉔(　　　　)l/minです。
- ㉕(　　　　　　)*とは，**肺動脈狭窄**・㉖(　　　　　　)・**大動脈の右方転位(騎乗)・右室肥大**を主徴とする先天性心奇形のことです。症状には㉗(　　　　　　)*(血液の酸素飽和度の低下によって皮膚と粘膜が濃い青紫色になるうっ血状態)・運動制限・無酸素発作などが認められます。
- 虚血性心疾患において，虚血が一過性で心筋障害が可逆性の場合を㉘(　　　　　　)*といい，心臓機能の低下や胸痛が起こります。また，虚血が持続し(血液の流れが止まり)，その領域の組織が壊死に陥る場合を㉙(　　　　　　)*といいます。これは㉚(　　　　)・高血圧・糖尿病・高脂血症・運動不足・肥満・遺伝などが関係します。

答え ❶上大静脈 ❷左心耳 ❸左心房 ❹右心房 ❺左心室 ❻左房室弁(別称：二尖弁，僧帽弁) ❼右房室弁(別称：三尖弁) ❽大動脈弁 ❾肺動脈弁 ⑩肺動脈幹 ⑪肺 ⑫右心室 ⑬2 ⑭冠状動脈 ⑮大動脈弓 ⑯Holzknecht腔(ホルツクネヒト) ⑰大動脈窓 ⑱洞房結節(別称：Keith-Flack結節)(キース ブラック) ⑲房室結節(別称：Aschoff-Tawaraの結節)(アショフ 田原) ⑳His束(ヒス) ㉑Prukinje線維(プルキンエ) ㉒60〜90(平均約70) ㉓70〜80 ㉔5 ㉕Fallot四徴症(ファロー) ㉖心室中隔欠損 ㉗チアノーゼ ㉘狭心症 ㉙心筋梗塞 ㉚喫煙

33

17 体液

1. 基礎医学大要

ねらい ●「体液（血液）の構成」を知り「血液・生化学データ」に関する理解を深めましょう!!

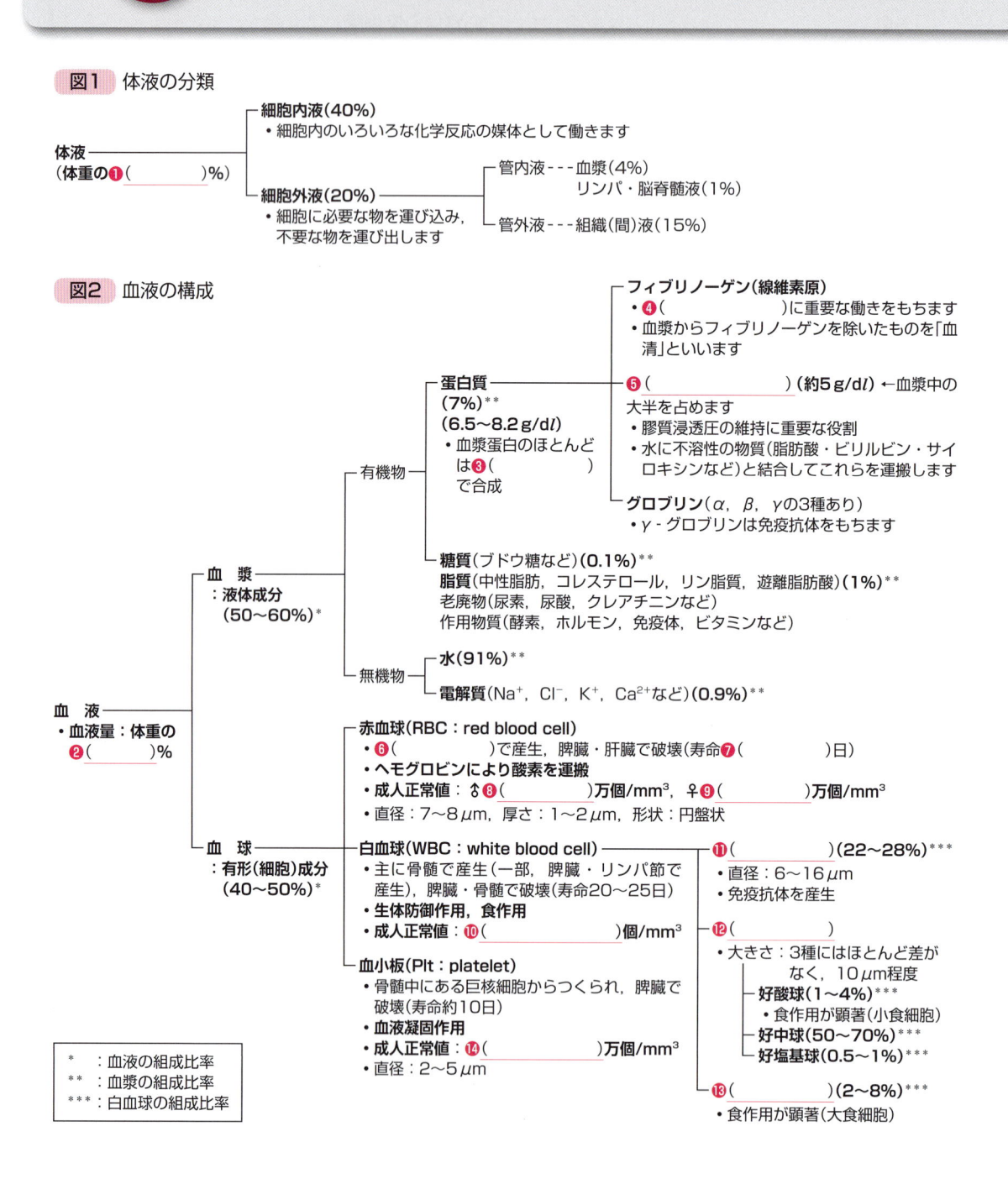

図1 体液の分類

体液（体重の❶( )%）
- 細胞内液（40%）
  - 細胞内のいろいろな化学反応の媒体として働きます
- 細胞外液（20%）
  - 細胞に必要な物を運び込み，不要な物を運び出します
  - 管内液--- 血漿（4%）
    リンパ・脳脊髄液（1%）
  - 管外液--- 組織（間）液（15%）

図2 血液の構成

血液
- 血液量：体重の❷( )%

血漿：液体成分（50～60%）*
- 有機物
  - 蛋白質(7%)** (6.5～8.2 g/dl)
    - 血漿蛋白のほとんどは❸( )で合成
    - フィブリノーゲン（線維素原）
      - ❹( )に重要な働きをもちます
      - 血漿からフィブリノーゲンを除いたものを「血清」といいます
    - ❺( )（約5 g/dl）←血漿中の大半を占めます
      - 膠質浸透圧の維持に重要な役割
      - 水に不溶性の物質（脂肪酸・ビリルビン・サイロキシンなど）と結合してこれらを運搬します
    - グロブリン（α, β, γの3種あり）
      - γ-グロブリンは免疫抗体をもちます
  - 糖質（ブドウ糖など）(0.1%)**
  - 脂質（中性脂肪，コレステロール，リン脂質，遊離脂肪酸）(1%)**
  - 老廃物（尿素，尿酸，クレアチニンなど）
  - 作用物質（酵素，ホルモン，免疫体，ビタミンなど）
- 無機物
  - 水(91%)**
  - 電解質（Na^+, Cl^-, K^+, Ca^{2+}など）(0.9%)**

血球：有形（細胞）成分（40～50%）*
- 赤血球(RBC：red blood cell)
  - ❻( )で産生，脾臓・肝臓で破壊（寿命❼( )日）
  - ヘモグロビンにより酸素を運搬
  - 成人正常値：♂❽( )万個/mm³，♀❾( )万個/mm³
  - 直径：7～8μm，厚さ：1～2μm，形状：円盤状
- 白血球(WBC：white blood cell)
  - 主に骨髄で産生（一部，脾臓・リンパ節で産生），脾臓・骨髄で破壊（寿命20～25日）
  - 生体防御作用，食作用
  - 成人正常値：❿( )個/mm³
  - ⓫( )（22～28%）***
    - 直径：6～16μm
    - 免疫抗体を産生
  - ⓬( )
    - 大きさ：3種にはほとんど差がなく，10μm程度
    - 好酸球（1～4%）***
      - 食作用が顕著（小食細胞）
    - 好中球（50～70%）***
    - 好塩基球（0.5～1%）***
  - ⓭( )（2～8%）***
    - 食作用が顕著（大食細胞）
- 血小板(Plt：platelet)
  - 骨髄中にある巨核細胞からつくられ，脾臓で破壊（寿命約10日）
  - 血液凝固作用
  - 成人正常値：⓮( )万個/mm³
  - 直径：2～5μm

* ：血液の組成比率
** ：血漿の組成比率
*** ：白血球の組成比率

答え ❶60 ❷8 ❸肝臓 ❹血液凝固 ❺アルブミン ❻骨髄 ❼120 ❽500 ❾450 ❿5,000～9,000 ⓫リンパ球 ⓬顆粒球 ⓭単球 ⓮15～40 ⓯42～45 ⓰38～42 ⓱13～17 ⓲12～15 ⓳7 ⓴0.2～1.3 ㉑血圧 ㉒高血圧症 ㉓低血圧症 ㉔脈拍 ㉕橈骨動脈 ㉖A/G比 ㉗1.5～2.0 ㉘150～220 ㉙50～150 ㉚HDL-C ㉛動脈硬化 ㉜LDL-C

1st stage

「体液（血液）の構成」を知り，「血液・生化学データ」の学習をしましょう!!　「血管」についても勉強しましょう!!

1st 2nd 3rd

●細胞内液，細胞外液（血液・リンパ・組織液・脳脊髄液）で構成される体液は体重の約❶（　　　）%※です。また，血液は体重の約❷（　　　）%※です。

●健常人の血液・生化学データ（正常値）
- **赤血球** ---------- **男性；約❽（　　　）万個/mm³※，女性；約❾（　　　）万個/mm³※**
- **白血球** ---------- **❿（　　　）個/mm³※**
- **血小板** ---------- **⓮（　　　）万個/mm³※**
- **ヘマトクリット値** ---------- **♂⓯（　　　）%※，♀⓰（　　　）%※**
- **ヘモグロビン量（血色素量）** ---------- **♂⓱（　　　）g/dl※，♀⓲（　　　）g/dl※**
- **血清総蛋白量** ---------- **約⓳（　　　）g/dl※**
- **血清総ビリルビン値** ---------- **⓴（　　　）mg/dl※**

●㉑（　　　）とは血液が血管壁に及ぼす圧力のことです。**最高血圧140 mmHg以上か，最低血圧90 mm Hg以上の場合**を㉒（　　　）といい，一方，最高血圧が100 mmHg以下の場合を㉓（　　　）といいます。

●㉔（　　　）とは**心臓の拍動とともに駆出された血液が及ぼす血管内の圧の変動**のことです。また，体表近くの比較的太い末梢動脈で触診可能な血管には，総頸動脈・腋窩動脈・上腕動脈・㉕（　　　）（脈拍測定に最もよく用いられます）・尺骨動脈・大腿動脈・足背動脈などがあげられます。

豆知識　**動脈硬化症**
- 動脈壁にコレステロールが沈着したり内膜が肥厚することによって「血管が弾性を失った状態」のことです。
- 血管内腔が狭くなるため血栓（血液の塊）ができやすくなり，心筋梗塞・脳梗塞・腎不全・痴呆など重大な事態に発展してしまうことがあります。また，弾性が失われるため血管が破れやすくなり，動脈瘤破裂などに発展してしまう場合があります。

2nd stage

「血液・生化学データ」に関する理解を深めましょう!!

1st 2nd 3rd

●㉖（　　　）※とは**アルブミンとグロブリンの比**のことであり，γ-グロブリンの増加（慢性感染症など）やアルブミンの減少（肝疾患など）で低下します。**健常成人における正常値**は㉗（　　　）です。

●**脂質**は3大栄養素の1つであり，化学構造により，**コレステロール，中性脂肪，脂肪酸，リン脂質に分類**されます。**健常成人における正常値**は，**総コレステロール（TC）では㉘（　　　）mg/dl※，中性脂肪（TG）では㉙（　　　）mg/dl※**です。

●㉚（　　　）※は**善玉コレステロール**ともよばれ，血管に溜まった余分なコレステロールの掃除を行う働きがあり，この値が低い場合に㉛（　　　）が発症しやすいことが知られています。一方，㉜（　　　）※は**悪玉コレステロール**ともよばれ，この値が高すぎる場合に㉛（　　　）※が発症しやすいことが知られています。**健常成人における正常値は，㉚（　　　）では，♂38～60 mg/dl，♀43～65 mg/dl**であり，㉜（　　　）では**70～139 mg/dl**となります。

18 血液の循環

ねらい

●「全身の血液循環」を学習し，ここでキッチリおさえましょう!!

図1 体循環と肺循環

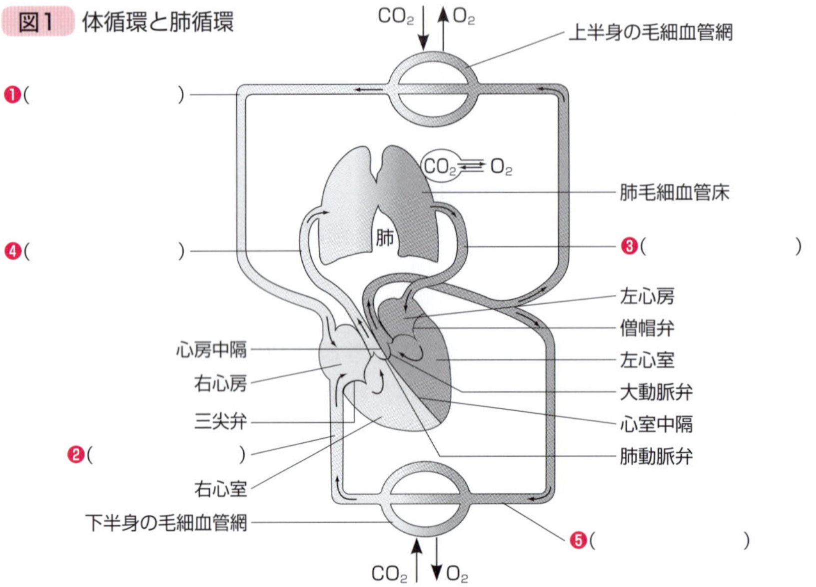
CO2
O2
上半身の毛細血管網
❶(　　　　)
CO2 O2
肺毛細血管床
肺
❹(　　　　)
❸(　　　　)
左心房
僧帽弁
心房中隔
左心室
右心房
大動脈弁
三尖弁
心室中隔
❷(　　　　)
肺動脈弁
右心室
下半身の毛細血管網
❺(　　　　)
CO2
O2

図2 胎児循環

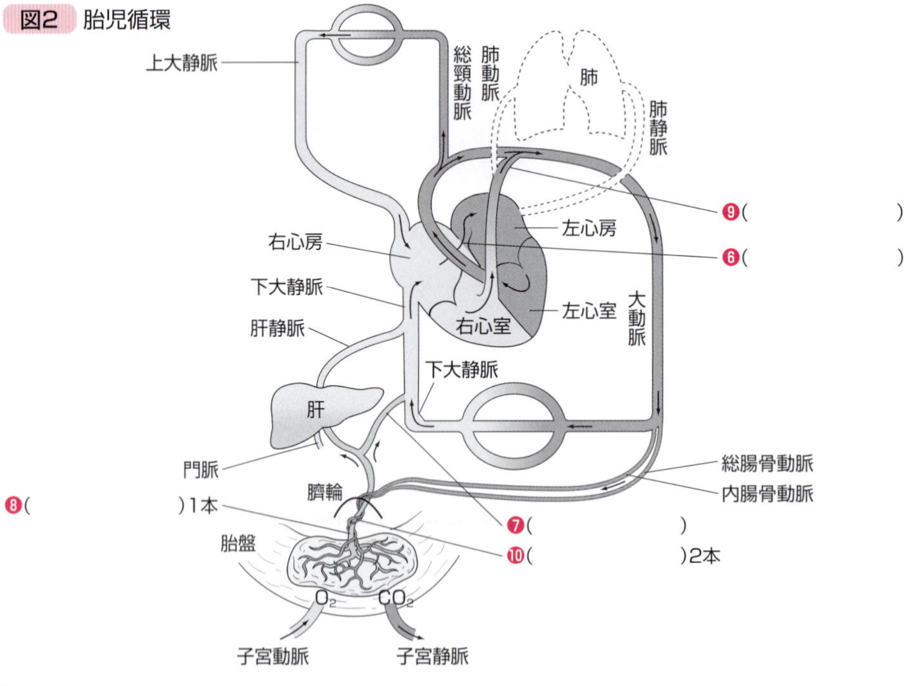
上大静脈
総頸動脈
肺動脈
肺
肺静脈
❾(　　　　)
左心房
右心房
❻(　　　　)
下大静脈
左心室
大動脈
肝静脈
右心室
下大静脈
肝
門脈
総腸骨動脈
内腸骨動脈
臍輪
❽(　　　　)1本
❼(　　　　)
胎盤
❿(　　　　)2本
O2
CO2
子宮動脈
子宮静脈

答え

❶上大静脈　❷下大静脈　❸肺静脈　❹肺動脈　❺大動脈　❻卵円孔　❼静脈管(Arantius管)（アランチウス）　❽臍静脈　❾動脈管(Botallo管)（ボタロー）　❿臍動脈　⓫体循環(大循環)　⓬肺循環(小循環)　⓭静脈血　⓮動脈血　⓯胎児循環　⓰臍帯(へそのお)　⓱1　⓲2　⓳下大静脈　⓴肺動脈幹　㉑大動脈弓　㉒中膜　㉓内皮細胞　㉔血圧　㉕血液量　㉖静脈弁

⓴ ㉑順不同

1st stage

「体循環」「肺循環」と「胎児循環」をしっかり覚えましょう!!

1st 2nd 3rd

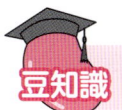

- ⓫(　　　　　　)*
  - 役割：**全身に「O_2・栄養素」を届け，代わりに「CO_2・老廃物」を受け取ります。**
  - 経路「**心臓 → ❺(　　　　　) → 動脈 → 毛細血管 → 静脈 → 大静脈 → 心臓**」
- ⓬(　　　　　　)*
  - 役割：全身から集められた「CO_2・老廃物」を含む血液を，肺でのガス交換で「O_2・栄養素」に富む血液に変えます。
  - 経路：「**心臓 → ❹(　　　　　) → 肺 → ❸(　　　　　) → 心臓**」
  - ❹(　　　　　)には⓭(　　　　　)*が流れ，❸(　　　　　)には⓮(　　　　　)*が流れます。
- ⓯(　　　　　　)*
  - 胎盤(母体の子宮壁)を介して行う胎児の「O_2・栄養素」の摂取と「CO_2・老廃物」の排泄を行う循環です。
  - 胎児と胎盤は，⓰(　　　　　　　)でつながっています。
  - **血液循環経路は生後と大きく異なり，**❽(　　　　　)*・❿(　　　　　)***のほか，**❼(　　　　　　)*・❻(　　　　　)*・❾(　　　　　　)***が特徴的**です。
  - ❽(　　　　　)は⓱(　　　)本あり，中には**動脈血**が流れています。一方，❿(　　　　　)は⓲(　　　)本あり，中には**混合血**が流れています。
  - ❼(　　　　　　)*は臍静脈と⓳(　　　　　)を結合する管です。
  - ❾(　　　　　　)*は⓴(　　　　　)と㉑(　　　　　)を結合する管です。

豆知識　側副循環

- 血管の一部に血流障害が起こったときの「代償機構」のことです。血管の一部に強度の狭窄・閉塞が起こり，この部位の血流が妨げられたとき，血流はこの部分の前後を連絡している吻合枝をとおって流れ，狭窄・閉塞を起こした血管の分布域の循環の回復がはかられます(動脈：中枢側から末梢側へ，静脈：末梢側から中枢側へ)。このような障害部位をバイパスしての新たな循環を「側副循環」といいます。

2nd stage

「血管の構造」についても理解しましょう!!

1st 2nd 3rd

- 動脈は，静脈に比べ㉒(　　　　)を構成する**平滑筋と弾性線維が豊富**です。
- 毛細血管は㉓(　　　　　)のみの構造です。
- **大動脈は弾性線維の発達が目立ち**，これが血管を収縮・拡張させることにより㉔(　　　　)の調節を行っています。
- **細動脈は弾性線維より平滑筋のほうが発達**しており，その収縮・弛緩により毛細血管へ流れる㉕(　　　　)を調節しています。
- **大静脈は血流の逆流を防ぐために**㉖(　　　　)をもちます。また，動脈と比較して血管壁が薄いのが特徴です。

19 体循環の動脈

1. 基礎医学大要

ねらい
- 体循環の動脈について、「どの椎体レベルで血管が分岐するか」「どの血管・臓器に分岐・分布するか」をしっかり理解しましょう!!
- また、「疾患」についても理解を深めましょう!!

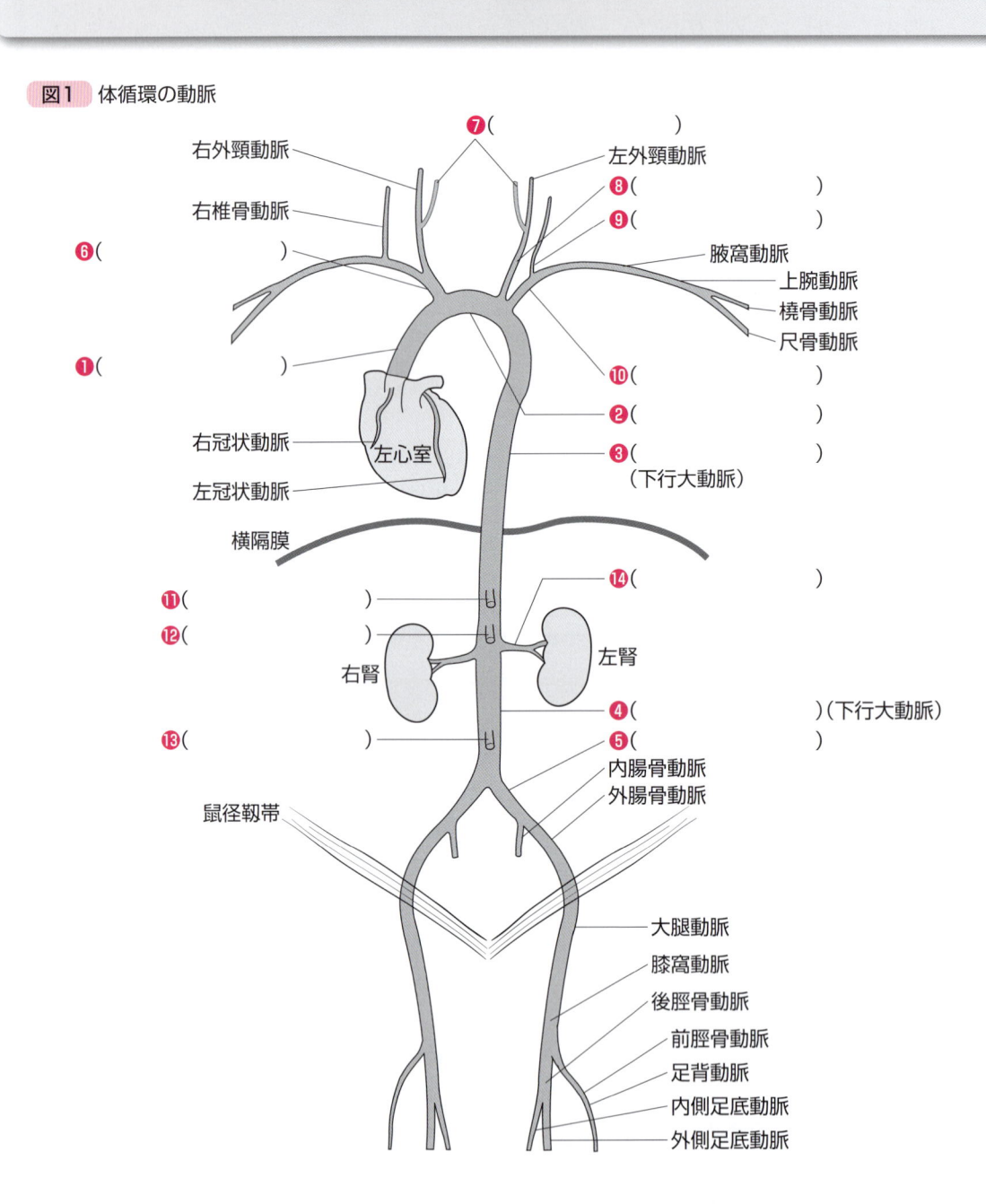

図1 体循環の動脈

右外頸動脈
右椎骨動脈
❻(　　　　　)
❶(　　　　　)
右冠状動脈
左冠状動脈
左心室
横隔膜
❶(　　　　　)
❷(　　　　　)
右腎
❸(　　　　　)
鼠径靱帯

❼(　　　　　)
左外頸動脈
❽(　　　　　)
❾(　　　　　)
腋窩動脈
上腕動脈
橈骨動脈
尺骨動脈
❿(　　　　　)
❷(　　　　　)
❸(　　　　　)（下行大動脈）
⓮(　　　　　)
左腎
❹(　　　　　)（下行大動脈）
❺(　　　　　)
内腸骨動脈
外腸骨動脈
大腿動脈
膝窩動脈
後脛骨動脈
前脛骨動脈
足背動脈
内側足底動脈
外側足底動脈

答え ❶上行大動脈 ❷大動脈弓 ❸胸部大動脈 ❹腹部大動脈 ❺総腸骨動脈 ❻腕頭動脈 ❼内頸動脈 ❽左総頸動脈 ❾椎骨動脈 ❿左鎖骨下動脈 ⓫腹腔動脈 ⓬上腸間膜動脈 ⓭下腸間膜動脈 ⓮腎動脈 ⓯前交通動脈 ⓰後交通動脈 ⓱後大脳動脈

図2 ウィリス動脈輪

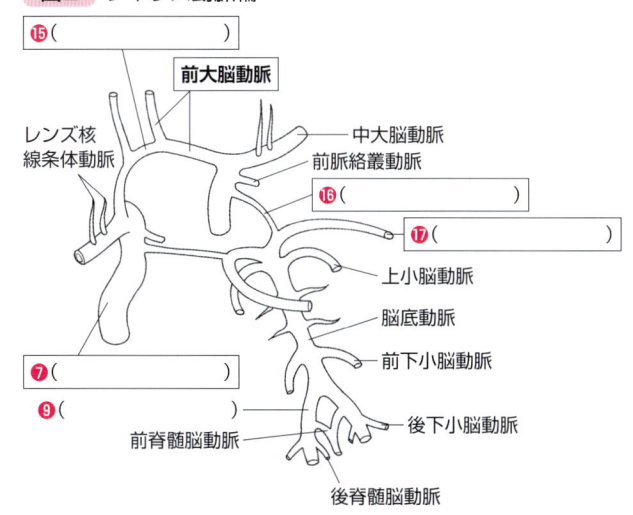

- ⑮ ( )
- 前大脳動脈
- レンズ核線条体動脈
- 中大脳動脈
- 前脈絡叢動脈
- ⑯ ( )
- ⑰ ( )
- 上小脳動脈
- 脳底動脈
- 前下小脳動脈
- ⑦ ( )
- ⑨ ( )
- 前脊髄脳動脈
- 後下小脳動脈
- 後脊髄脳動脈

図3 腹腔動脈から分岐する血管

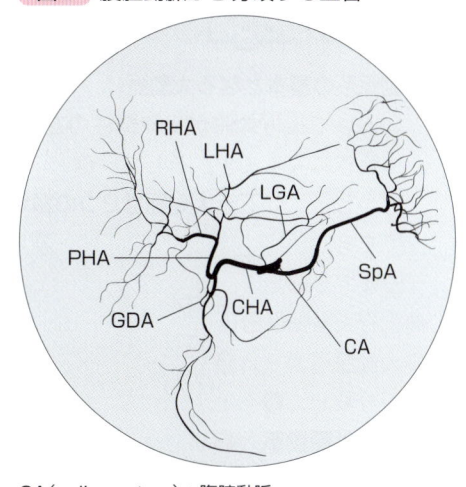

CA（celiac artery）：腹腔動脈
RHA（right hepatic artery）：右肝動脈
LHA（left hepatic artery）：左肝動脈
SpA（splenic artery）：脾動脈
CHA（common hepatic artery）：総肝動脈
PHA（proper hepatic artery）：固有肝動脈
LGA（left gastric artery）：左胃動脈
GDA（gastroduodenal artery）：胃十二指腸動脈

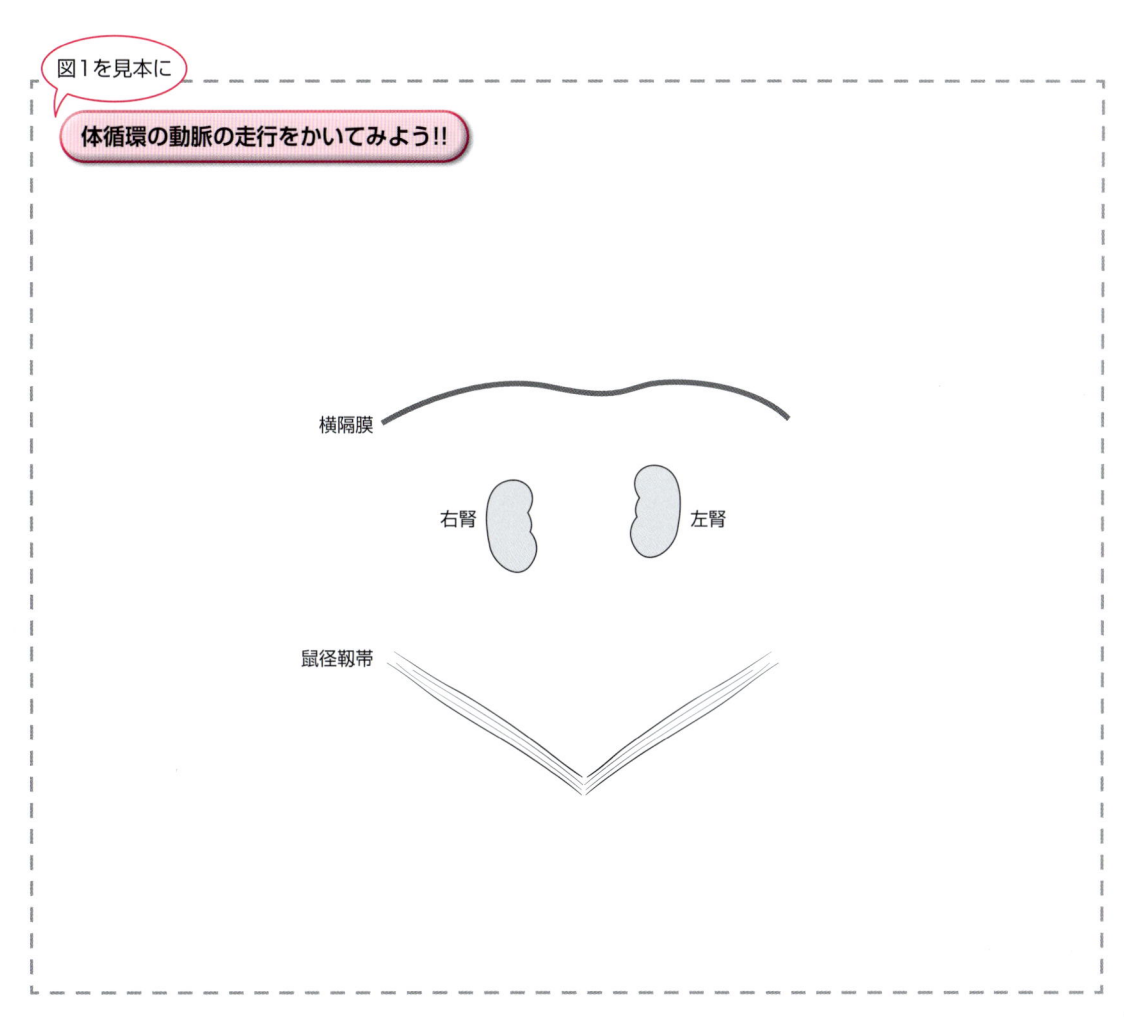

図1を見本に

体循環の動脈の走行をかいてみよう!!

横隔膜
右腎　左腎
鼠径靱帯

1st stage

「どの椎体レベルで血管が分岐するか」「どの血管・臓器に分岐・分布するか」をしっかり理解しましょう!!

1st　2nd　3rd

- **動脈系の基本となる大動脈**は，左心室から❶（　　　　　）※を経て，❷（　　　　　）※において後方に曲がって**脊柱の左側に至り**ます。ついで脊柱に沿って下がり，横隔膜を貫いて腹腔に入ります。そして，⓲（　　　　　）の高さにて左右の❺（　　　　　）に分かれます。**下行大動脈は2つの領域に分けられ**，大動脈弓から横隔膜（大動脈裂孔）を貫くまでを❸（　　　　　）※，横隔膜から左右の❺（　　　　　）※に分岐するところまでを❹（　　　　　）※とよびます。
- 上行大動脈は⓳（　　　　　）を介し，心臓を栄養している左右の冠状動脈をだします。
- 大動脈弓からは❻（　　　　　），❽（　　　　　），❿（　　　　　）が分岐し，❻（　　　　　）は**右鎖骨下動脈**と**右総頸動脈**に分かれます。また，総頸動脈は**外頸動脈**と❼（　　　　　）の2枝に分かれ，**鎖骨下動脈**は❾（　　　　　），内胸動脈などの枝をだした後に腋窩動脈に接続します。
- 胸部大動脈からは，気管支動脈，食道動脈，⓴（　　　　　）などが直接分岐しています。
- 腹部大動脈からは，Th12～L1の高さで⓫（　　　　　），L1～L2の高さで⓬（　　　　　），L2の高さで⓮（　　　　　），L3の高さで⓭（　　　　　）などが分岐しています。
- 腹腔動脈からは，㉑（　　　　　），㉒（　　　　　），㉓（　　　　　）が分岐しています。また，㉒（　　　　　）は，㉔（　　　　　）・**胃十二指腸動脈**・**右胃動脈**に分岐し，㉔（　　　　　）はさらに**左右肝動脈**に分岐します。
- ㉕（　　　　　）※は脳底部の動脈の吻合による輪状構造です。**構成血管は，**⓯（　　　　　）※・**前大脳動脈**※・**中大脳動脈**※・❼（　　　　　）※・⓱（　　　　　）※・⓰（　　　　　）※です。⓱（　　　　　）は脳底動脈から直接分岐します。また，⓰（　　　　　）は❼（　　　　　）と⓱（　　　　　）を交通する血管です。この動脈輪を形成する動脈の分岐部は，壁が比較的弱いため動脈瘤をつくりやすく，クモ膜下出血をきたす例が少なくありません。

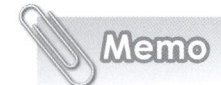

Memo

[答え]

❶上行大動脈　❷大動脈弓　❸胸部大動脈　❹腹部大動脈　❺総腸骨動脈　❻腕頭動脈　❼内頸動脈　❽左総頸動脈　❾椎骨動脈　❿左鎖骨下動脈　⓫腹腔動脈　⓬上腸間膜動脈　⓭下腸間膜動脈　⓮腎動脈　⓯前交通動脈　⓰後交通動脈　⓱後大脳動脈　⓲第4腰椎　⓳Valsalva（バルサルバ）洞　⓴肋間動脈　㉑左胃動脈　㉒総肝動脈　㉓脾動脈　㉔固有肝動脈　㉕ウィリス動脈輪　㉖動脈瘤　㉗もやもや病　㉘高安病　㉙川崎病

㉑～㉓順不同

2nd stage

「体循環の動脈に起こる疾患」についても理解しましょう!!

- ❷⓺（　　　　　　　　）*は，動脈壁の脆弱化に伴い局所的に動脈が拡張し，適切な治療を行わなければ破裂して死に至ることもある疾患です。また，好発部位は，大動脈・❷⓹（　　　　　　　　）*・四肢の動脈であり，❷⓹（　　　　　　　　）*における好発部位は，内頸動脈-後交通動脈分岐部（ICPC），前交通動脈（Acom），中大脳動脈第一分岐部（MCA）となります。
- ❷⓻（　　　　　　　　）*は，ウィリス動脈輪閉塞症，脳底部異常血管網症ともよばれ，日本人に多い原因不明の脳血管の疾患です。内頸動脈や中大脳動脈が狭窄・閉塞してくると，不足した脳血流を補う側副血行路として，既存の脳底部の脳実質内にある細い動脈が拡張してきます。症状の出現は，頭蓋内出血（30〜40歳代の女性に多い）によるものと，脳梗塞を含めた脳虚血（小児に多い）によるものに分類されます。
- **大動脈炎症候群***はほかに，❷⓼（　　　　　　），**脈なし病**，**大動脈弓症候群**など，多くの名称でよばれています。大動脈・基幹動脈・肺動脈などの**大型動脈に生じる原因不明の非特異的な炎症**病態です。
- ❷⓽（　　　　　　　　）*とは，**主に4歳以下の乳幼児に起こる全身の中小動脈の炎症**のことです。（急性熱性）皮膚粘膜リンパ節症候群〔(acute febrile) mucocutaneous lymphnode syndrome：MCLS〕ともよばれ，その名のとおり，急に高熱がでて発疹がみられ，目が充血し，唇が真っ赤になり，舌にいちごの表面のような赤いぼつぼつが目立ち，頸のリンパ腺が腫れ，手足が腫れ，後で指先から皮膚が剥けるという症状を呈します。

豆知識　安静時の血液分配　*〔値は安静時の拍出量（約5 *l*/min）の何％の分配かを示します〕

- 脳……………………………約15％
- 心臓（冠状循環）…………約5％（5：1で左冠状動脈に多く流れます）
- 肝臓…………………………約25％
- 腎臓…………………………約20％
- 骨格筋………………………約20％

Memo

20 体循環の静脈

1. 基礎医学大要

ねらい
- 「体循環の主な静脈系・特徴的な静脈系」について，「どの血管・臓器に分岐・分布するか」をしっかり理解しましょう!!
- 静脈の疾患についてもしっかり理解しましょう!!

図1 体循環の静脈

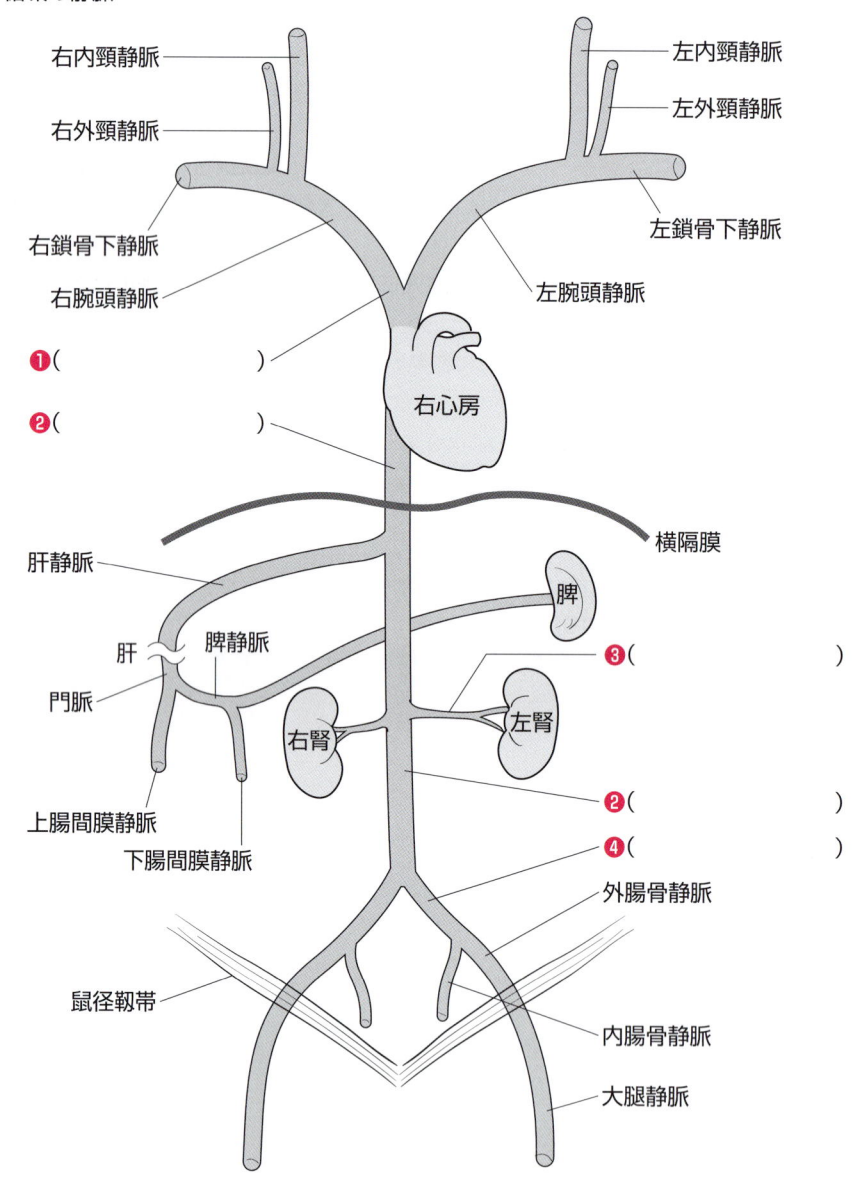

右内頸静脈
右外頸静脈
右鎖骨下静脈
右腕頭静脈
❶(　　　　　)
❷(　　　　　)
左内頸静脈
左外頸静脈
左鎖骨下静脈
左腕頭静脈
右心房
横隔膜
肝静脈
肝
門脈
脾静脈
脾
右腎
左腎
❸(　　　　　)
上腸間膜静脈
下腸間膜静脈
❷(　　　　　)
❹(　　　　　)
外腸骨静脈
鼠径靱帯
内腸骨静脈
大腿静脈

答え ❶上大静脈 ❷下大静脈 ❸腎静脈 ❹総腸骨静脈 ❺奇静脈 ❻半奇静脈 ❼肋間静脈 ❽内頸静脈 ❾上矢状静脈洞 ❿下矢状静脈洞 ⓫直静脈洞 ⓬横静脈洞 ⓭S状静脈洞 ⓮内大脳静脈 ⓯脳底静脈 ⓰Galen(ガレン)大静脈

図2 体循環の静脈：主幹と奇静脈系

❽( )
❼( )

腕頭静脈
鎖骨下静脈
❶( )
副半奇静脈
❺( )
Th7〜8レベル
❻( )
横隔膜
大静脈孔
上行腰静脈
腰静脈
総腸骨静脈
❷( )
外腸骨静脈
正中仙骨静脈
内腸骨静脈

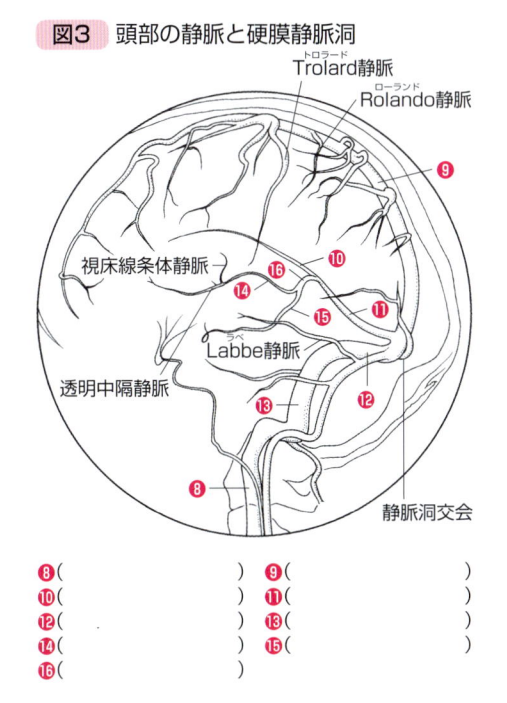

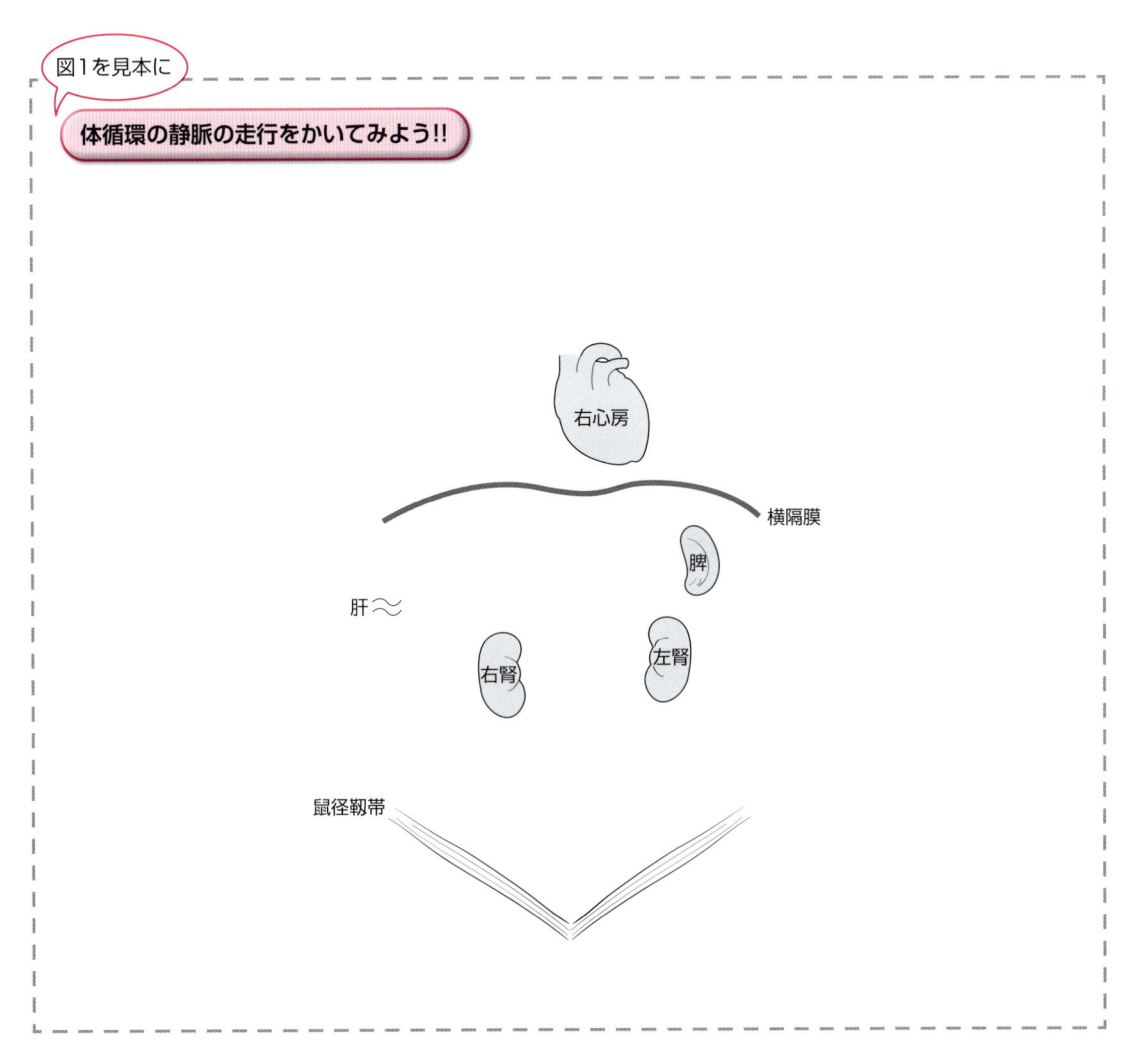

図3 頭部の静脈と硬膜静脈洞

Trolard静脈
Rolando静脈
❾
視床線条体静脈
❿
⓮
⓯ ⓫
Labbé静脈
透明中隔静脈
⓭ ⓬
❽
静脈洞交会

❽( ) ❾( )
❿( ) ⓫( )
⓬( ) ⓭( )
⓮( ) ⓯( )
⓰( )

図1を見本に

体循環の静脈の走行をかいてみよう!!

右心房
横隔膜
脾
肝≈
右腎 左腎
鼠径靱帯

1st stage

「体循環の主な静脈系」について「どの血管・臓器に分岐・分布するか」をしっかり理解しましょう!!

1st　2nd　3rd

- 静脈は動脈に沿って**深部を走行することが多い**⓱(　　　　　　　　)と，動脈とは無関係に皮下組織内を走行し，吻合に富み，**四肢で発達している**⓲(　　　　　　　　)の2種類に分類されます。
- **心臓に直接注ぐ静脈**※として，心臓壁からの静脈を集めて右心房に開口する⓳(　　　　　　　　)※，上半身(頭部・頸部・胸部・上肢)からの血液を集める1本の太い静脈である❶(　　　　　　　　)※，下半身(腹部・下肢)からの血液を集める1本の太い静脈である❷(　　　　　　　　)※があります。
- **上大静脈に直接流入する血管**※は，左右の⓴(　　　　　　　　)※と❺(　　　　　　　　)※です。
- 下大静脈※は左右の❹(　　　　　　　　)の合流で始まり，脊柱の前を大動脈の右側を沿って上行し，肝臓の後ろで横隔膜を貫いて右心房に開口します。また，**下大静脈に直接流入する血管**※は，㉑(　　　　　　　　)※，左右の❸(　　　　　　　　)※，左右の❹(　　　　　　　　)，左右の**精巣静脈**，そして左右の**卵巣静脈**です。
- 上大静脈と下大静脈は直接結合してはおらず，椎体の前面右側に存在する❺(　　　　　　　　)※，椎体の前面左側上部に存在する㉒(　　　　　　　　)※および**前面左側**に存在する❻(　　　　　　　　)※によって連絡されています。
- ㉒(　　　　　　　　)と❻(　　　　　　　　)には，❼(　　　　　　　　)・腰静脈・食道静脈・気管支静脈・椎骨静脈叢などが注ぎます。
- ㉓(　　　　　　　　)は頭蓋内の硬膜外葉と内葉の間にあり，固有の弁をもたない特殊な静脈であり，主として頭蓋と脳の血液を❽(　　　　　　　　)に注ぎ，一部は椎骨静脈・外頸静脈に注ぎます。
- 硬膜静脈洞には，❾(　　　　　　　　)，下矢状静脈洞，⓫(　　　　　　　　)，⓬(　　　　　　　　)，⓭(　　　　　　　　)，内大脳静脈，⓯(　　　　　　　　)，⓰(　　　　　　　　)などがあります。

豆知識　上大静脈症候群

- 上大静脈が閉塞または外部からの圧迫によって狭くなる疾患で，静脈血の還流障害を起こします。
- 原因として，肺癌または縦隔腫瘍や胸部大動脈瘤が上げられ，むくみや呼吸困難，めまい，失神発作などの症状が出現します。

答え

❶上大静脈　❷下大静脈　❸腎静脈　❹総腸骨静脈　❺奇静脈　❻半奇静脈　❼肋間静脈　❽内頸静脈　❾上矢状静脈洞　⓫直静脈洞　⓬横静脈洞　⓭S状静脈洞　⓯脳底静脈　⓰Galen(ガレン)大静脈　⓱深静脈(深在性静脈)　⓲皮静脈(浅在性静脈)　⓳冠状静脈洞　⓴腕頭静脈　㉑肝静脈　㉒副半奇静脈　㉓硬膜静脈洞　㉔静脈血栓症　㉕肺塞栓症　㉖エコノミークラス症候群　㉗大伏在静脈　㉘小伏在静脈　㉙下肢静脈瘤　㉚下肢静脈瘤

2nd stage

「体循環の静脈に関する疾患」についても理解しましょう!!

- ❷④（　　　　　　　　）は血栓性静脈炎ともいわれ，多くは2次的に静脈壁に炎症所見を伴います。
- 本疾患は全身の表在性や深部のどの静脈にも起こりえますが，下腿静脈，大腿静脈，骨盤内深在静脈などの深部静脈に発生する頻度が多くみられます。この**深部静脈血栓症（deep vein thrombosis：DVT）**※は，❷⑤（　　　　　　　　）の主な原因であり，臨床的に重要です。男性よりも女性にやや多く，40代後半から50代に起きやすいとされています。また，最近では長時間の飛行機搭乗による❷⑥（　　　　　　　　　　）としても注目を集めています。
- 下肢の皮静脈には，足首の内前方からすね・太股の内側を走行し股の付け根で深部静脈に流入する❷⑦（　　　　　　　　）と，足首の後外側から下腿の後面を走行し膝の裏側で深部静脈に流入する❷⑧（　　　　　　　　）があり，これら伏在静脈の逆流防止弁が正しく閉じなくなったとき，❷⑨（　　　　　　　　）が発生します。弁が正常に働かないと，大腿の深部静脈を通る血液は逆流することになり，慢性的にこの状態が続くことで静脈が拡張され，静脈瘤ができます。外見上は静脈がいびつで，こぶ状に拡張した状態になります。
- ❸⓪（　　　　　　　　）の誘因は，「立ち仕事，出産，遺伝」です。

📎 **Memo**

21 門脈系

1. 基礎医学大要

ねらい
- 「門脈のはたらき」「門脈に流入する静脈」をここでしっかり理解しましょう!!
- 「門脈圧亢進症」について理解しましょう!!

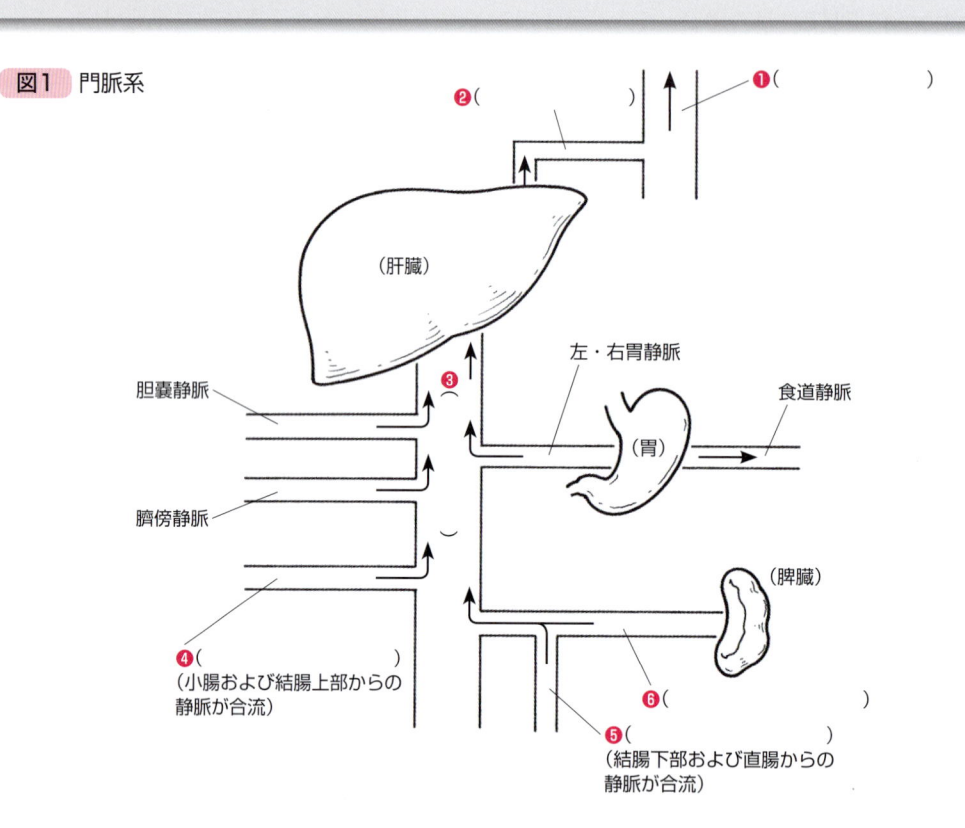

図1 門脈系

❶(　　　　　)
❷(　　　　　)
❸(　　　　　)
❹(　　　　　)（小腸および結腸上部からの静脈が合流）
❺(　　　　　)（結腸下部および直腸からの静脈が合流）
❻(　　　　　)

（肝臓）
胆嚢静脈
臍傍静脈
左・右胃静脈
食道静脈
（胃）
（脾臓）

豆知識　門脈

- 血液は「動脈→毛細血管→静脈」の順に流れますが，静脈の後に再び毛細血管を通る場合を門脈といいます。
- 人体には肝門脈と下垂体門脈が存在しますが，通常，「門脈」という場合は肝門脈を指します。
- 「下垂体門脈」とは，視床下部で産生された放出ホルモンと抑制ホルモンを下垂体前葉へ運ぶ血管です。

答え　❶下大静脈　❷肝静脈　❸門脈　❹上腸間膜静脈　❺下腸間膜静脈　❻脾静脈　❼右・左胃静脈　❽胆嚢静脈　❾臍傍静脈　❿門脈圧亢進症　⓫肝硬変症　⓬門脈-体循環吻合　⓭左胃静脈　⓮食道静脈瘤　⓯Medusae の頭（腹壁静脈怒張）　⓰痔核（痔）
❼〜❾順不同

1st stage
「門脈のはたらき」「門脈に流入する静脈」をここでしっかり理解しましょう!!

- 泌尿器系や骨盤内器官の一部，腹壁の一部の静脈血を除き，ほとんどの腹部器官からの静脈血は直接❶(　　　　　　)に入ることなく，❸(　　　　　　)に集められ，肝臓に運ばれます。
- 門脈に入る3大枝は，❹(　　　　　　)※・❺(　　　　　　)※・❻(　　　　　　)※です。
    - 小腸・上行結腸・横行結腸の一部から静脈血を集める血管は❹(　　　　　　)です。
    - 残りの横行結腸・下行結腸・S状結腸・直腸上部から静脈血を集める血管は❺(　　　　　　)です。
    - 脾臓から静脈血を集める血管は❻(　　　　　　)です。
- 3大枝以外の門脈に入る静脈は，❼(　　　　　　)，❽(　　　　　　)，❾(　　　　　　)などがあります。
- 肝臓に流れ込んだ門脈血は類洞で動脈血と混合され，肝細胞で代謝されて小葉中心静脈に流れます。これが集まって❷(　　　　　　)となり肝門を経ずに❶(　　　　　　)に流れます。

2nd stage
「門脈圧亢進症」について理解しましょう!!

- ❿(　　　　　　)※とは，⓫(　　　　　　)，門脈血栓症などにより肝臓内の血液の流れが悪くなり，集められた大量の血液が入り込めず，門脈の圧が高まってしまう疾患です。
- 門脈圧亢進症となり，肝臓を通過できずに逃げ場を失った血流は，門脈と吻合する細い静脈をとおって上大静脈・下大静脈を経て心臓に戻ります。これを⓬(　　　　　　)※とよびます。
- ⓬(　　　　　　)には，以下のものがあります。
    - 門脈 → ⓭(　　　　　　) → **食道静脈叢** → 奇静脈 → 上大静脈という門脈-体循環吻合により，⓮(　　　　　　)※とよばれる症状がみられます。これは，食道の粘膜下静脈叢が怒張・蛇行する状態で，進行すると突然破裂して大出血をきたすことがあります。
    - 門脈 → 臍傍静脈 → **腹壁静脈（臍周囲の皮静脈）** → 腋窩静脈 → 上大静脈という門脈-体循環吻合により，⓯(　　　　　　)※とよばれる症状がみられます。これは，腹壁静脈が怒張・蛇行するため，静脈が臍を中心として車輪のスポーク様（放射状）に拡張・蛇行するものです。
    - 門脈 → ❺(　　　　　　) → **直腸静脈叢** → 内腸骨静脈 → 下大静脈という門脈-体循環吻合により，⓰(　　　　　　)※の症状がみられます。これは，❺(　　　　　　)に連絡する上直腸静脈の分布域に直腸静脈瘤が出現し，粘膜下層の静脈連絡から中・下直腸静脈の領域に波及して形成されるものです。

Memo

1. 基礎医学大要

22 リンパ系

ねらい
- 「全身におけるリンパの流れ」を理解しましょう!!
- リンパ組織のなかでも特に「Waldeyer扁桃輪」を覚えましょう!!

図1 リンパ管とリンパ節

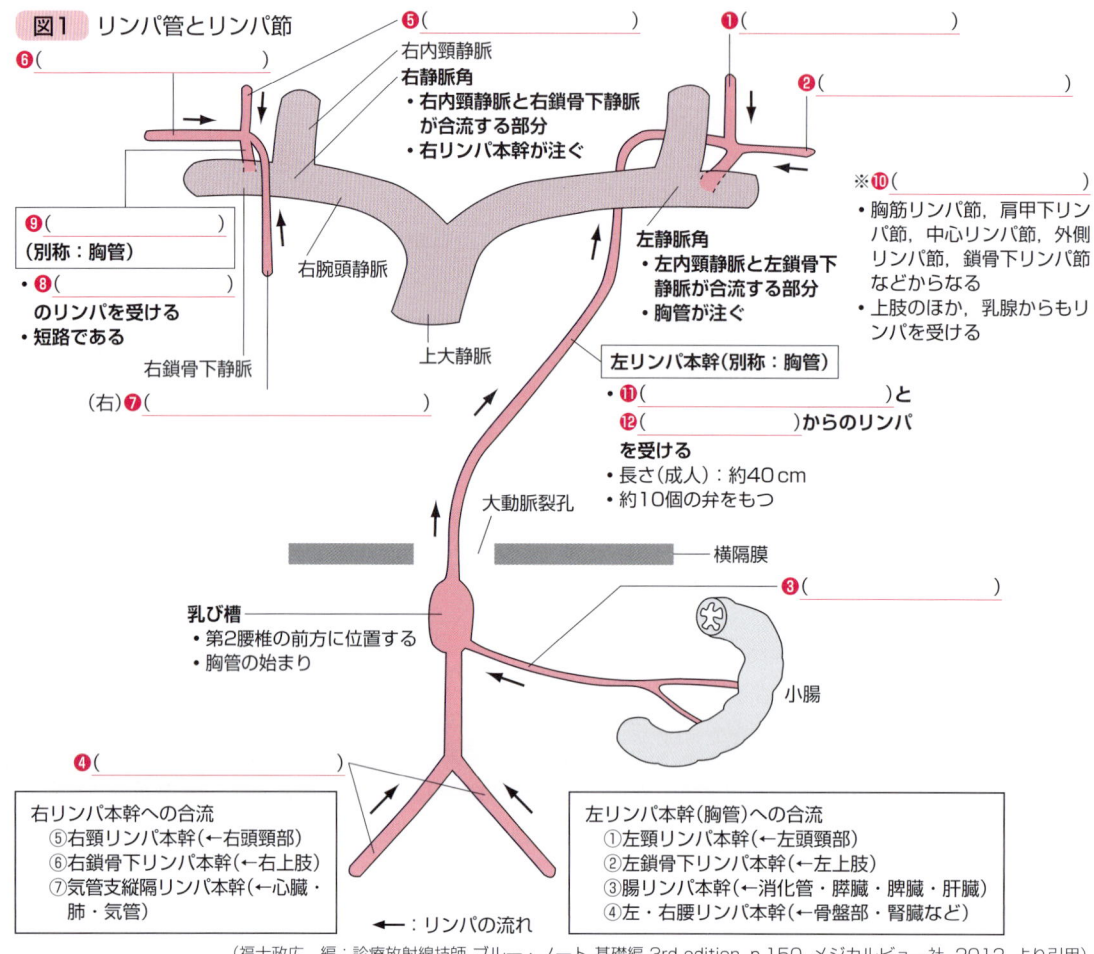

❺ (　　　　　　　　)
右内頸静脈
右静脈角
・右内頸静脈と右鎖骨下静脈が合流する部分
・右リンパ本幹が注ぐ

❶ (　　　　　　　　)
❷ (　　　　　　　　)

❻ (　　　　　　　　)

※❿ (　　　　　　　　)
・胸筋リンパ節，肩甲下リンパ節，中心リンパ節，外側リンパ節，鎖骨下リンパ節などからなる
・上肢のほか，乳腺からもリンパを受ける

❾ (　　　　　　　　)
(別称：胸管)
・❽ (　　　　　　　　)
のリンパを受ける
・短路である

右腕頭静脈
右鎖骨下静脈
上大静脈

左静脈角
・左内頸静脈と左鎖骨下静脈が合流する部分
・胸管が注ぐ

左リンパ本幹(別称：胸管)
・⓫ (　　　　　　　　)と
⓬ (　　　　　　　　)からのリンパを受ける
・長さ(成人)：約40 cm
・約10個の弁をもつ

(右) ❼ (　　　　　　　　)

大動脈裂孔

横隔膜

乳び槽
・第2腰椎の前方に位置する
・胸管の始まり

❸ (　　　　　　　　)
小腸

❹ (　　　　　　　　)

右リンパ本幹への合流
⑤右頸リンパ本幹(←右頭頸部)
⑥右鎖骨下リンパ本幹(←右上肢)
⑦気管支縦隔リンパ本幹(←心臓・肺・気管)

左リンパ本幹(胸管)への合流
①左頸リンパ本幹(←左頭頸部)
②左鎖骨下リンパ本幹(←左上肢)
③腸リンパ本幹(←消化管・膵臓・脾臓・肝臓)
④左・右腰リンパ本幹(←骨盤部・腎臓など)

←：リンパの流れ

(福士政広 編：診療放射線技師 ブルー・ノート 基礎編 3rd edition, p.150, メジカルビュー社, 2012. より引用)

図2 Waldeyer扁桃輪

⓮ (　　　　　　　　)
⓯ (　　　　　　　　)
咽頭側索
⓰ (　　　　　　　　)
⓱ (　　　　　　　　)
⓲ (　　　　　　　　)

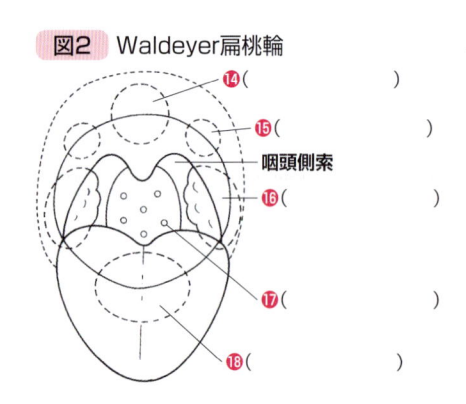

豆知識 リンパ系は以下の4つに分類できます。

(1) **リンパ管**：リンパを入れる管。逆流防止の弁をもっています。
(2) **リンパ節**：リンパの濾過装置(生体防御)。感染時には腫れることがあります。頸部・腋窩・鼠径部・腹腔に多くみられます。
(3) **第1次リンパ性器官**：リンパ球の分化・成熟の場。**胸腺**と**骨髄**です。
(4) **第2次リンパ性器官**：実際に免疫の場として働きます。**脾臓・扁桃**・リンパ小節(代表例：回腸粘膜に存在する**Peyer板**)・**虫垂**などです。

1st stage

「リンパの流れ」と「Waldeyer扁桃輪」に関して左ページの図と対応させながら理解しましょう!!

1st 2nd 3rd

リンパの流れ

- **胸管(左リンパ本幹)**※：⑪(　　　　　)と⑫(　　　　　)からのリンパを受けます。
  - 腹部内臓からのリンパ管を集める③(　　　　　)と両下肢と骨盤内臓からのリンパ管を集める④(　　　　　)の3管が第2腰椎の前で集まり，胸管に注ぎます。
  - この3管の合流部は膨大しており，これを⑲(　　　　　)といいます。
  - ついで胸管は横隔膜の大動脈裂孔をとおって胸腔に入り，上行して左静脈角に注ぎます。
- **右リンパ本幹**※：⑧(　　　　　)※からのリンパを受けます。
  - 右頸リンパ本幹，⑥(　　　　　)，右気管支縦隔リンパ本幹が集まり，⑨(　　　　　)となって⑬(　　　　　)に注ぎます。

Waldeyer扁桃輪

- Waldeyer扁桃輪※は，⑭(　　　　　)，⑮(　　　　　)，⑯(　　　　　)，⑱(　　　　　)からなり，咽頭を取り囲むようにリング状に配列しています。
- Waldeyer扁桃輪の役割は，鼻や口から侵入する病原体(細菌・ウイルス)や外来抗原に対する防御装置です。

2nd stage

「免疫」について学びましょう!!

1st 2nd 3rd

- ヒトのからだには，体外から侵入してくる病原体・異物，体内で発生する癌細胞など，からだに害を及ぼす種々の要因から免れるためのシステムが備わっています。この**生体防御システム**のことを⑳(　　　　　)といいます。
- **免疫担当細胞**とは，免疫応答に関与する細胞の総称のことで，**リンパ球**※，㉑(　　　　　)※，**多形核白血球**※に大別されます。**リンパ球は**㉒(　　　　　)**とT細胞**の2つに大別でき，**多形核白血球は，**㉓(　　　　　)**・好塩基球・好酸球**に分けることができます。
- 無害な抗原に対して免疫系が過剰に反応し，それにより種々の症状を起こすことを㉔(　　　　　)といいます。**花粉症**はその1つであり，「くしゃみ・鼻水・鼻づまり・眼の痒み」のいわゆる花粉症4大症状を特徴とします。
- ㉕(　　　　　)※**とは，リンパ球が自分自身の組織に対する抗体をつくり，自己を攻撃する疾患**のことです。これには，**重症筋無力症**※，甲状腺に起こる㉖(　　　　　)※・**橋本病**※，**膠原病**※などが含まれます。本疾患には，免疫系を抑制する作用を有しているステロイド剤が有効です。
- ㉗(　　　　　)※**とは，膠原(結合組織・血管壁の重要な成分である線維蛋白質)に炎症が起きる疾患**で，**全身性エリテマトーデス〔(systemic lupus erythematosus：SLE(英)〕**※・㉘(　　　　　)※・**強皮症**※・**Sjögren(シェーグレン)症候群**※・**多発性筋炎**※・**リウマチ熱**※・**皮膚筋炎**※・**結節性多発動脈炎**※・**血管炎症症候群**※の総称です。

答え ①左頸リンパ本幹 ②左鎖骨下リンパ本幹 ③腸リンパ本幹 ④左・右腰リンパ本幹 ⑤右頸リンパ本幹 ⑥右鎖骨下リンパ本幹 ⑦右気管支縦隔リンパ本幹 ⑧右上半身 ⑨右リンパ本幹 ⑩腋窩リンパ節 ⑪横隔膜以下の下半身 ⑫左上半身 ⑬右静脈角 ⑭咽頭扁桃 ⑮耳管扁桃 ⑯口蓋扁桃 ⑰リンパ小節 ⑱舌扁桃 ⑲乳び槽 ⑳免疫系 ㉑マクロファージ ㉒B細胞 ㉓好中球 ㉔アレルギー ㉕自己免疫疾患 ㉖Basedow(バセドウ)病(別称：Graves(グレーブス)病) ㉗膠原病 ㉘関節リウマチ

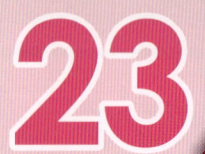

23 泌尿器系・生殖器系

ねらい
- 泌尿器のなかでも「腎臓」は頻出事項です。生理的機能を含めて覚えましょう!!
- 「女性生殖器」についてもしっかり学習しましょう!!

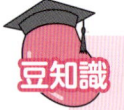

図1 腎臓：断面

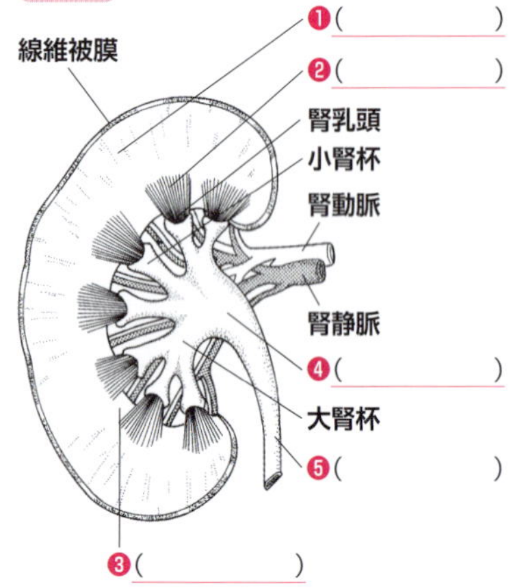

線維被膜
❶(　　　　　)
❷(　　　　　)
腎乳頭
小腎杯
腎動脈
腎静脈
❹(　　　　　)
大腎杯
❺(　　　　　)
❸(　　　　　)

図3 女性生殖器

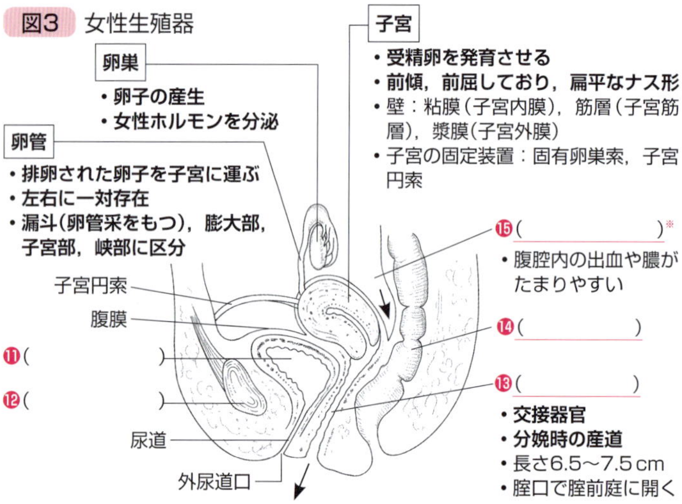

卵巣
• 卵子の産生
• 女性ホルモンを分泌
卵管
• 排卵された卵子を子宮に運ぶ
• 左右に一対存在
• 漏斗(卵管采をもつ)，膨大部，子宮部，峡部に区分
子宮
• 受精卵を発育させる
• 前傾，前屈しており，扁平なナス形
• 壁：粘膜(子宮内膜)，筋層(子宮筋層)，漿膜(子宮外膜)
• 子宮の固定装置：固有卵巣索，子宮円索
⓯(　　　　　)※
• 腹腔内の出血や膿がたまりやすい
子宮円索
腹膜
⓫(　　　　　)
⓬(　　　　　)
⓮(　　　　　)
⓭(　　　　　)
• 交接器官
• 分娩時の産道
• 長さ6.5〜7.5 cm
• 腟口で腟前庭に開く
尿道
外尿道口

図2 尿の生成

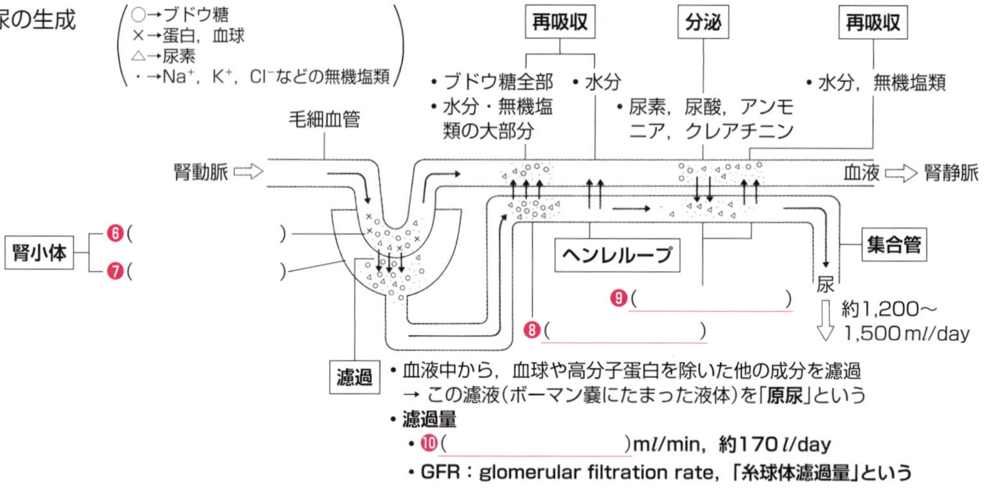

○→ブドウ糖
×→蛋白，血球
△→尿素
・→Na⁺，K⁺，Cl⁻などの無機塩類
再吸収
• ブドウ糖全部
• 水分・無機塩類の大部分
• 水分
分泌
• 尿素，尿酸，アンモニア，クレアチニン
再吸収
• 水分，無機塩類
毛細血管
腎動脈
血液
腎静脈
腎小体
❻(　　　　　)
❼(　　　　　)
ヘンレループ
集合管
尿
約1,200〜1,500 ml/day
❾(　　　　　)
❽(　　　　　)
濾過
• 血液中から，血球や高分子蛋白を除いた他の成分を濾過
→ この濾液(ボーマン嚢にたまった液体)を「原尿」という
• 濾過量
• ❿(　　　　　)ml/min，約170 l/day
• GFR：glomerular filtration rate，「糸球体濾過量」という

豆知識 結石とX線画像

• 尿路結石の大部分は明瞭な陰影として現れます。これは，結石成分のX線吸収率が水より相当に高い(シュウ酸カルシウムで約10倍，リン酸カルシウムで約20倍)ためです。ただし，尿酸結石とシスチン結石はX線透過性であるため，X線画像で検出されません。ちなみに胆石は，その主成分がコレステロールやビリルビン(X線吸収率が水と同程度)です。

答え
❶皮質　❷髄質　❸腎柱　❹腎盂(別称：腎盤)　❺尿管　❻糸球体　❼ボーマン嚢　❽近位尿細管　❾遠位尿細管　❿100〜130　⓫膀胱　⓬恥骨結合　⓭腟　⓮直腸　⓯Douglas(ダグラス)窩　⓰高　⓱ネフロン　⓲Gerota(ゲロタ)筋膜　⓳腎盂・尿管移行　⓴総腸骨動脈交叉　㉑膀胱壁貫通　㉒前傾・前屈　㉓増殖　㉔分泌　㉕月経　㉖蛋白尿　㉗尿毒症　㉘Grawitz(グラヴィッツ)　㉙Wilms(ウィルムス)　㉚エストロゲン　㉛不妊症

⓳〜㉑，㉓〜㉕順不同

1st stage

泌尿器系は「腎臓と尿管」，
女性生殖器は「子宮」について押さえておきましょう!!

1st 2nd 3rd

泌尿器系

- **腎臓**は第11胸椎〜第3腰椎の高さに位置する**腹膜後器官**であり*，**左腎は右腎より**⑯（　　　　）**位**にあります*。
- **腎臓の内部は，**❶（　　　　）・❷（　　　　）・❹（　　　　）の3つの部分からなります*。腎皮質には腎小体があり，腎小体は❻（　　　　）*と❼（　　　　）*からなります。腎髄質は，主に❽（　　　　）に続くヘンレ係蹄，❾（　　　　），集合管によって構成されます。
- ⑰（　　　　）*とは，腎小体と尿細管で構成される腎臓の構造上・機能上の単位です。
- 腎臓はその周囲を脂肪被膜で囲まれ，副腎とともに線維性の⑱（　　　　）*で囲まれています。
- **尿管の生理的狭窄部位**は⑲（　　　　）部，⑳（　　　　）部，㉑（　　　　）部であり，これらは**尿路結石の好発部位**です*。
- 体内で生じた老廃物は，血液によって腎臓に運ばれ，血液が❻（　　　　）を流れる間に❼（　　　　）から濾過されます（濾液＝**原尿**）。この濾液が尿細管を流れる間に，体に必要な物質（水分，アミノ酸，ブドウ糖，ナトリウムなど）は尿細管壁から**再吸収**され，残りが尿となります。また，毛細血管中に残っている不要物（尿素，尿酸，クレアチニン，アンモニアなど）を尿細管壁から取り込む分泌とよばれる作用も加わり尿が生成されます。

女性生殖器

- **子宮**は扁平なナス型で㉒（　　　　）しており，**底・体・峡・頸に区分**され，受精卵を発育させるという役割をもちます。
- **子宮内膜の周期的変化**のことを**月経周期**といい，㉓（　　　　）期，㉔（　　　　）期，㉕（　　　　）期の3期に分けられます。
- **子宮と直腸の間の凹み**は⑮（　　　　）*とよばれ，腹腔内の炎症時には出血や膿が溜まりやすい場所です。

2nd stage

「泌尿器系および女性生殖器に関する代表的な疾患」
について知っておきましょう!!

1st 2nd 3rd

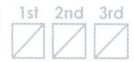

- **ネフローゼ症候群***：腎の糸球体，特に**糸球体基底膜に異常が生じる疾患**で，多量の㉖（　　　　）を出すことを特徴とします。
- **腎不全**：腎機能障害が進み，機能が低下したために生態内部の水分や電解質などのさまざまな条件をバランスよく維持することができなくなった疾患です。病状が進行し，せん妄など意識障害が進行した状態を㉗（　　　　）といいます。
- **腎臓の悪性腫瘍**：腎臓の悪性腫瘍として，成人から㉘（　　　　），小児から㉙（　　　　）*の腫瘍が発生します。これらは，いずれも血管に富み，血管造影・造影X線CTが診断に有用です。
- **子宮筋腫**：**子宮平滑筋にできた良性の腫瘍**。その発生・増殖に㉚（　　　　）が関連していると考えられています。
- **子宮内膜症**：**子宮筋層や卵巣などの組織が，子宮内膜を形成する組織に変化してしまう疾患**。主な症状は，月経困難症・性交痛・㉛（　　　　）などです。

24 ホルモン

1. 基礎医学大要

ねらい ●「分泌腺と代表的なホルモンの名前」を覚えましょう!!

- ●〜ホルモン放出ホルモン・〜ホルモン抑制ホルモンは，間脳の❶(　　　　　)から分泌され，下垂体前葉から放出されるホルモンを調節する役割をもちます。
- ●**下垂体前葉**は，❷(　　　　　　)＊やプロラクチンなどを分泌します。❷(　　　　　　)は成長促進のほかに❸(　　　　　　)作用もあります。
- ●**下垂体後葉**は，オキシトシン（OT，子宮収縮ホルモン）と❹(　　　　　　)＊を分泌します。❹(　　　　　　)は腎臓にて水の再吸収を促進するため，抗利尿ホルモンともよばれます。
- ●**甲状腺**は，**サイロキシン（T4）**＊・**トリヨードサイロニン（T3）**＊という甲状腺ホルモンと❺(　　　　　　)＊を分泌します。甲状腺ホルモンは主に血糖値の上昇促進作用をもち，❺(　　　　　　)は血中Ca濃度を低下させる作用をもちます。
- ●**副甲状腺**は，❻(　　　　　　)＊を分泌し，血中Ca濃度を上昇させる作用をもちます。
- ●**副腎**は皮質と髄質で分泌するホルモンが異なります。
  - 副腎皮質は，❼(　　　　　　)＊・❽(　　　　　　)＊を分泌し，❼(　　　　　　)は血糖値の上昇および抗アレルギー作用をもちます。❽(　　　　　　)は尿細管にて水の再吸収，血圧の調節作用をもちます。
  - 副腎髄質は，❾(　　　　　　)，❿(　　　　　　)を分泌し，これらはまとめてカテコールアミン類といいます。両者ともに交感神経活動に類似した作用をもちます。
- ●**膵臓**ランゲルハンス島はα細胞とβ細胞があり，α細胞からは⓫(　　　　　　)＊，β細胞からは⓬(　　　　　　)＊を分泌します。⓫(　　　　　　)は血糖値の上昇，⓬(　　　　　　)は血糖値の低下を促進する作用をもちます。
- ●**生殖腺**は，卵巣から⓭(　　　　　　)＊とプロゲステロン，精巣から⓮(　　　　　　)＊を分泌します。⓭(　　　　　　)は女性の，⓮(　　　　　　)は男性の第2次性徴の発現を促進する作用をもちます。

答え ❶視床下部　❷成長ホルモン（STH, GH）　❸血糖値上昇　❹バソプレッシン　❺カルシトニン（CT）　❻パラトルモン（PTH，上皮小体ホルモン，副甲状腺ホルモン）　❼糖質コルチコイド　❽電解質コルチコイド（鉱質コルチコイド）　❾アドレナリン　❿ノルアドレナリン　⓫グルカゴン　⓬インスリン　⓭エストロゲン　⓮アンドロゲン　⓯巨人症　⓰小人症　⓱尿崩症　⓲Basedow病（別称：Graves病）　⓳クレチン病　⓴骨軟化症　㉑Cushing症候群（クッシング）　㉒アルドステロン症（別称：Conn症候群）（コーン）　㉓糖尿病

❾⓾順不同

52

1st stage

作用別に「ホルモン」を覚えましょう!!

1st 2nd 3rd

●**血糖値の調節を行うホルモン**※

- 上昇 ----- 成長ホルモン，甲状腺ホルモン，7(　　　　　　　　　　)，11(　　　　　　)
- 低下 ----- 12(　　　　　)

●**水の再吸収に関するホルモン**※は，腎臓では4(　　　　　　　　　　)，尿細管では8(　　　　　　　　　　)です。

●**血中Ca濃度の調節を行うホルモン**※

- 上昇 ----- 6(　　　　　　　　　)
- 低下 ----- 5(　　　　　　　　　)

●**抗アレルギー作用をもつホルモン**は，7(　　　　　　　　　)のみです。

●女性の第2次性徴の発現促進には13(　　　　　　　　　)が，男性の第2次性徴の発現促進には14(　　　　　　　　)が関与します。

2nd stage

「ホルモンの過剰・欠乏によって発生する病気」を知っておきましょう!!

1st 2nd 3rd

●**成長ホルモン**

- 過剰 ----- 15(　　　　　　　)※，末端肥大症
- 欠乏 ----- 16(　　　　　　　)

●**バソプレッシン**

- 欠乏 ----- 17(　　　　　　　)※

●**甲状腺ホルモン**

- 過剰 ----- 18(　　　　　　　　　　)※
- 欠乏 ----- 粘液水腫，19(　　　　　　　)

●**パラトルモン**

- 過剰 ----- 20(　　　　　　　　　)，くる病
- 欠乏 ----- テタニー症

●**糖質コルチコイド**

- 過剰 ----- 21(　　　　　　　　　　)※

●**電解質コルチコイド**

- 過剰 ----- 22(　　　　　　　　　　)※

●**インスリン**

- 欠乏 ----- 23(　　　　　　　)※

図1 主な内分泌腺

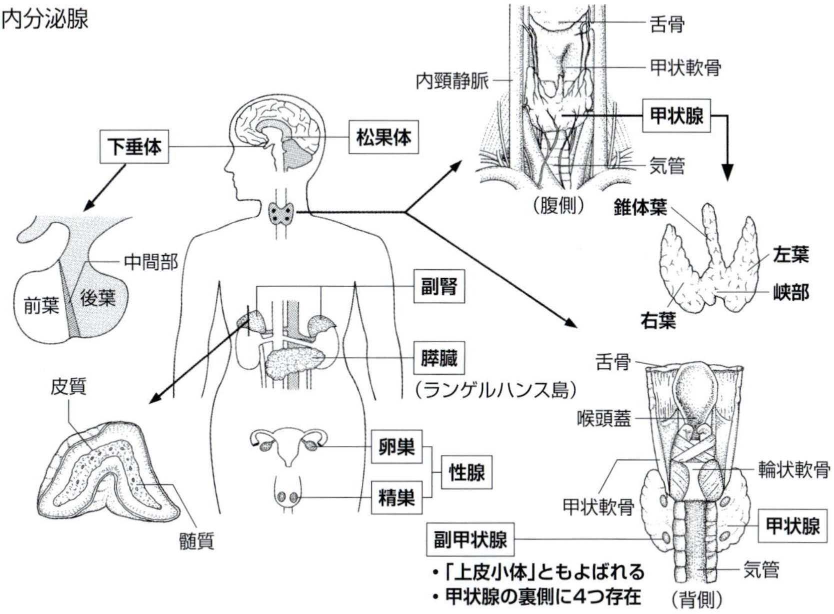
舌骨
甲状軟骨
内頸静脈
甲状腺
気管
(腹側)
下垂体
松果体
中間部
前葉
後葉
錐体葉
左葉
峡部
右葉
副腎
膵臓
(ランゲルハンス島)
皮質
髄質
卵巣
精巣
性腺
舌骨
喉頭蓋
輪状軟骨
甲状軟骨
甲状腺
副甲状腺
・「上皮小体」ともよばれる
・甲状腺の裏側に4つ存在
気管
(背側)

25 神経系

1. 基礎医学大要

ねらい
- 「神経系の全体像」を把握しましょう。
- 「脳神経・自律神経」について学習しましょう!!

図1 神経系の分類

ヒトの神経系
- ❶( ) ─ 脳：大脳，間脳（視床・視床下部），中脳，橋，延髄，小脳（脳幹）
  - ❷( )：頸髄，胸髄，腰髄，仙髄，尾髄
- 末梢神経
  - 中枢とのつながりから
    - 脳神経（12対）：Ⅰ嗅神経，Ⅱ視神経，Ⅲ動眼神経，Ⅳ滑車神経，Ⅴ三叉神経，Ⅵ外転神経，Ⅶ顔面神経，Ⅷ内耳神経，Ⅸ舌咽神経，Ⅹ迷走神経，Ⅺ副神経，Ⅻ舌下神経
    - ❸( )（31対）：頸神経8対，胸神経12対，腰神経5対，仙骨神経5対，尾骨神経1対
  - 働きの面から
    - 体性神経
      - ❹( )（遠心性神経）：中枢からの命令を筋肉に伝える
      - 感覚神経（求心性神経）：感覚器官からの感覚に関する情報を中枢に伝える
    - 自律神経：内臓・血管・腺などに分布し，大脳の支配とは独立してそれらの働きを調節する
      - 内臓求心性線維（求心性神経）
      - ❺( )（遠心性神経）
      - ❻( )（遠心性神経）

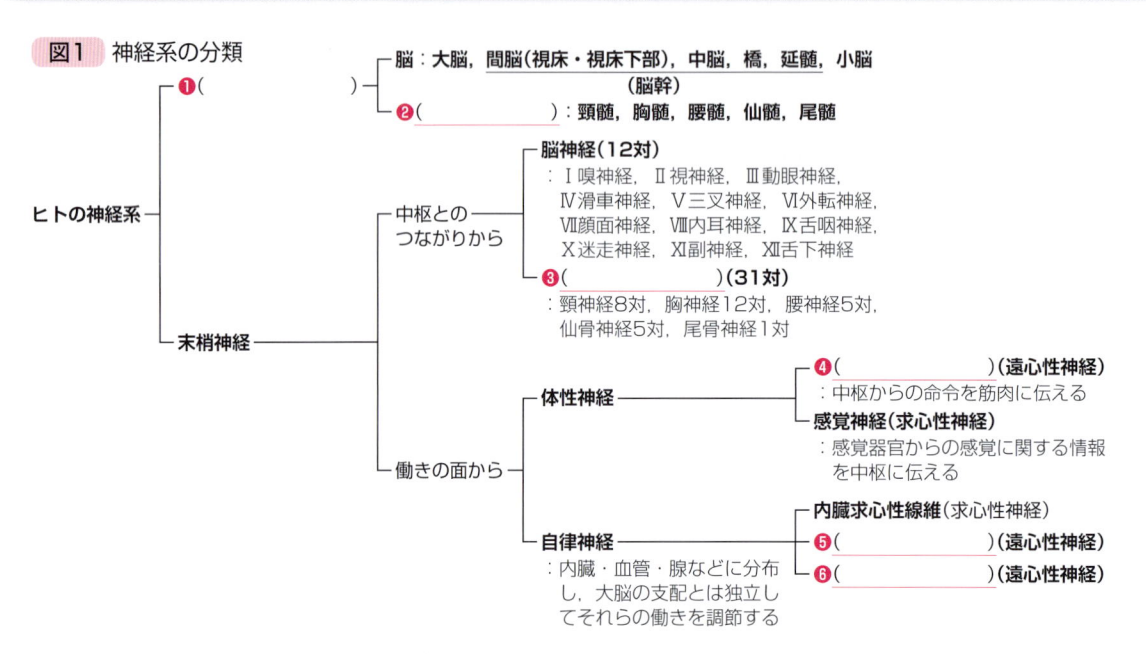

図2 頭蓋底の孔とそこを通るもの（脳神経を中心に）

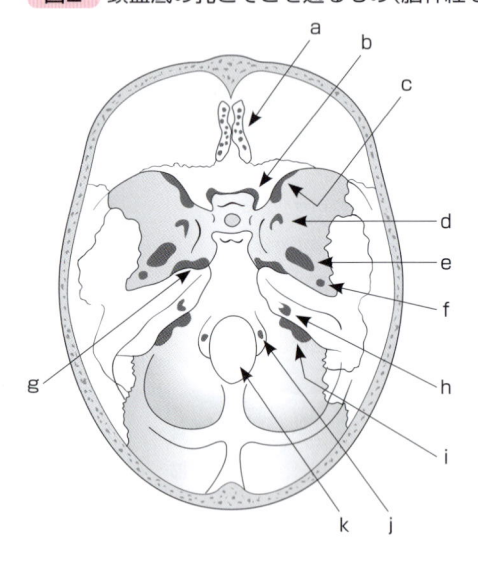

a. 篩骨篩板	前頭蓋窩	Ⅰ嗅神経
b. 視神経管		Ⅱ視神経 / 眼動脈
c. 上眼窩裂	中頭蓋窩	Ⅲ動眼神経 / Ⅳ滑車神経 / Ⅴ三叉神経（眼神経） / Ⅵ外転神経 / 上眼静脈
d. ❼( )※		Ⅴ三叉神経（上顎神経）
e. ❽( )※		Ⅴ三叉神経（下顎神経）
f. ❾( )※		中硬膜動静脈
g. ❿( )※		頸動脈 / 交感神経
h. 内耳孔	後頭蓋窩	Ⅶ顔面神経 / Ⅷ内耳神経
i. 頸静脈孔		Ⅸ舌咽神経 / Ⅹ迷走神経 / Ⅺ副神経 / 内頸静脈
j. 舌下神経管		Ⅻ舌下神経
k. 大後頭孔		椎骨動脈

答え
❶中枢神経 ❷脊髄 ❸脊髄神経 ❹運動神経 ❺交感神経 ❻副交感神経 ❼正円孔 ❽卵円孔 ❾棘孔 ❿破裂孔 ⓫腰髄 ⓬脳幹 ⓭Ⅱ視神経 ⓮Ⅲ動眼神経 ⓯Ⅺ副神経 ⓰Ⅷ内耳神経 ⓱Ⅲ動眼神経 ⓲Ⅰ嗅神経 ⓳Ⅷ内耳神経 ⓴Ⅴ三叉神経 ㉑Ⅹ迷走神経 ㉒Ⅳ滑車神経 ㉓Ⅵ外転神経 ㉔Ⅸ舌咽神経 ㉕Ⅶ顔面神経 ㉖下顎神経 ㉗蝸牛神経

1st stage 「神経系の分類」を学習しましょう!!

1st 2nd 3rd

- ヒトの神経系は❶(　　　　　　　　)*と**末梢神経***からなります。
- 中枢神経は脳*と❷(　　　　　　)*からなります。
- 末梢神経は中枢とのつながり方から**脳神経***と❸(　　　　　　　　)*に分類されます。また，働きの面から❹(　　　　　　　　)*・**感覚神経***・**自律神経***に分類されます。

豆知識 脳幹の定義

- 脳幹という場合，①「大脳核・間脳・中脳・橋・延髄」，②「間脳・中脳・橋・延髄」，③「中脳・橋・延髄」の3つの定義があります。一般的なのは，**③「中脳・橋・延髄」***です。

2nd stage 「自律神経」と「脳神経」について学習しましょう!!

1st 2nd 3rd

自律神経

- **交感神経と副交感神経は，ほぼ同じ内臓諸器官に分布しており，拮抗して作用**します。
- ❺(　　　　　　　　)***は闘争的な状態**，❻(　　　　　　　　)***は休息的状な状態**をもたらします。
- 交感神経は胸髄と⓫(　　　　　)，副交感神経は⓬(　　　　　)と仙髄から起こります。

脳神経

- **脳からでる末梢神経は以下の12対**あり，それぞれローマ数字で表現されます。
  - **Ⅰ嗅神経***，⓭(　　　　　　　　)*，⓮(　　　　　　　　)*，**Ⅳ滑車神経***，**Ⅴ三叉神経***，**Ⅵ外転神経***，**Ⅶ顔面神経***，**Ⅷ内耳神経***，**Ⅸ舌咽神経***，**Ⅹ迷走神経***，⓯(　　　　　　　　)*，⓰(　　　　　　　　)*
- **副交感神経線維を含む脳神経**は，⓱(　　　　　　　)・Ⅶ顔面神経・Ⅸ舌咽神経・Ⅹ迷走神経の4つです。
- **感覚性神経線維のみを有する脳神経**は，⓲(　　　　　　)・Ⅱ視神経・⓳(　　　　　　　)の3つです。
- **脳神経で混合性神経**(感覚性と運動性の線維を含む神経線維)は，⓴(　　　　　　　)・Ⅶ顔面神経・Ⅸ舌咽神経・㉑(　　　　　　　)の4つです。
- 眼球運動に関係する脳神経は，Ⅲ動眼神経・㉒(　　　　　　　)・㉓(　　　　　　　)の3つです。
- 味覚は，舌の前2/3はⅦ顔面神経，後ろ1/3は㉔(　　　　　　　)の支配です。
- 顔面の感覚を支配するのはⅤ三叉神経であり，表情筋を支配して表情をつくるのは㉕(　　　　　　　)です。
- Ⅴ三叉神経は，眼神経・上顎神経・㉖(　　　　　　　)の3枝に分かれます。
- Ⅷ内耳神経は，㉗(　　　　　　　)・内耳神経の2枝に分かれます。

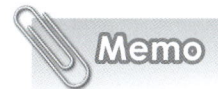

Memo

26 脳

ねらい ▶▶▶

●「脳の概要」について解剖を中心に学習しましょう!!

図1 脳の構造

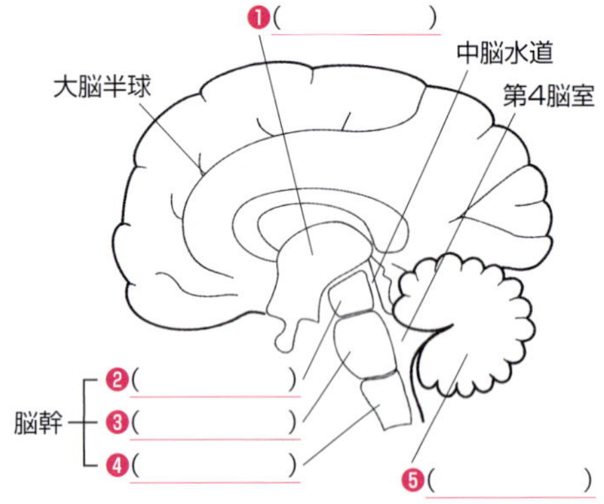
❶(　　　)
中脳水道
大脳半球
第4脳室
脳幹
❷(　　　)
❸(　　　)
❹(　　　)
❺(　　　)

図2 大脳半球の区分(外側面)

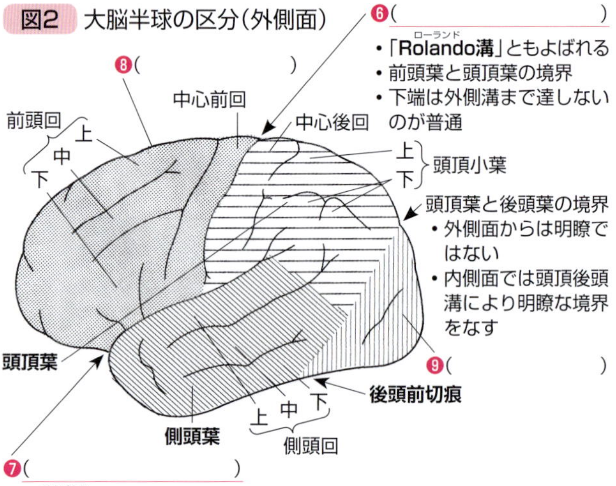
❻(　　　)
・「Rolando溝(ローランド)」ともよばれる
・前頭葉と頭頂葉の境界
・下端は外側溝まで達しないのが普通
❽(　　　)
中心前回
前頭回
上
中
下
中心後回
上
下
頭頂小葉
頭頂葉と後頭葉の境界
・外側面からは明瞭ではない
・内側面では頭頂後頭溝により明瞭な境界をなす
頭頂葉
❾(　　　)
後頭前切痕
上
中
下
側頭葉
側頭回
❼(　　　)
・「Sylvius(シルビウス)裂(Sylvian fissure)」ともよばれる
・側頭葉の上縁

半球表面は，多数の溝(=大脳溝，脳溝，sulcus)によって，幅約10 mmの多数のヒダ(=大脳回，脳回，gyrus)を形成しています。

図2 大脳の内部

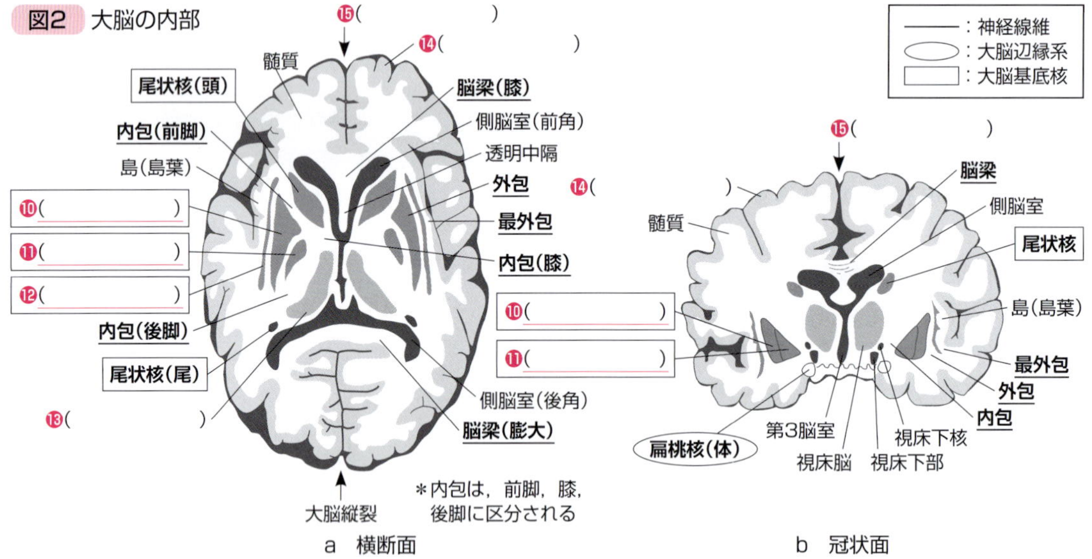
─── : 神経線維
⬭ : 大脳辺縁系
▭ : 大脳基底核
⓯(　　　)
⓮(　　　)
髄質
尾状核(頭)
脳梁(膝)
内包(前脚)
側脳室(前角)
島(島葉)
透明中隔
外包
⓮(
最外包
❿(　　　)
⓫(　　　)
内包(膝)
⓬(　　　)
内包(後脚)
尾状核(尾)
側脳室(後角)
⓭(　　　)
脳梁(膨大)
大脳縦裂
＊内包は，前脚，膝，後脚に区分される
a 横断面
⓯(　　　)
)
脳梁
側脳室
髄質
尾状核
島(島葉)
❿(　　　)
⓫(　　　)
最外包
外包
内包
扁桃核(体)
第3脳室
視床下核
視床脳
視床下部
b 冠状面

(福士政広 編：診療放射線技師 ブルー・ノート 基礎編 3rd edition, p.198, メジカルビュー社, 2012. より引用)

答え
❶間脳 ❷中脳 ❸橋 ❹延髄 ❺小脳 ❻中心溝(別称：Rolando(ローランド)溝) ❼外側溝(別称：Sylvius(シルビウス)裂) ❽前頭葉 ❾後頭葉 ❿被殻 ⓫淡蒼球 ⓬前障 ⓭視床 ⓮皮質 ⓯大脳縦裂 ⓰脳下垂体 ⓱脳幹 ⓲小脳脚 ⓳平衡感覚 ⓴大脳半球 ㉑灰白質 ㉒大脳基底核 ㉓新線条体 ㉔脳卒中

1st stage

「終脳以外の脳の構造」について学習しましょう!!

1st 2nd 3rd

● **脳は，**❹（　　　　）※・❸（　　　　）※・❺（　　　　）※・❷（　　　　）※・❶（　　　　）※・**終脳**※からなります。

● **間脳**は左右の大脳半球の間に存在し，⓭（　　　　）※と**視床下部**※からなります。

● 視床下部は，⓰（　　　　）※・乳頭体・灰白隆起・視交叉からなります。恒常性（体温・代謝・体液など）維持の中枢であり，食欲・生殖・情動などに密接に関与しています※。

● 一般に，**延髄・橋・中脳を**⓱（　　　　）※といい，網様体とよばれる特殊な構造をもちます。⓱（　　　　）は，**種々の生命活動の中枢**であり，特に**呼吸や循環などの生命維持活動の中枢**として重要な部位です※。

● ❺（　　　　）は，小脳半球（左右）・虫部（中央部）・片葉小節葉（腹側）からなり，⓲（　　　　）**によって脳幹と連絡**しています。**運動の記憶や学習に大きな役割**を果たし，⓳（　　　　）**の中枢**としての働きももちます。

豆知識

血液脳関門（blood brain barrier：BBB）

- **血液中にある物質の脳細胞への移行を選択的に行う仕組み**です。これにより，脳細胞内には，必要な栄養分は入ってきても，有害物質は侵入できません。
- BBBは下垂体・脈絡叢・松果体などには存在しません。また，腫瘍・梗塞などで容易に破壊されます。

2nd stage

「終脳」について学習しましょう!!

1st 2nd 3rd

● 終脳は正中部分の⓯（　　　　）によって左右の⓴（　　　　）に分けられていますが，脳梁・前交連などの交連線維により互いに連絡しています。

● **大脳半球は，**❻（　　　　）※・❼（　　　　）※・**頭頂後頭溝・帯状溝**などにより，❽（　　　　）・**側頭葉・頭頂葉・**❾（　　　　）・**島・辺縁葉**に区分されます。

● 左右それぞれの大脳半球の中心部には白質があり，それを㉑（　　　　）※が覆っています。白質の中にはいくつかの神経細胞集団が埋まっており，㉒（　　　　）※とよばれます。

● ㉒（　　　　）※は，髄質中にある灰白質で，**尾状核・レンズ核**〔❿（　　　　）※と⓫（　　　　）※からなる〕・⓬（　　　　）からなります。尾状核と被殻は，発生学的に1つの灰白質から生じており，この両者を合わせて㉓（　　　　）といいます。

疾患!!

● ㉔（　　　　）※：脳血管の異常により虚血または出血を起こし，脳が機能的あるいは器質的に侵された状態で，突然，手足がしびれたり・言葉が話せなくなったり・意識がなくなったりする発作のことです。**大きく虚血性と出血性**の疾患に分けられます。

● **脳内出血**※：脳内に出血し血腫が形成された状態。原因としては高血圧の頻度が最も高率です（高血圧性脳出血）。**高血圧性脳出血の好発部位**は，❿（　　　　）※と⓭（　　　　）※です。

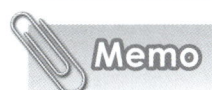

Memo

27 脊髄

ねらい ▶▶▶

●「脊髄の構造や働き」を学びましょう!!

図1　脊髄の外形

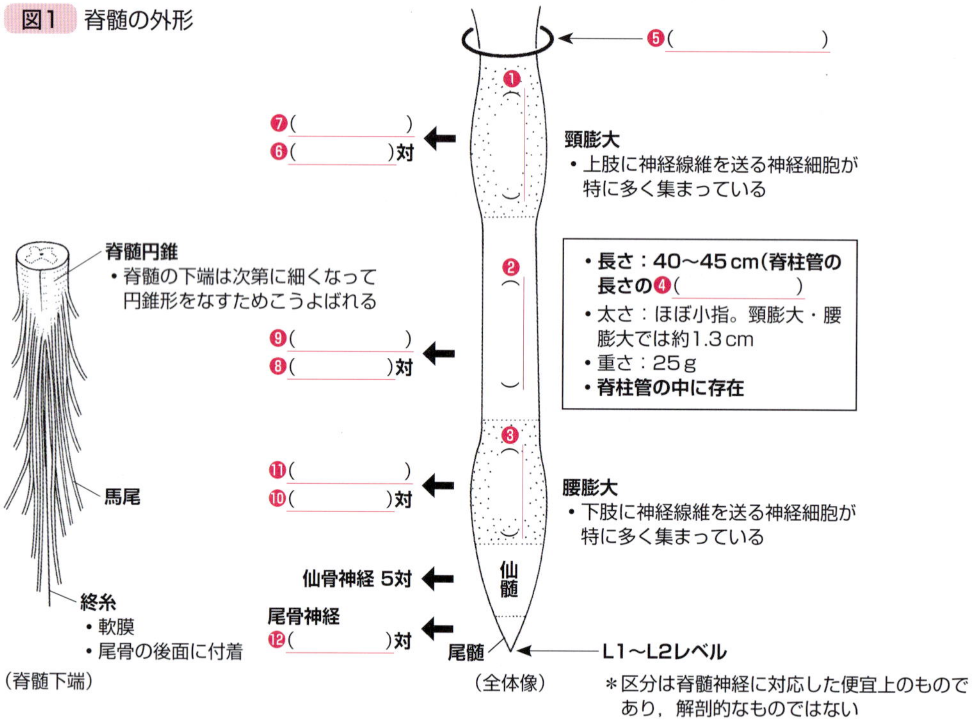

❺(　　　　　　)
❶
❼(　　　　　)
❻(　　　　　)対
頸膨大
・上肢に神経線維を送る神経細胞が特に多く集まっている
脊髄円錐
・脊髄の下端は次第に細くなって円錐形をなすためこうよばれる
❷
・長さ：40〜45 cm(脊柱管の長さの❹(　　　　　)
・太さ：ほぼ小指。頸膨大・腰膨大では約1.3 cm
・重さ：25 g
・脊柱管の中に存在
❾(　　　　　)
❽(　　　　　)対
❸
⓫(　　　　　)
❿(　　　　　)対
腰膨大
・下肢に神経線維を送る神経細胞が特に多く集まっている
馬尾
仙髄
仙骨神経 5対
終糸
・軟膜
・尾骨の後面に付着
尾骨神経
⓬(　　　　　)対
尾髄
L1〜L2レベル
(脊髄下端)
(全体像)
＊区分は脊髄神経に対応した便宜上のものであり，解剖的なものではない

図2　脊髄の内部

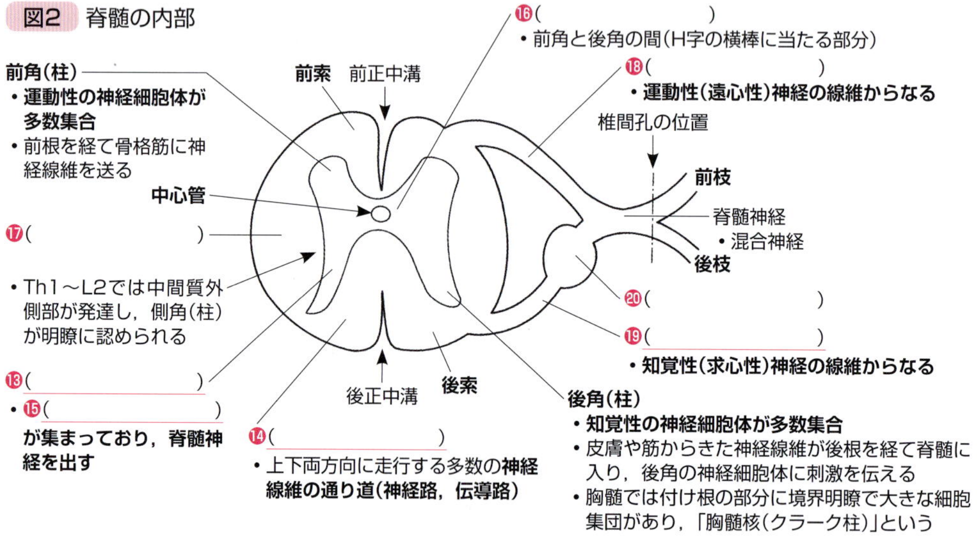

⓰(　　　　　)
・前角と後角の間(H字の横棒に当たる部分)
前角(柱)
・運動性の神経細胞体が多数集合
・前根を経て骨格筋に神経線維を送る
前索
前正中溝
⓲(　　　　　)
・運動性(遠心性)神経の線維からなる
椎間孔の位置
前枝
中心管
脊髄神経
・混合神経
⓱(　　　　　)
後枝
・Th1〜L2では中間質外側部が発達し，側角(柱)が明瞭に認められる
⓴(　　　　　)
⓳(　　　　　)
・知覚性(求心性)神経の線維からなる
⓭(　　　　　)
・⓯(　　　　　)が集まっており，脊髄神経を出す
後正中溝
後索
⓮(　　　　　)
・上下両方向に走行する多数の神経線維の通り道(神経路，伝導路)
後角(柱)
・知覚性の神経細胞体が多数集合
・皮膚や筋からきた神経線維が後根を経て脊髄に入り，後角の神経細胞体に刺激を伝える
・胸髄では付け根の部分に境界明瞭で大きな細胞集団があり，「胸髄核(クラーク柱)」という

[答え]
❶頸髄　❷胸髄　❸腰髄　❹2/3　❺大後頭孔　❻8　❼頸神経　❽12　❾胸神経　❿5　⓫腰神経　⓬1　⓭灰白質　⓮白質　⓯神経細胞体　⓰中間質　⓱側索　⓲前根　⓳後根　⓴脊髄神経節　㉑側角　㉒神経線維　㉓脊髄反射　㉔頸膨大　㉕腰膨大　㉖運動　㉗感覚(知覚)　㉘椎間孔

1st stage 「脊髄の基本的な解剖と働き」を学びましょう!!

1st 2nd 3rd

脊髄の外形

● **区分**：❶(　　　　)※，❷(　　　　)※，❸(　　　　)※，**仙髄**※，**尾髄**※の5つに区分されます。

● **長さ**：脊柱管の❹(　　　)の長さです(40〜45 cm)。

● **位置**：脊柱管の中にあり，❺(　　　　)に始まり第1〜第2腰椎レベルで終わります。

● 脊髄からは計31対の脊髄神経がでます。内訳は下記のとおりです。

- ❶(　　　)から❻(　　)対の❼(　　　　)※
- ❷(　　　)から❽(　　)対の❾(　　　　)※
- ❸(　　　)から❿(　　)対の⓫(　　　　)※
- 仙髄から5対の仙骨神経
- 尾髄から⓬(　　)対の尾骨神経

脊髄の内部

● **脊髄**は，**中心部の**⓭(　　　)と**その周辺の**⓮(　　　)とで構成されています※。

● ⓭(　　　)は⓯(　　　　)の集まりであり，前角・⓰(　　　)・後角に分かれます。胸髄と腰髄上部には㉑(　　　)があります。

● ⓮(　　　)には㉒(　　　　)が走行し，前索・⓱(　　　)・後索に分かれます。

脊髄の働き

● 脊髄の主な働きは以下の3つです。

- **脳と末梢神経の中継**。
- ㉓(　　　　)**の中枢**：代表的な反射に膝蓋腱反射があります。
- **生理的中枢**：血管の伸縮，発汗，排便，排尿 などの中枢。

豆知識 **馬尾**

- 脊髄は脊柱管よりも短いため，脊髄分節と脊椎の高さとは一致しません。すなわち，脊髄からでる脊髄神経は上方では水平走行しますが，下方では下へ向かって走行しています。特に腰部以下では脊柱管内を10〜20 cmほど垂直に走った後，相当する高さの椎間孔に達します。この形態は，馬の尾に似ているため「馬尾」とよばれています。

2nd stage 「脊髄のもう少し詳しい解剖」を学びましょう!!

1st 2nd 3rd

● 脊髄は❶(　　　)と❸(　　　)で膨らみをもち，それぞれ㉔(　　　　)※および㉕(　　　　)※といいます。

● 脊髄の前角には㉖(　　　)性の神経細胞体が多数集合しています。ここから⓲(　　　)という㉖(　　　)性神経の線維がでて骨格筋を支配します。

● 脊髄の後角には㉗(　　　　)性の神経細胞体が多数集合しています。ここには，⓳(　　　)という㉗(　　　)性神経の線維が入ってきます。

● ⓲(　　　)と⓳(　　　)は，㉘(　　　)で合流して脊髄神経となります。⓳(　　　)は脊柱管内に⓴(　　　)を形成します。

28 髄膜・脳室・脳脊髄液

1. 基礎医学大要

ねらい ●「髄膜と脳室の構造」や「脳脊髄液の流れ」について学びましょう!!

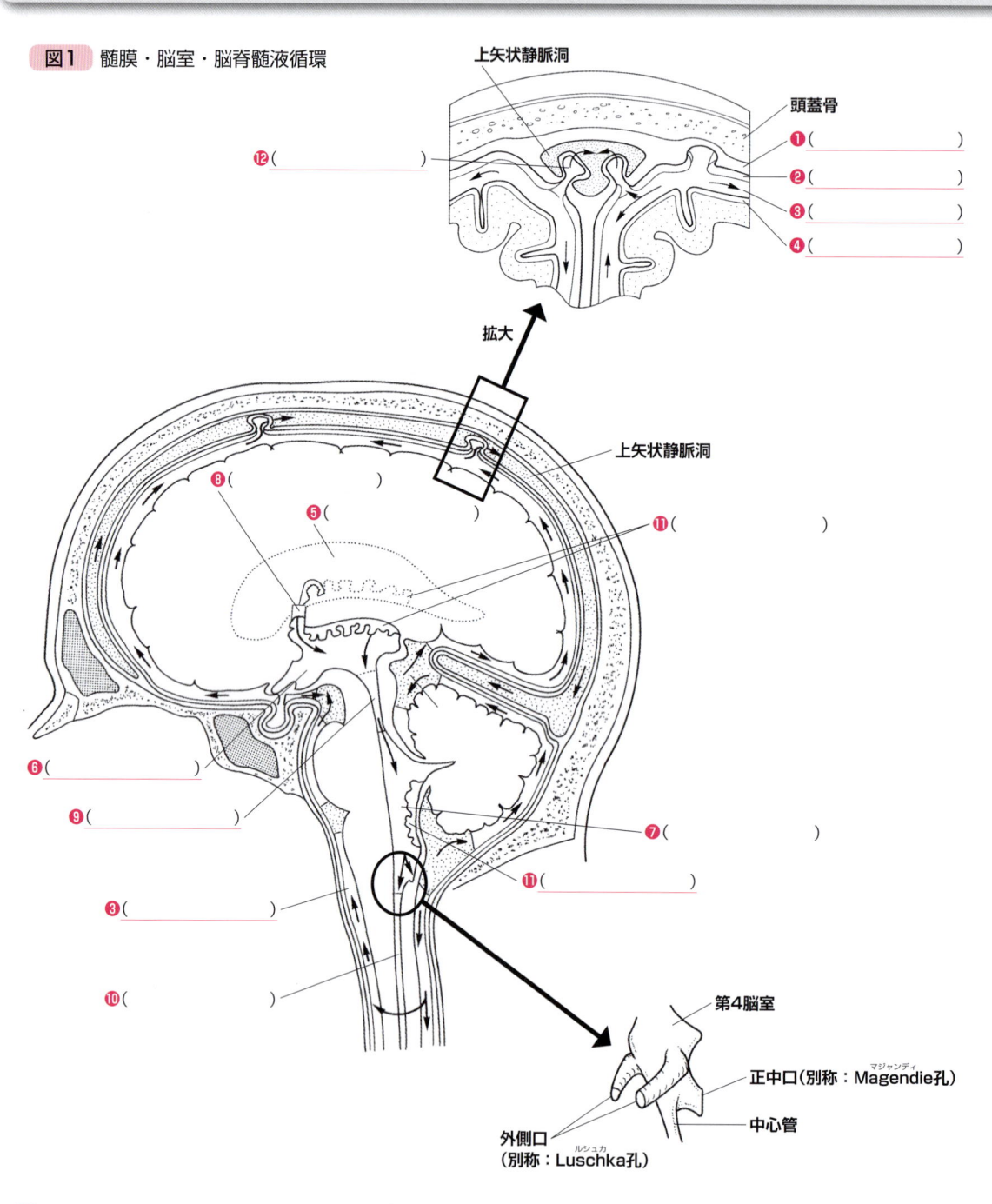

図1 髄膜・脳室・脳脊髄液循環

上矢状静脈洞
頭蓋骨

❶(　　　　)
❷(　　　　)
❸(　　　　)
❹(　　　　)
⓬(　　　　)

拡大

上矢状静脈洞

❽(　　　　)
❺(　　　　)
⓫(　　　　)
❻(　　　　)
❾(　　　　)
❼(　　　　)
⓫(　　　　)
❸(　　　　)
❿(　　　　)

第4脳室
正中口（別称：Magendie孔）
中心管
外側口（別称：Luschka孔）

答え ❶硬膜 ❷クモ膜 ❸クモ膜下腔 ❹軟膜 ❺側脳室 ❻第3脳室 ❼第4脳室 ❽室間孔(Monro孔) ❾中脳水道(Sylvius水道) ❿脊髄中心管 ⓫脈絡叢 ⓬クモ膜顆粒 ⓭非交通性水頭症 ⓮交通性水頭症 ⓯正常圧水頭症(NPH) ⓰急性硬膜外血腫 ⓱急性硬膜下血腫 ⓲慢性硬膜下血腫

1st stage

「髄膜・脳室・脳脊髄液に関する基礎的な事項」を学びましょう!!

- 髄膜は脳と脊髄を包む膜で，❶(　　　)・❷(　　　)・❹(　　　)の3枚からなります※。
- 脳室には以下のものがあります。
  - ❺(　　　)※：左右の大脳半球に存在
  - ❻(　　　)※：間脳の中央に存在
  - ❼(　　　)※：橋・延髄・小脳の間に存在
- 各脳室は交通があり，❽(　　　)※により側脳室と第3脳室が，❾(　　　)※により第3脳室と第4脳室が，正中口(別称：Magendie孔)と外側口(別称：Luschka孔)※により第4脳室とクモ膜下腔が連絡しています。
- 脳脊髄液は，脳室・❿(　　　)・❸(　　　)※を満たしており，その量は約150mlです。
- 脳脊髄液は，⓫(　　　)※で産生され，主に上矢状静脈洞に突出する⓬(　　　)※から排出されます。
- 脳脊髄液は衝撃や熱から脳・脊髄を保護しています。また，脳・脊髄への栄養補給や排泄物の運搬，頭蓋内圧の調整などの役割をもちます。

豆知識　腰椎穿刺(lumbar puncture)（ルンバール）

- 脳脊髄液採取(糖・蛋白含有量の化学的検査，髄膜炎における細菌学的検査など)・脳脊髄液の圧力調節・薬物注入(麻酔・X線造影剤など)などを目的としてクモ膜下腔に穿刺する手法です。
- **脊髄下端はL1レベル**にあり，これより上で穿刺した場合には脊髄損傷の危険があります。また，**クモ膜下腔の下端はS2レベル**であるため，これより下で穿刺してもクモ膜下腔に入りません。よって，**ヤコビー線(L4レベル)を目安に穿刺**します。

2nd stage

「疾患」について学びましょう!!

- **水頭症**※：髄液の産生過剰・循環路の閉塞・吸収障害により，髄液腔に髄液が異常に貯留した状態。発生機序により，**脳室系の閉塞・狭窄**による⓭(　　　)，**髄液の脳室外での通過障害・吸収障害**による⓮(　　　)に分類されます。水頭症では頭蓋内圧が亢進するのが一般的ですが，頭蓋内圧が正常ないしはそれ以下のこともあり，これを⓯(　　　)といいます。
- ⓰(　　　)※：頭部への限局的衝撃により，頭蓋骨骨折・硬膜損傷が発生し，骨折部・硬膜動脈・硬膜静脈洞から出血して，**硬膜外腔に血腫を形成する疾患**。遅延なく手術を行えば**予後は比較的良好**です。
- ⓱(　　　)※：外傷によって生じた，損傷脳の血管からの出血・架橋静脈からの出血が，**硬膜と脳表の間に貯留し血腫を形成する疾患**。早期に血腫除去しても**予後の悪い疾患**です。
- ⓲(　　　)※：外傷によって生じた比較的少量の硬膜下血腫が，数週間から数カ月の経過のうちに次第に増大し，意識低下・精神症状・運動麻痺をきたす疾患。**予後は良好**です。

29 死亡統計・人口動態・生活習慣病

1. 基礎医学大要

ねらい ●「死亡統計・人口動態・生活習慣病」について学習しましょう!!

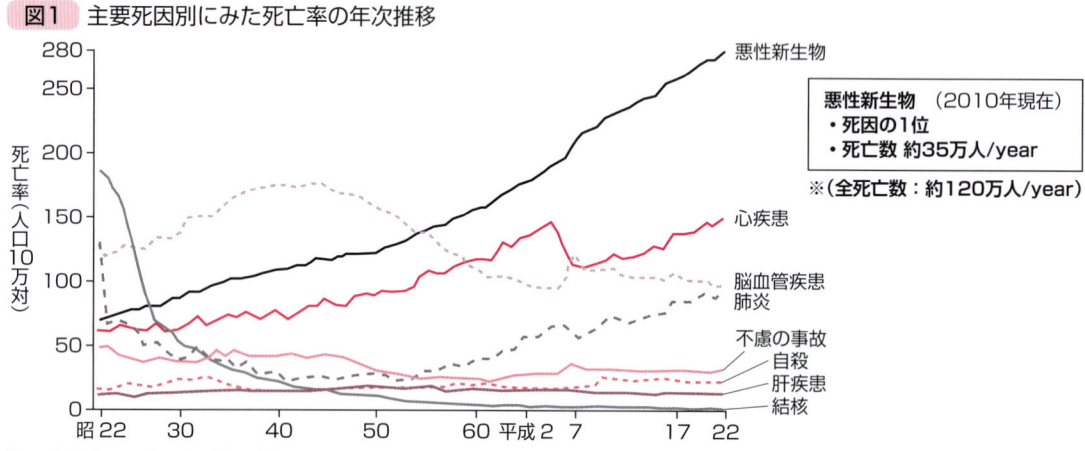

図1 主要死因別にみた死亡率の年次推移

悪性新生物 （2010年現在）
・死因の1位
・死亡数 約35万人/year
※（全死亡数：約120万人/year）

（主要死因：悪性新生物、心疾患、脳血管疾患、肺炎、不慮の事故、自殺、肝疾患、結核）

注：1）平成6・7年の心疾患の低下は、死亡診断書（死体検案書）（平成7年1月施行）において「死亡の原因欄には、疾患の終末期の状態としての心不全、呼吸不全などは書かないでください」という注意書きの施行前からの周知の影響によるものと考えられる。
2）平成7年の脳血管疾患の上昇の主な要因は、ICD-10（平成7年1月適用）による原死因選択ルールの明確化によるものと考えられる。

（平成22年人口動態統計月報年計（概数）の概況　厚生労働省）

（福士政広　編：診療放射線技師 ブルー・ノート 基礎編 3rd edition, p.229, メジカルビュー社, 2012. より引用）

人口動態　※2010年

● **合計特殊出生率** ----- **1.39**　平成22年（2010）人口動態統計（確定数）の概況（厚生労働省 平成23年12月1日）
● **平均寿命** ----- 男：**79.64年**，女：**86.39年**　平成22年簡易生命表の概況（厚生労働省 平成23年7月27日）
● **人口**　平成22年国勢調査人口等基本集計結果（総務省 平成23年10月26日）
　・総人口 ----- 1億2,805万7,352人（男：6,232万7,737人，女：6,572万9,615人）
　・比　率 ----- 年少人口（0〜14歳）：1,680万3千人（総人口の**13.2%**），生産年齢人口（15〜64歳）：8,103万2千人（同**63.8%**），高齢人口（65歳以上）：2,924万6千人（同**23%**）

生活習慣病

● 食習慣・運動習慣・休養・喫煙・飲酒などの生活習慣が、その発症・進行に関与する疾患群のことです。
● 生活習慣を見直すことで発症を予防したり、症状の進行を遅らせることが可能です。
● 30〜40歳代に急増。近年は発症年齢が低下し、若い人や子どもにもその徴候がみられるようになってきました。
● **主な生活習慣病** ----- **インスリン非依存性糖尿病（成人型糖尿病）**，**肥満**，**高脂血症（家族性を除く）**，**高尿酸血症**，循環器疾患（先天性を除く），大腸癌（家族性を除く），高血圧症，肺扁平上皮癌，慢性気管支炎，肺気腫，アルコール性肝障害，歯周病，骨粗鬆症　など

答え ❶120万　❷悪性新生物（癌）　❸心疾患　❹脳血管疾患　❺1.39　❻79.64　❼86.39　❽1億3千万　❾生活習慣病　❿インスリン非依存性糖尿病（成人型糖尿病）　⓫循環器疾患（先天性を除く）　⓬歯周病　⓭1981　⓮3　⓯23　⓰2,000　⓱網膜症（失明）
⓾〜⓬順不同

1st stage
左ページをしっかり覚えたか確認しましょう!!

- 2010年における日本人の死亡数は約❶(　　　　　)人です※。
- 現在，日本の3大死因は，死亡率の高い順に，「❷(　　　　　　)＞❸(　　　　)＞❹(　　　　　　)」です。
- 日本の人口動態(2010年)
  - 合計特殊出生率 ---- ❺(　　　　)
  - 平均寿命 ---- 男：❻(　　　　)年，女：❼(　　　　)年
  - 総人口 ---- ❽約(　　　　　)人
- 食生活や運動習慣，休養，喫煙，飲酒などの生活習慣によって引き起こされる病気を❾(　　　　　　)※とよびます。
- 主な❾(　　　　　)※には，❿(　　　　　　　　)※，**肥満**※，**高脂血症（家族性を除く）**※，**高尿酸血症**※，⓫(　　　　　　　)，**大腸癌（家族性を除く）**，**高血圧症**，肺扁平上皮癌，慢性気管支炎，肺気腫，アルコール性肝障害，⓬(　　　　　)，骨粗鬆症などがあります。

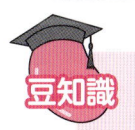

豆知識　小児の死亡統計
- 日本は，世界のなかで乳児死亡が最も少ない国です。
- 1〜24歳においては，不慮の事故が死因の第1位です。

2nd stage
少し詳しい知識を身につけましょう!!

- 日本人の死因は⓭(　　　)年に❹(　　　　　　)を抜いて❷(　　　　　)が1位となり，以後も増加し続けています。現在では，**亡くなる人の**⓮(　　　)**人に1人は癌が原因**です※。
- 2010年における日本の人口の構成割合は，**年少人口13.2%**，**生産年齢人口63.8%**，**高齢人口**⓯(　　　)**%**であり，90歳以上の人口は100万人をこえています。
- 糖尿病は，❾(　　　　　　)※の1つであり，インスリンの分泌や作用の低下により，血液中に糖分があふれる疾患です。現在の罹患者数は，約1,000万人と推定されており，予備軍を含めると⓰(　　　)万人を超えているともいわれています。本疾患の代表的な合併症には，⓱(　　　　　　)※，**腎症(腎不全)**※，**神経症(壊疽)**※があります。

Memo

30 腫瘍

※グリーン・ノート 臨床編　3 放射線治療学－1 癌治療学概論も参照してください。

ねらい ●腫瘍に関する最低限知らなければいけない事項について整理しましょう!!

図1 腫瘍の分類

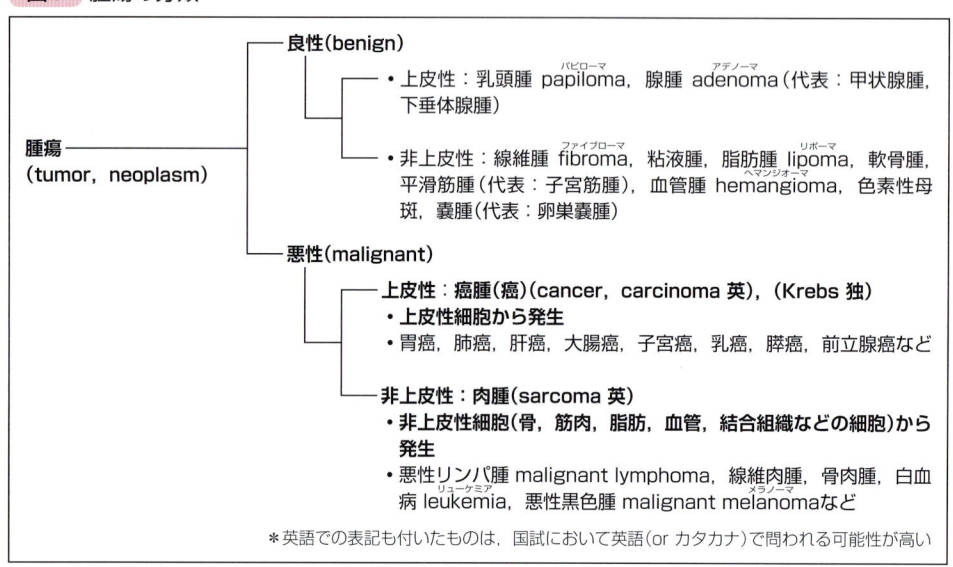

腫瘍（tumor，neoplasm）

- **良性(benign)**
  - 上皮性：乳頭腫 papiloma（パピローマ），腺腫 adenoma（アデノーマ）（代表：甲状腺腫，下垂体腺腫）
  - 非上皮性：線維腫 fibroma（ファイブローマ），粘液腫，脂肪腫 lipoma（リポーマ），軟骨腫，平滑筋腫（代表：子宮筋腫），血管腫 hemangioma（ヘマンジオーマ），色素性母斑，嚢腫（代表：卵巣嚢腫）
- **悪性(malignant)**
  - **上皮性：癌腫（癌）(cancer，carcinoma 英)，(Krebs 独)**
    - **上皮性細胞から発生**
    - 胃癌，肺癌，肝癌，大腸癌，子宮癌，乳癌，膵癌，前立腺癌など
  - **非上皮性：肉腫(sarcoma 英)**
    - **非上皮性細胞（骨，筋肉，脂肪，血管，結合組織などの細胞）から発生**
    - 悪性リンパ腫 malignant lymphoma，線維肉腫，骨肉腫，白血病 leukemia（リューケミア），悪性黒色腫 malignant melanoma（メラノーマ）など

＊英語での表記も付いたものは，国試において英語(or カタカナ)で問われる可能性が高い

（福士政広　編：診療放射線技師 ブルー・ノート 基礎編 3rd edition, p.232, メジカルビュー社, 2012. より引用）

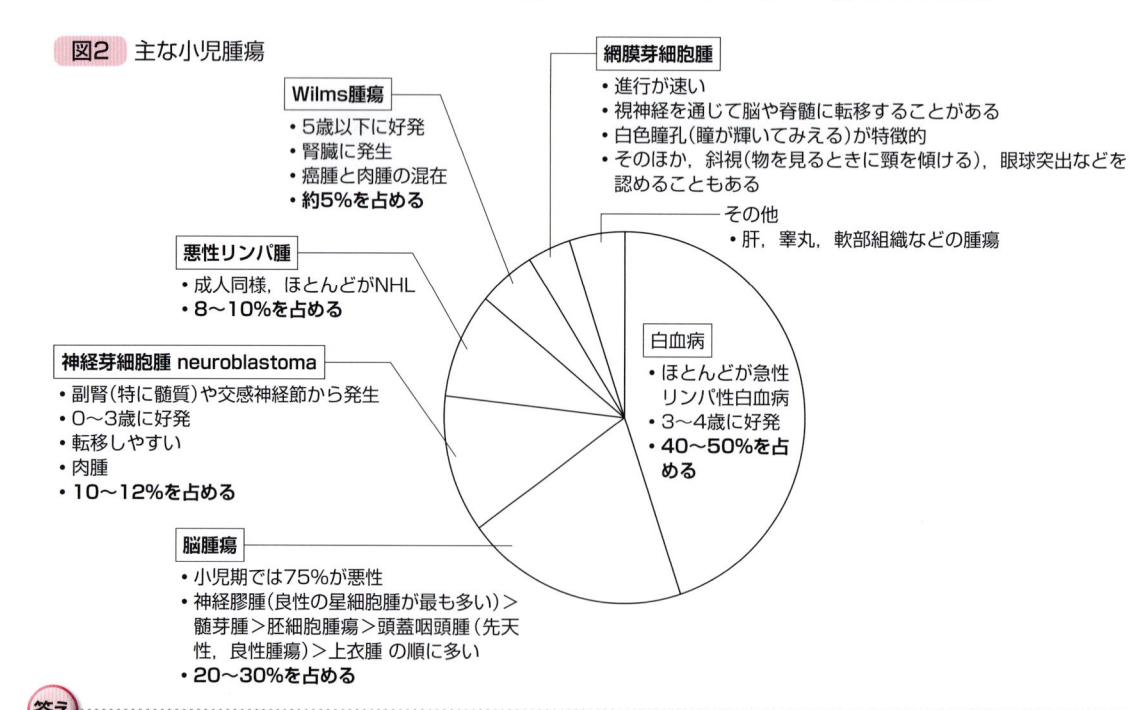

図2 主な小児腫瘍

網膜芽細胞腫
- 進行が速い
- 視神経を通じて脳や脊髄に転移することがある
- 白色瞳孔（瞳が輝いてみえる）が特徴的
- そのほか，斜視（物を見るときに頸を傾ける），眼球突出などを認めることもある

Wilms腫瘍
- 5歳以下に好発
- 腎臓に発生
- 癌腫と肉腫の混在
- **約5%を占める**

その他
- 肝，睾丸，軟部組織などの腫瘍

悪性リンパ腫
- 成人同様，ほとんどがNHL
- **8～10%を占める**

白血病
- ほとんどが急性リンパ性白血病
- 3～4歳に好発
- **40～50%を占める**

神経芽細胞腫 neuroblastoma
- 副腎（特に髄質）や交感神経節から発生
- 0～3歳に好発
- 転移しやすい
- 肉腫
- **10～12%を占める**

脳腫瘍
- 小児期では75%が悪性
- 神経膠腫（良性の星細胞腫が最も多い）＞髄芽腫＞胚細胞腫瘍＞頭蓋咽頭腫（先天性，良性腫瘍）＞上衣腫 の順に多い
- **20～30%を占める**

答え

❶良性腫瘍　❷悪性腫瘍　❸上皮性腫瘍　❹非上皮性腫瘍　❺子宮筋腫　❻腺腫　❼悪性リンパ腫　❽骨肉腫　❾食道　❿子宮頸部　⓫胃　⓬子宮体部　⓭前立腺　⓮乳癌　⓯肺癌　⓰前立腺癌　⓱白血病　⓲Wilms（ウィルムス）腫瘍（別称：腎芽細胞腫）　⓳神経芽細胞腫　⓴前立腺癌　㉑乳癌　㉒タンパク　㉓AFP（α-fetoprotein）　㉔SCC　㉕PSA

❸❹，❼❽，❾❿，⓫～⓭，⓮～⓰，⓱～⓳，⓴㉑順不同

1st stage　腫瘍についてまとめましょう!!

1st 2nd 3rd

- 腫瘍は，**生物学的性状**から❶（　　　　　　　）※と❷（　　　　　　　）※に分類でき，さらにこれらは，**組織学的発生**から❸（　　　　　　　）※と❹（　　　　　　　）※に分けられます。
- 主な❶（　　　　　　）には，**脂肪腫**※・**平滑筋腫**（代表：❺（　　　　　　　）※）・**血管腫**※・❻（　　　　）（代表：甲状腺腫・下垂体腺腫）・嚢腫（代表：卵巣嚢腫）などがあります。
- 肉腫の発生頻度は癌腫に比べて非常に少なく，**代表的な肉腫**には，❼（　　　　　　　）※・❽（　　　　　）※・**白血病**※・**悪性黒色腫**※などがあげられます。
- **扁平上皮癌の主な発生部位**は，皮膚・口腔・喉頭・咽頭・❾（　　　　）・❿（　　　　　）・子宮腟部・気管支・副鼻腔です。
- **腺癌の主な発生部位**は，⓫（　　　　）・腸・胆嚢・膵臓・⓬（　　　　　）・乳腺・⓭（　　　　）・卵巣です。
- **骨転移をきたしやすい癌**は，⓮（　　　　）・⓯（　　　　）・⓰（　　　　　）・腎癌・甲状腺癌・神経芽腫です。
- **小児に多い癌**は，⓱（　　　　　）・脳腫瘍（髄芽腫・胚細胞腫瘍・頭蓋咽頭腫）・⓲（　　　　　　　）・悪性リンパ腫・⓳（　　　　　　　）・網膜芽細胞腫などです※。
- **ホルモン療法が有効な腫瘍**は，⓴（　　　　　）・㉑（　　　　　）・子宮体癌です。

豆知識　悪液質〔cachexia, cachexie（英）〕

- 病気の進行によって起きる主に**栄養失調に基づいた全身性の衰弱**。るいそう（別称：**やせ**）・**瞼や下腿の浮腫**・**貧血による青白い皮膚**などが特徴的です。種々の慢性疾患や感染症でも起きますが，癌によるものがよく知られます。癌を例にとり簡単に表現すると，癌細胞が他の正常組織が摂取しようとする栄養をどんどん**奪ってしまい**身体が衰弱する状態です。

2nd stage　腫瘍マーカーについて学びましょう!!

1st 2nd 3rd

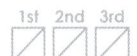

- **腫瘍マーカー**とは，悪性腫瘍から高い特異性をもって産生されますが，正常細胞や良性疾患ではほとんどつくられない特殊な㉒（　　　　　）・酵素・ホルモンです。癌細胞はこれらの物質を血液中に放出するため，血液を調べることにより，腫瘍の診断が可能となります（尿中の腫瘍マーカーも存在）。
- 主な腫瘍マーカー
  - ㉓（　　　　　）※：**肝細胞癌**で上昇します。
  - CEA※：**消化管の悪性腫瘍**を中心に最も汎用的に用いられています。
  - ㉔（　　　　　）：**食道癌**・**肺癌**・**子宮頸癌**などの扁平上皮癌で上昇します。
  - CA 19-9：**膵癌**・**胆道癌**をはじめとする各種消化器癌で上昇します。
  - ㉕（　　　　　）※：**前立腺癌**で上昇します。
  - CA 125：主に**卵巣癌**の診断に有用です。

31 感染症

1. 基礎医学大要

ねらい ●感染症に関する基礎的事項，特に，感染症とそれを引き起こす病原体についてしっかり覚えましょう!!

- ●**感染症とは**：病原体が侵入して臓器や組織中で繁殖することを感染といい，感染の結果，引き起こされる疾患を感染症といいます。
- ●**感染の原因となる病原体**(小さい順)：ウイルス・マイコプラズマ・クラミジア・リケッチア・細菌・真菌・スピロヘータ・原虫・寄生虫(一部)など。

表1 病原体と感染症

病原体	感染症
ウイルス	エボラ出血熱，クリミア・コンゴ出血熱，重症急性呼吸器症候群(SARS)，天然痘(痘瘡)，マールブルグ病，ラッサ熱，急性灰白髄炎，ウイルス性肝炎，ウエストナイル熱，黄熱(黒吐病)，狂犬病(恐水病)，インフルエンザ，サル痘，腎症候性出血熱，デング熱，ニパウイルス感染症，日本脳炎，ハンタウイルス肺症候群，Bウイルス病，リッサウイルス感染症，後天性免疫不全症候群(AIDS)，RSウイルス感染症，水痘，手足口病，伝染性紅斑，突発性発しん，風しん(ドイツはしか，三日はしか)，ヘルパンギーナ，麻しん(はしか)，流行性耳下腺炎(おたふくかぜ)，ウイルス性結膜炎(流行性角結膜炎・咽頭結膜熱(プール熱)・急性出血性結膜炎)，性器ヘルペスウイルス感染症，尖圭コンジローマ，成人T細胞白血病(ATL)，帯状疱疹
マイコプラズマ	マイコプラズマ肺炎
クラミジア	オウム病，性器クラミジア感染症，クラミジア肺炎(オウム病を除く)，クラミジア結膜炎(封入体性結膜炎，トラコーマ)，鼠径リンパ肉芽腫
リケッチア	Q熱，つつがむし病，日本紅斑熱，発疹チフス
細菌	ペスト，細菌性赤痢，パラチフス，腸チフス，コレラ，ジフテリア，腸管出血性大腸菌感染症，結核，炭疽，ブルセラ症，ボツリヌス症，野兎病，レジオネラ症，髄膜炎菌性髄膜炎，先天性風疹症候群，破傷風，バンコマイシン耐性黄色ブドウ球菌感染症，バンコマイシン耐性腸球菌感染症(VRE)，百日咳，淋菌感染症，細菌性髄膜炎，細菌性結膜炎，メチシリン耐性黄色ブドウ球菌感染症，猩紅熱
真菌	コクシジオイデス症，カンジダ症，クリプトコッカス症
スピロヘータ	回帰熱(再帰熱)，ライム病，レプトスピラ症，梅毒
原虫	マラリア，アメーバ赤痢，クリプトスポリジウム症，ジアルジア症，トキソプラズマ症，カリニ肺炎
寄生虫	エキノコックス症，疥癬，ケジラミ症，日本住血吸虫症

- ●**感染の経路**：経口感染，経気道感染(飛沫感染・空気感染)，経皮感染(媒介感染・接触感染・創傷感染)，垂直感染。
- ●**法令からみた感染症**：感染症法では，感染症を1類～5類の感染症類型および新型インフルエンザ等感染症・指定感染症・新感染症に分類しています。
- ●**その他知っておきたい事項**：不顕性感染，日和見感染，院内感染，性行為感染症(STD)

答え ❶重症急性呼吸器症候群(SARS) ❷天然痘(痘瘡) ❸風しん ❹麻しん ❺マイコプラズマ肺炎 ❻オウム病 ❼クラミジア結膜炎 ❽Q熱 ❾つつがむし病 ❿ペスト ⓫腸チフス ⓬コレラ ⓭ジフテリア ⓮カンジダ症 ⓯ライム病 ⓰梅毒 ⓱マラリア ⓲クリプトスポリジウム症 ⓳エキノコックス症 ⓴不顕性感染 ㉑日和見感染 ㉒5 ㉓性行為感染症(STD) ㉔陰部ヘルペス ㉕後天性免疫不全症候群(AIDS) ㉔㉕尖圭コンジローマ，B型肝炎なども正解 ㉖敗血症 ㉗肺

❶～❹，❻❼，❽❾，❿～⓭，⓯⓰，⓱⓲，㉔㉕順不同

❶～⓳は上記以外にも正解がありますので，表1にてご確認ください。

1st stage

表1をみて，病原体とそれに対する疾患について覚えましょう!!

1st 2nd 3rd

- **病原体がウイルスである感染症**(4つ)※：❶(　　　　)，❷(　　　　)，❸(　　　　)，❹(　　　　)
- 病原体がマイコプラズマである感染症(1つ)※：❺(　　　　)
- 病原体がクラミジアである感染症(2つ)※：❻(　　　　)，❼(　　　　)
- 病原体がリケッチアである感染症(2つ)※：❽(　　　　)，❾(　　　　)
- **病原体が細菌である感染症**(4つ)※：❿(　　　　)，⓫(　　　　)，⓬(　　　　)，⓭(　　　　)
- 病原体が真菌である感染症(1つ)※：⓮(　　　　)
- **病原体がスピロヘータである感染症**(2つ)※：⓯(　　　　)，⓰(　　　　)
- 病原体が原虫である感染症(2つ)※：⓱(　　　　)，⓲(　　　　)
- 病原体が寄生虫である感染症(1つ)※：⓳(　　　　)

豆知識　**ウイルス性肝炎の感染経路**

- **A型，E型**：経口
- **B型**：血液(輸血・入れ墨・針刺し事故など)・親子(垂直感染)・性行為(水平感染)
- **C型**：血液(輸血・入れ墨・針刺し事故など)・性行為での感染や垂直感染はまれ
- **D型**：血液

2nd stage

感染に関する基礎的な用語を覚えましょう!!

1st 2nd 3rd

- **感染しても発症することなく終わること**を⓴(　　　　)といいます。
- ㉑(　　　　)※とは，健康な人では感染症を起こさないような**弱毒微生物が原因で発症する感染症**のことです。抵抗力の低い「新生児，乳児，高齢者，各種基礎疾患を有する患者，臓器移植などで免疫抑制剤を使用している患者など」に起こります。
- **メチシリン耐性黄色ブドウ球菌(MRSA)は院内感染の原因菌**となり，この菌によって引き起こされる感染症は，法的には㉒(　　　　)類感染症に分類されます。
- ㉓(　　　　)※とは主として性行為に伴う性的な接触が原因となって，病原体が感染することによって生じる疾患の総称です。**性器クラミジア感染症**，㉔(　　　　)，㉕(　　　　)，**梅毒**，**淋病**などがあります。
- ㉖(　　　　)※とは，**体内にある感染病巣から血液中に病原体(主に細菌)が侵入して全身に病原体がばらまかれ，重篤な全身症状を呈する疾患**です。
- **結核**は結核菌の感染によって起こります。㉗(　　　　)結核が一番知られており患者数も多いのですが，㉗(　　　　)ばかりではなく，胸膜・咽頭・腸・腎臓・脊椎・骨・脳・皮膚・リンパ節などほぼ全身の臓器を冒します。

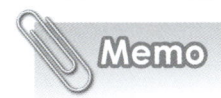

Memo

演習問題

1. 基礎医学大要

基礎医学大要

問題1 細胞の微小構造と働きの組合せで**誤っている**のはどれか。

1. 核 ――――――――― 遺伝子保持
2. 核小体 ――――――― 核酸(RNA)合成
3. 粗面小胞体 ――――― 蛋白合成
4. 滑面小胞体 ――――― 脂質代謝
5. ゴルジ装置 ――――― エネルギー産生

解説
ゴルジ装置の役割は、粗面小胞体で合成された蛋白質を濃縮することである。よって、選択肢5は誤りである。
1.「×」 2.「×」 3.「×」 4.「×」 5.「○」

(60-PM2:2008年、本文:2～3ページ参照)

解答 5

問題2 病原体を貪食するのはどれか。

1. T細胞　　2. B細胞　　3. 好中球
4. 好酸球　　5. NK細胞

解説
1. T細胞 ：リンパ球の1種。細胞性免疫(抗体が絡まない免疫)で働くので「×」
2. B細胞 ：リンパ球の1種。体液性免疫(抗体が絡む免疫)で働くので「×」
3. 好中球 ：組織内の炎症巣に集まり、細菌などを貪食して除去するので「○」
4. 好酸球 ：アレルギー物質の進入に反応してアレルギー反応を起こすので「×」
5. NK細胞：リンパ球の1種。細胞性免疫(抗体が絡まない免疫)で働く。T細胞とは異なり、抗原提示なしにウィルス感染した細胞を攻撃する能力をもつ。一部の腫瘍細胞を認識して傷害する作用ももつので「×」

(63-PM2:2011年、本文:48～49ページ参照)

解答 3

問題3 脊柱の生理的彎曲で正しいのはどれか。

　　　　頸部　胸部　腰部　仙尾部

1. 前彎 ― 後彎 ― 前彎 ― 後彎
2. 後彎 ― 前彎 ― 後彎 ― 前彎
3. 後彎 ― 後彎 ― 前彎 ― 前彎
4. 前彎 ― 後彎 ― 後彎 ― 前彎
5. 前彎 ― 前彎 ― 後彎 ― 後彎

> **解説**
> 脊柱は生理的に彎曲しており，頸部で前彎，胸部で後彎，腰部で前彎，仙尾部で後彎を示す。よって，答えは1である。
> 1.「○」 2.「×」 3.「×」 4.「×」 5.「×」
>
> (60-PM4：2008年，本文：6〜7ページ参照)　　　　　　　　　　　　　**解答 1**

問題4 手根骨で**ない**のはどれか。

　　1. 豆状骨
　　2. 月状骨
　　3. 立方骨
　　4. 三角骨
　　5. 有頭骨

> **解説**
> 手根骨は，「舟状骨・月状骨・三角骨・豆状骨・大菱形骨・小菱形骨・有頭骨・有鉤骨」の8個の骨で構成される。足根骨は，「踵骨・距骨・舟状骨・立方骨・外側楔状骨・中側楔状骨・内側楔状骨」の7個の骨で構成される。選択肢3の立方骨は足根骨，その他の選択肢は手根骨である。
> 1.「×」 2.「×」 3.「○」 4.「×」 5.「×」
>
> (57-PM5：2005年，本文：：8〜9ページ参照)　　　　　　　　　　　　**解答 3**

問題5 膝関節を構成する靱帯はどれか。**2つ選べ**。

　　1. 項靱帯
　　2. 黄色靱帯
　　3. 側副靱帯
　　4. 後縦靱帯
　　5. 十字靱帯

> **解説**
> 1. 項靱帯　：胸腰椎において棘突起の先端連結する靱帯を棘上靱帯とよぶが，頸椎では項靱帯とよぶので「×」
> 2. 黄色靱帯：上下の椎弓を連結する靱帯なので「×」
> 3. 側副靱帯：関節における側方の揺れを制動する役目がある。膝以外に，肘や指にも存在するので「○」
> 4. 後縦靱帯：椎体後面を縦走する靱帯なので「×」
> 5. 十字靱帯：膝にある靱帯。膝の前後方向の安定性を保つ役目があるので「○」
>
> (59-PM4：2007年，本文：6〜7，13ページ参照)　　　　　　　　　**解答 3と5**

問題6　健康成人の腎尿細管では水分の糸球体ろ過量の約99％が再吸収される。
1日の糸球体ろ過量[*l*]はどれか。

1. 0.015　　2. 0.15　　3. 1.5　　4. 15　　5. 150

解説

体内で生じた老廃物は，血液によって腎臓に運ばれ，血液が糸球体を流れる間にボーマン嚢から濾過される。濾過された濾液のことを原尿とよび，1日の生成量は150*l*にもなる。原尿は尿細管を流れるが，その間，体に必要な物質（水分・アミノ酸・ブドウ糖・ナトリウム など）が尿細管壁から再吸収され，残りが尿となる。最終的に尿となって体外に排泄される量は，1日に1.5*l*程度である。よって，答えは5である。
1.「×」　2.「×」　3.「×」　4.「×」　5.「○」

(60-PM10：2008年，本文：50～51ページ参照)

解答 5

問題7　腹腔内臓器はどれか。

1. 膵　臓　　2. 脾　臓　　3. 腎　臓　　4. 十二指腸　　5. 上行結腸

解説

腹腔内の多くの臓器は，その外部表面を漿膜に覆われており，臓器相互の移動を容易にしている。この漿膜は，臓器の表面を覆った後（臓側漿膜），間膜を形成し，反転して腹腔壁の内表面を覆う（壁側漿膜）。腹腔内の多くの臓器は漿膜に包まれ，種々の方法で腹壁に固定されており，①間膜をもつ臓器（二重の漿膜に覆われる），②一部が漿膜に覆われて漿膜下にある臓器，③全体が漿膜下に存在する臓器に大別される。通常，②を半腹膜後器官，③を腹膜後器官とよぶが，②と③を合わせて腹膜後器官とよぶこともある。腹腔内臓器とは，①を指し，上を横隔膜で区切られ，壁側腹膜と壁側腹膜によって囲まれた腔に位置する臓器である。胃・空腸・回腸・盲腸・横行結腸・S状結腸・脾臓・卵巣・卵管 などがある。よって，答えは2である。
1.「×」　2.「○」　3.「×」　4.「×」　5.「×」

(63-PM7：2011年，本文：30～31ページ参照)

解答 2

問題8　重層扁平上皮で覆われている臓器はどれか。

1. 気管支　　2. 食　道　　3. 胃　　4. 結　腸　　5. 膀　胱

解説

1. 気管支：多列上皮「×」
2. 食　道：重層扁平上皮「○」
3. 胃　　：単層円柱上皮「×」
4. 結　腸：単層円柱上皮「×」
5. 膀　胱：移行上皮「×」

(61-PM9：2009年，本文：2～3ページ参照)

解答 2

問題9　内部を脳神経が**通過しない**のはどれか。

　　　　1. 正円孔　　2. 卵円孔　　3. 破裂孔　　4. 内耳孔　　5. 頸静脈孔

解説

1. 正円孔　：三叉神経Ⅴ（上顎神経）が通るので「×」
2. 卵円孔　：三叉神経Ⅴ（下顎神経）が通るので「×」
3. 破裂孔　：脳神経は通らない。頸動脈，交感神経が通るので「○」
4. 内耳孔　：顔面神経Ⅶ，内耳神経Ⅷが通るので「×」
5. 頸静脈孔：舌咽神経Ⅸ，迷走神経Ⅹ，副神経ⅩⅠが通るので「×」

(61-PM14：2009年，本文：54〜55ページ参照)

解答　3

問題10　脳脊髄液の流出経路はどれか。

1. 第三脳室→中脳水道　→側脳室　　→モンロー孔→第四脳室
2. 第三脳室→側脳室　　→中脳水道　→第四脳室　→モンロー孔
3. 第四脳室→側脳室　　→モンロー孔→第三脳室　→中脳水道
4. 側脳室　→モンロー孔→第三脳室　→中脳水道　→第四脳室
5. 側脳室　→中脳水道　→第四脳室　→モンロー孔→第三脳室

解説

脳脊髄液は，脳室内（側脳室・第3脳室・第4脳室）にある脈絡叢で産生され，側脳室→第3脳室→第4脳室→クモ膜下腔の順に流れ，最終的には上矢状静脈洞内のクモ膜顆粒で吸収される。側脳室と第3脳室はMonro孔（モンロー），第3脳室と第4脳室は中脳水道，第4脳室とクモ膜下腔はMagendie孔（マジャンディ）およびLuschka孔（ルシュカ）により，それぞれ連絡している。
1.「×」 2.「×」 3.「×」 4.「○」 5.「×」

(59-PM13：2007年，本文：60〜61ページ参照)

解答　4

問題11　交感神経の刺激によって起こるのはどれか。

　　　　1. 瞳孔収縮　　2. 血圧下降　　3. 気管支収縮
　　　　4. 心拍数減少　5. 腸蠕動抑制

解説

交感神経と副交感神経はほぼ同じ内臓諸器官に分布しており，どちらが優位に働くかによって状態が変わる。交感神経は闘争的な状態，副交感神経は休息的な状態をもたらすと覚えておくとよい。

1. 瞳孔収縮　：副交感神経優位「×」　　2. 血圧下降　：副交感神経優位「×」
3. 気管支収縮：副交感神経優位「×」　　4. 心拍数減少：副交感神経優位「×」
5. 腸蠕動抑制：交感神経優位「○」

(61-PM17：2009年，本文：54〜55ページ参照)

解答　5

問題12 正しい組合せはどれか。

1. 視床下部　————　プロラクチン
2. 下垂体前葉　————　ソマトスタチン
3. 甲状腺　————　カテコラミン
4. 副腎皮質　————　サイロキシン
5. 精　巣　————　テストステロン

解説

1. プロラクチン　：下垂体前葉から分泌されるので「×」
2. ソマトスタチン：膵臓のランゲルハンス島・視床下部・消化管の内分泌細胞などから分泌されるので「×」
3. カテコラミン　：副腎髄質から分泌されるので「×」
4. サイロキシン　：甲状腺から分泌されるので「×」
5. 正しいので「○」

(60-PM14，2008年，本文：52〜53ページ参照)

解答 5

問題13 人体を構成する主要4大元素で**ない**のはどれか。

1. 水　素
2. 炭　素
3. 窒　素
4. 酸　素
5. 塩　素

解説

ヒトの体内には、有機質の構成要素（炭素・窒素・水素・酸素）が多く存在しており、全体の96%を占めているため、これらを4大元素とよんでいる。4大元素以外の全ての生体元素を総称してミネラル（無機質）とよんでおり、リン・イオウ・カルシウム・ナトリウム・カリウム・マグネシウム・塩素・鉄・亜鉛・銅・マンガン・セレン・モリブデン・コバルト・ヨウ素・クロムなどがある。よって、答えは5である。
1.「×」　2.「×」　3.「×」　4.「×」　5.「○」

(60-PM1：2008年)

解答 5

問題14 C型肝炎の感染経路はどれか。

1. 空　気
2. 経　口
3. 血　液
4. 接　触
5. 飛　沫

解説 肝炎にはいくつかのタイプがあり，A型とE型は経口感染，B型とC型は血液感染である。よって，答えは3である。
1.「×」 2.「×」 3.「○」 4.「×」 5.「×」

(63-PM28：2011年，本文：27, 67ページ参照)

解答 3

問題15 膠原病でないのはどれか。

1. 強皮症
2. 慢性肉芽腫症
3. 大動脈炎症候群
4. 慢性関節リウマチ
5. 結節性多発動脈炎

解説 膠原病には，全身性エリテマトーデス(SLE)・強皮症・Sjögren(シェーグレン)症候群・多発性筋炎・関節リウマチ・皮膚筋炎・大動脈炎症候群（別称：高安動脈炎・脈なし病）・結節性多発動脈炎・Behçet's(ベーチェット)病・Wegener's(ウェゲナー)肉芽腫症などがある。慢性肉芽腫症は，好中球・好酸球・単球・マクロファージなどの貪食細胞が先天的に機能異常を起こし，免疫不全となる疾患である。よって，答えは2である。
1.「×」 2.「○」 3.「×」 4.「×」 5.「×」

(59-PM28：2007年，本文：49ページ参照)

解答 2

問題16 高血圧性脳出血が最も多くみられる部位はどれか。

1. 脳幹　　2. 小脳　　3. 被殻
4. 大脳皮質下　　5. 脳梁

解説 脳内出血の原因としては高血圧の頻度が最も高い(高血圧性脳出血)。
高血圧性脳出血の好発部位は，
　①被殻(40%)
　②視床(30%)
　③皮質下(10%)
　④小脳(10%)
　⑤脳幹(10%程度)
である。よって，答えは3である。
1.「×」 2.「×」 3.「○」 4.「×」 5.「×」

(58-PM25：2006年，本文：57ページ参照)

解答 3

問題17 脳死と判定するための必須項目で**ない**のはどれか。

1. 縮　瞳
2. 深昏睡
3. 平坦脳波
4. 自発呼吸の消失
5. 脳幹反射の消失

> **解説**
> 脳死判定は，移植に関係ない脳死判定の経験をもつ2名以上の医師で行い，6時間後にも同所見であることが必要とされており，前提条件および除外条件がある。臨床的な判定基準は，
> 　（1）深昏睡（JCS 300またはGCS 3）である。
> 　（2）瞳孔が固定し，瞳孔径が左右とも4 mm以上。
> 　（3）脳幹反射（対光反射・角膜反射・網様体脊髄反射・眼球頭反射・前庭反射・咽頭反射・咳嗽反射）の消失。
> 　（4）平坦脳波（刺激を加えても最低4導出で30分以上平坦）。
> 　（5）自発呼吸の消失。
> である。脳死では，縮瞳ではなく散瞳が起こる。よって，選択肢1は誤り。
> 1.「○」　2.「×」　3.「×」　4.「×」　5.「×」
>
> （62-PM27：2010年）
>
> **解答 1**

問題18 後縦隔に好発するのはどれか。

1. 胸腺腫
2. 神経鞘腫
3. 甲状腺腫
4. 気管支嚢胞
5. 悪性リンパ腫

> **解説**
> 1. 胸腺腫　　　：上縦隔および前縦隔に好発するので「×」
> 2. 神経鞘腫　　：後縦隔に好発するので「○」
> 3. 甲状腺腫　　：上縦隔に好発するので「×」
> 4. 気管支嚢胞　：中縦隔に好発するので「×」
> 5. 悪性リンパ腫：前縦隔および中縦隔に好発するので「×」
>
> （62-PM22：2010年，本文：21ページ参照）
>
> **解答 2**

問題19 肺癌の組織型で多いのはどれか。**2つ選べ。**

1. 扁平上皮癌　　2. 小細胞癌　　3. 腺　癌
4. 大細胞癌　　　5. 腺扁平上皮癌

解説　肺癌の組織分類と発生頻度は次の通りである。
　　　①腺癌（40％）　　　　④大細胞癌（7％）
　　　②扁平上皮癌（40％）　⑤腺扁平上皮癌（1％）
　　　③小細胞癌（12％）
よって，答えは1と3である。
1.「○」　2.「×」　3.「○」　4.「×」　5.「×」

(59-PM21：2007年，本文：21ページ参照)

解答　1と3

問題20　前立腺癌のスクリーニングに用いられるのはどれか。

　　　1. AFP　　　2. CEA　　　3. PSA　　　4. SCC　　　5. CA19-9

解説
1. AFP　　：肝細胞癌の腫瘍マーカーであるので「×」
2. CEA　　：食道・胃・大腸などの消化器系の腫瘍マーカーとして用いられるが，乳癌・肺癌・卵巣癌などの多くの腫瘍でも高値となるため，特異性は低いので「×」
3. PSA　　：前立腺癌の腫瘍マーカーであるので「○」
4. SCC　　：扁平上皮癌（食道癌・子宮頸癌・皮膚癌・肺癌・頭頸部癌など）の腫瘍マーカーであるので「×」
5. CA19-9：膵癌・胆道癌・胃癌・大腸癌・肺癌・卵巣癌・子宮体癌などの腫瘍マーカーである。とくに，膵臓癌および胆道癌で陽性率が高いので「×」

(63-PM18：2011年，本文：65ページ参照)

解答　3

問題21　健常成人で動脈血が流れるのはどれか。**2つ選べ**。

　　　1. 奇静脈　　2. 肺静脈　　3. 肺動脈　　4. 上大静脈　　5. 気管支動脈

解説
1. 奇静脈　　：下大静脈と上大静脈の連絡路で静脈血が流れるので「×」
2. 肺静脈　　：肺門から出て心臓の左心房に入る血管。肺でガス交換が行われた動脈血が流れるので「○」
3. 肺動脈　　：右心室から肺動脈幹として出た後，左右の肺動脈に分かれ肺内に入る血管。全身から集まる静脈血が心臓に入り，この血管を通って肺内に送られるため，中には静脈血が流れているので「×」
4. 上大静脈　：上半身から集める静脈血が流れているので「×」
5. 気管支動脈：胸大動脈から分岐し，肺や気管支に入る。中には動脈血が流れているので「○」

(64-PM5：2012年，本文：36～38，42～44ページ参照)

解答　2と5

問題22 腹腔動脈から直接分岐するのはどれか。

1. 右胃動脈
2. 左胃動脈
3. 短胃動脈
4. 右胃大網動脈
5. 左胃大網動脈

解説
1. 右胃動脈　　：腹腔動脈 → 総肝動脈 → 右胃動脈「×」
2. 左胃動脈　　：腹腔動脈 → 左胃動脈「○」
3. 短胃動脈　　：腹腔動脈 → 脾動脈 → 短胃動脈「×」
4. 右胃大網動脈：腔動脈 → 総肝動脈 → 胃十二指腸動脈 → 右胃大網動脈「×」
5. 左胃大網動脈：腔動脈 → 総肝動脈 → 胃十二指腸動脈 → 右胃大網動脈
　　　　　　　　　→ 左胃大網動脈「×」

(64-PM6：2012年，本文：38，40ページ参照)

解答 2

問題23 機能血管と栄養血管とが異なるのはどれか。**2つ選べ**。

1. 肺
2. 肝　臓
3. 脾　臓
4. 腎　臓
5. 膵　臓

解説
機能血管はその臓器の機能を司る血管であり，栄養血管は臓器に栄養や酸素などを供給する血管のことである。ヒトの臓器において，両者の区別を有するのは肺と肝臓である。よって，答えは1と2である。肺の栄養血管は気管支動脈であり，気管支に沿って流れ，肺の末梢までを栄養し，気管支静脈と吻合して終わる。肺の機能血管は肺動脈と肺静脈であり，ガス交換を行う。肝臓の栄養血管は，固有肝動脈である。一方，肝臓の機能血管は門脈であり，門脈によって栄養豊富な静脈血が肝臓の類洞に運ばれ，種々の物質交換が行われる。
1.「○」　2.「○」　3.「×」　4.「×」　5.「×」

(64-PM8：2012年，本文：21，26～27ページ参照)

解答 1と2

問題24 大脳基底核に含まれるのはどれか。**2つ選べ**。

1. 海　馬
2. 視　床
3. 内　包
4. 淡蒼球
5. 尾状核

解説
1. 海馬　：大脳辺縁系の一部「×」
2. 視床　：間脳の一部「×」
3. 内包　：レンズ核-尾状核-視床の間にある神経線維束「×」
4. 淡蒼球：正しい「○」
5. 尾状核：正しい「○」

(64-PM11：2012年，本文：56〜57ページ参照)　　　　解答 4 と 5

問題25 わが国の肝硬変の原因で最も多いのはどれか。

1. A型肝炎
2. B型肝炎
3. C型肝炎
4. 薬剤性肝炎
5. アルコール性肝炎

解説
わが国における肝硬変の患者数は約40万人とされ，その原因はC型肝硬変（60％）・B型肝硬変（15％）・アルコール性肝硬変（10％）である。かつては，日本住血吸虫も原因の1つであったが，1978年以降は新たな日本住血吸虫患者は出ておらず，すでに絶滅したと考えられている。最近では，非アルコール性脂肪性肝炎（non-alcoholic steatohepatitis：NASH）が原因の1つとして注目されている。
1.「×」　2.「×」　3.「○」　4.「×」　5.「×」

(64-PM19：2012年，本文：27ページ参照)　　　　解答 3

問題26 生活習慣病はどれか。**2つ選べ。**

1. 結　核
2. 糖尿病
3. 脳梗塞
4. バセドウ病
5. 潰瘍性大腸炎

解説
1. 結核　　　　：感染症「×」
2. 糖尿病　　　：正しい「○」
3. 脳梗塞　　　：正しい「○」
4. バセドウ病　：自己免疫疾患「×」
5. 潰瘍性大腸炎：原因不明の非特異性炎症性疾患「×」

(64-PM29：2012年，本文：62〜63ページ参照)　　　　解答 2 と 3

2. 放射線生物学

1 分子レベルの放射線の影響

ねらい ●放射線は「細胞死」や「突然変異」を引き起こします。その原因となるものに①「直接作用」と②「間接作用」があります。それぞれの相違点について学びましょう!!

図1 放射線の生物作用の過程

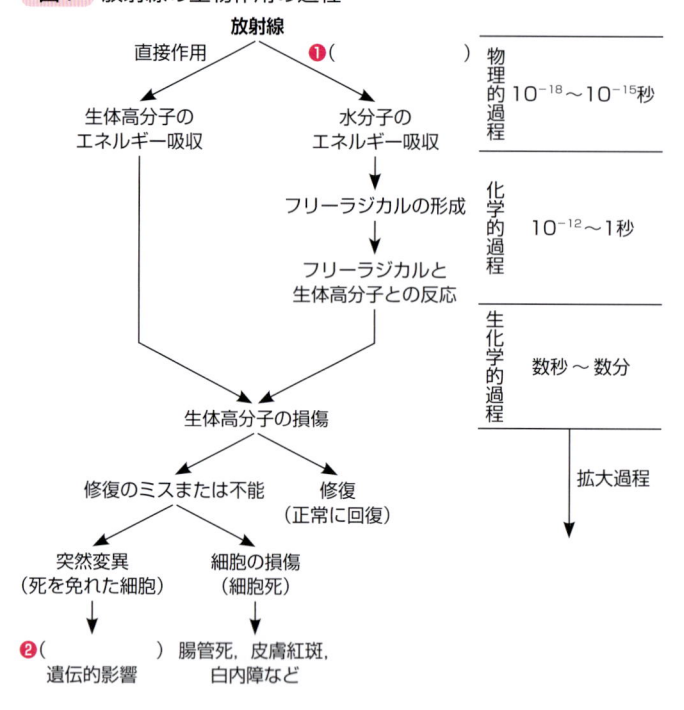

放射線
- 直接作用 → 生体高分子のエネルギー吸収
- ❶( ) → 水分子のエネルギー吸収 → フリーラジカルの形成 → フリーラジカルと生体高分子との反応

物理的過程: 10^{-18}〜10^{-15}秒
化学的過程: 10^{-12}〜1秒
生化学的過程: 数秒〜数分
→ 拡大過程

↓
生体高分子の損傷
- 修復のミスまたは不能
  - 突然変異（死を免れた細胞）→ ❷( ) 遺伝的影響
  - 細胞の損傷（細胞死）→ 腸管死，皮膚紅斑，白内障など
- 修復（正常に回復）

図2 間接作用による変化分子数（縦軸は分子数）

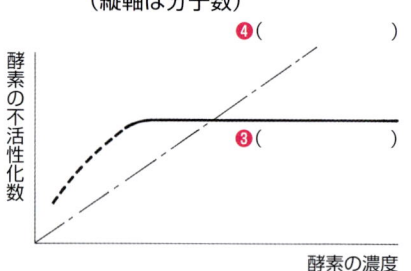

縦軸：酵素の不活性化数
横軸：酵素の濃度
❹( )
❸( )

図3 間接作用による変化分子数（縦軸は変化率）

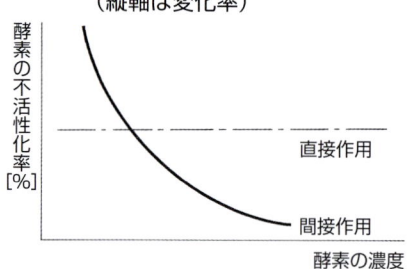

縦軸：酵素の不活性化率[%]
横軸：酵素の濃度
直接作用
間接作用

図4 DNAの損傷（電離放射線の場合）

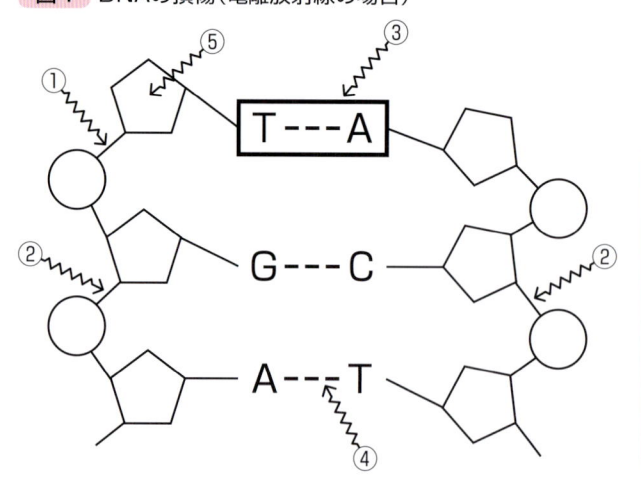

① 1本鎖切断（単鎖切断）
② 2本鎖切断
③ 塩基損傷，欠失
④ 水素結合の破壊
⑤ 糖の破壊

⬠ 糖
◯ リン酸
--- 水素結合

●放射線によって糖—リン酸の結合（鎖）が切断されます。これを「DNA鎖切断」といいます。
●DNAは二重らせん構造になっています。
●2本の鎖のうち，一方だけが切断されることを「1本鎖切断」といいます（①参照）。
●2本の鎖が両方とも切断されることを「2本鎖切断」といいます（②参照）。

答え ❶間接作用 ❷発癌 ❸間接作用 ❹直接作用 ❺DNA ❻電離 ❼水分子 ❽フリーラジカル ❾酸素効果 ❿間接 ⓫放射線防護剤 ⓬低下 ⓭細胞死 ⓮突然変異 ⓯修復 ⓰1本鎖切断 ⓱1:10 ⓲2本鎖切断 ⓳組換え修復 ⓴相同組換え修復 ㉑非相同組換え修復 ㉒SOS修復

1st stage

放射線の①「直接作用」と②「間接作用」の違いを学びましょう!!

1st 2nd 3rd

- **直接作用**は，生体高分子❺(　　　　)※を❻(　　　　)・**励起**することによって起こります。
- **間接作用**は，❼(　　　　)※から発生した❽(　　　　)※によって起こります。
- 間接作用を示すものとして，**希釈効果**，❾(　　　　)※，**保護効果**，**温度効果**があります。
- **低LET放射線**による放射線の影響は主に❿(　　　　)※作用が寄与しています。
- 照射時に**フリーラジカル**と反応しやすい物質が存在すると，放射線による障害が軽減します。この働きをする物質を⓫(　　　　)※といいます。
- **低温または凍結**した状態で照射すると致死作用が⓬(　　　　)※します。
- 直接作用や間接作用による**DNA損傷**は⓭(　　　　)※や⓮(　　　　)※の原因となります。

[豆知識] **放射線防護剤**

- 放射線防護剤には，「－SH基」をもつ化合物（システイン，システアミン，グルタチオンなど）や「S-S結合」をもつ化合物があります。

2nd stage

「放射線によるDNAの損傷と修復」について学びましょう!!

1st 2nd 3rd

- DNA損傷が起こったからといっても必ずしも⓭(　　　　)や⓮(　　　　)が発生するわけではありません。細胞にはDNA損傷を⓯(　　　　)※する能力があるためです。
- 放射線による染色体の**2本鎖切断**は⓰(　　　　)よりも生じにくく，その割合は約⓱(　　　　)といわれています。
- 1本鎖切断は2本鎖切断よりも⓯(　　　　)※しやすい性質があります。
- **高LET放射線**では⓲(　　　　)の割合が高くなります。
- 1本鎖切断の修復には，⓳(　　　　)，塩基除去修復，ヌクレオチド除去修復，ミスマッチ修復があります。
- ⓴(　　　　)※は完全⓯(　　　　)の可能性が高く，⓮(　　　　)の可能性は低いです。一方で㉑(　　　　)※は正確に修復できない可能性が高く，⓮(　　　　)※を起こしやすい性質があります。
- 高度なDNA損傷は，㉒(　　　　)※によって修復されます。

Memo

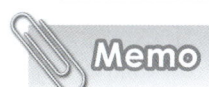

2 細胞レベルの放射線の影響

ねらい ▶▶▶

●「ベルゴニー-トリボンドーの法則」を基礎として，①「放射線感受性の変化」，②「細胞死のプロセス」，③「生存率曲線」について理解しましょう!!

- **細胞分裂頻度の高い細胞**ほど**放射線感受性は高く**なります。また，機能的にも形態的にも**未分化である細胞**も**放射線感受性が高く**なります。この現象を説明したものが「**ベルゴニー - トリボンドーの法則**」です。
- **腫瘍細胞**についてもベルゴニー - トリボンドーの法則はあてはまります。高分化型の腫瘍細胞より低分化型のほうが放射線感受性は高くなります。低分化型は放射線照射による治療が有効であるといえますが，悪性度が高く，発育も急速なので，すべてを治癒できるわけではありません。
- **細胞再生系組織**には細胞分裂を盛んに行っている未分化な「**体性幹細胞**」があります。体性幹細胞の放射線感受性は高くなります。
- 放射線高感受性の遺伝疾患として，「**毛細血管拡張性運動失調症**（AT：ataxia telangiectasia）」があります。照射後も細胞分裂周期は停止せず，DNAの損傷は修復しません。
- **核/細胞質比**が大きいほど，**放射線感受性**は**高く**なります。大きな核容積を有していることから，放射線と相互作用する可能性が高くなるためです。核/細胞質比（NC：nuclear/cytoplasmic ratio）とは，細胞の核と細胞質の大きさとの比のことです。NC比は次式で示されます。

$$NC = \frac{Nv}{Pv - Nv} \qquad Nv：核容積 \quad Pv：細胞質$$

図1 細胞周期

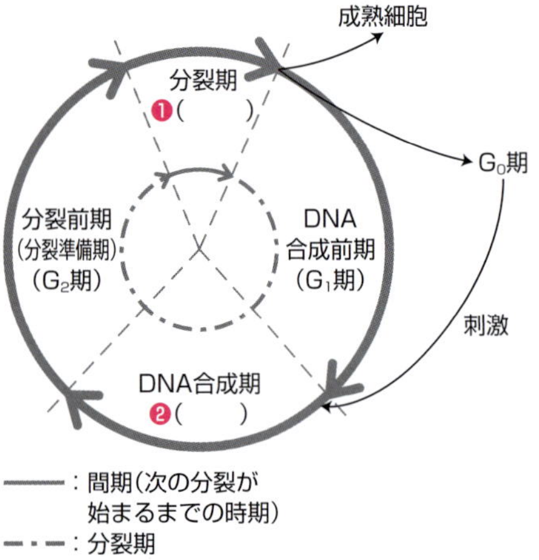

図2 シグモイド（S字）型（哺乳動物細胞）

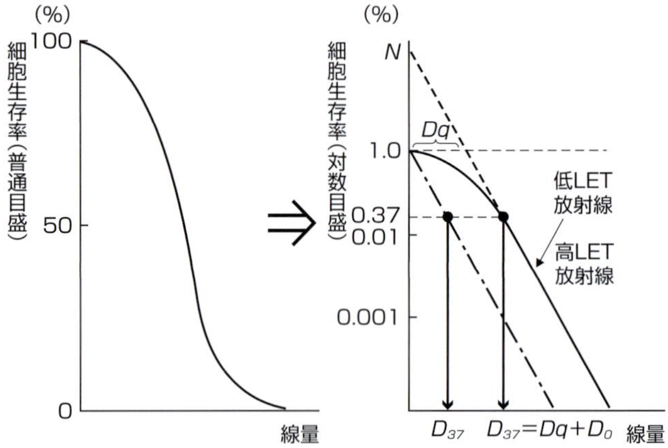

答え
❶M期 ❷S期 ❸M期 ❹G₂期 ❺G₂ブロック ❻分裂死（増殖死） ❼間期死 ❽分裂能力 ❾リンパ球 ❿低 ⓫1個 ⓬細胞死 ⓭37% ⓮肩 ⓯回復能力 ⓰外挿値（N） ⓱標的数 ⓲低LET放射線 ⓳小さ ⓴放射線感受性 ㉑高 ㉒和

1st stage

「放射線感受性と細胞周期との関係」「細胞死」について学びましょう!!

1st 2nd 3rd

- 細胞周期ごとに放射線感受性を比較すると❸(　　　　)※が最も高くなります。
- 細胞に放射線が照射されると**一時的な分裂の遅れ**がみられます。❹(　　　　)からM期への進行が妨げられることを❺(　　　　)※といいます。**DNA損傷が修復**されています。
- 数回の細胞分裂を行った後，**分裂能力を失って細胞死**にいたるものを❻(　　　　)※といいます。活発に分裂をしている細胞でみられます。
- ❼(　　　　)※は細胞分裂することなく照射後に代謝が止まり，細胞死にいたります。主として❽(　　　　)※の低い細胞で起こります。**大線量の照射**(**数10〜数100 Gy**)で起こりますが，❾(　　　　)※は例外です。**0.2〜0.5 Gy程度**で起こります。
- G_0期にあるものは，放射線感受性が❿(　　　　)く※なります。

豆知識　分裂指数

- 全体の細胞数当たりのM期細胞数の割合を「分裂指数」といいます。
- 分裂指数が大きいほど放射線感受性が高くなります。

2nd stage

「生存率曲線」と「標的理論」について深く学びましょう!!

1st 2nd 3rd

- **1標的1ヒットモデル**とは，標的数が⓫(　　　　)※で，その標的が1ヒットを受けると⓬(　　　　)が起こるものです。グラフ上で縦軸を片対数にとると$1/D_0$(D_0：平均致死線量)の傾きをもった直線となります。線量がD_0のとき生存率は⓭(　　　　)※になります。
- **多標的1ヒットモデル**は，n個の標的のうち，n個すべてがヒットされなければ細胞死を起こさないものです。グラフは⓮(　　　　)※のある線量 - 生存率曲線となります。肩の部分は，亜致死損傷から⓯(　　　　)※の程度を示します。
- 直線部分を延長し，縦軸と交わったところ($D=0$)を⓰(　　　　)といい，⓱(　　　　)を表しています。⓲(　　　　)※では1.5〜10の範囲となります。
- D_0が⓳(　　　　)い※と線量 - 生存率曲線の傾きが大きくなります。D_0は細胞の⓴(　　　　)を示し，小さい値をとるほど放射線感受性は㉑(　　　　)い※ことになります。
- 多標的1ヒットモデルでは，生存率37%を与える線量D_{37}はDqとD_0の㉒(　　　　)で算出します。

Memo

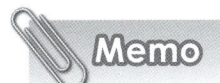

3 細胞の回復と突然変異

ねらい ▶▶▶

- 「放射線を照射した細胞の回復」について理解しましょう!!
- 一部の細胞で起こる「突然変異の原因や特徴」について学びましょう!!

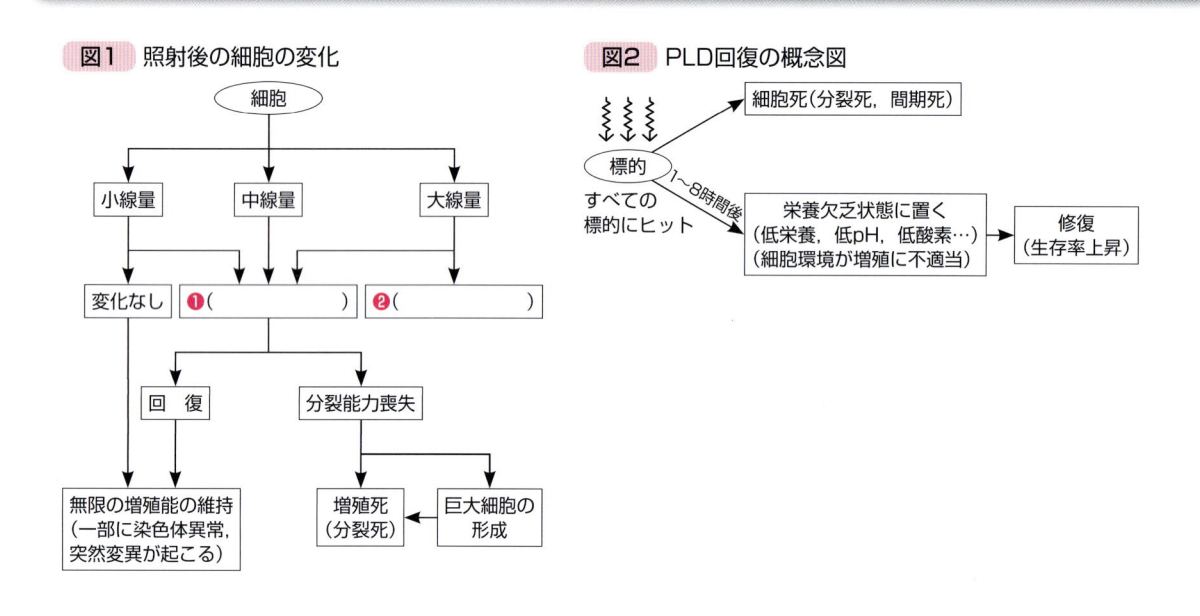

図1 照射後の細胞の変化

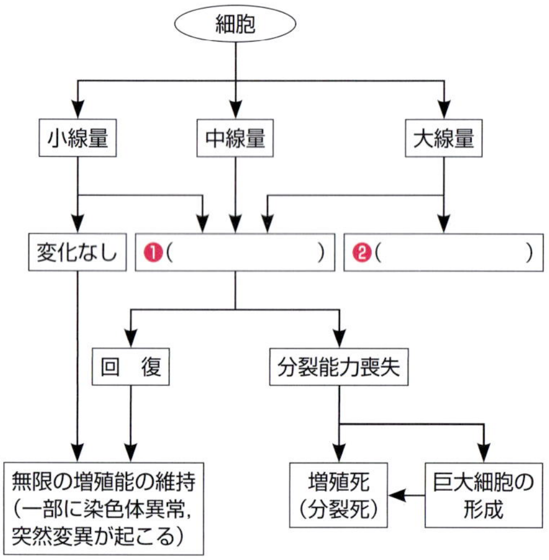
細胞
小線量
中線量
大線量
変化なし
❶(　　　　　)
❷(　　　　　)
回　復
分裂能力喪失
無限の増殖能の維持
(一部に染色体異常,
突然変異が起こる)
増殖死
(分裂死)
巨大細胞の
形成

図2 PLD回復の概念図

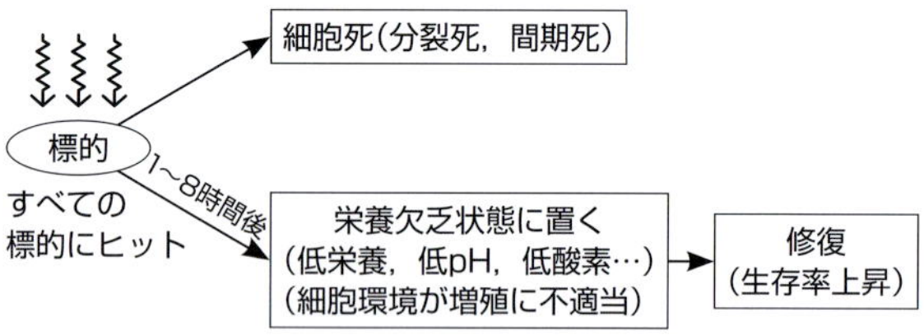
標的
すべての
標的にヒット
細胞死(分裂死, 間期死)
1~8時間後
栄養欠乏状態に置く
(低栄養, 低pH, 低酸素…)
(細胞環境が増殖に不適当)
修復
(生存率上昇)

図3 身体的影響と遺伝的影響

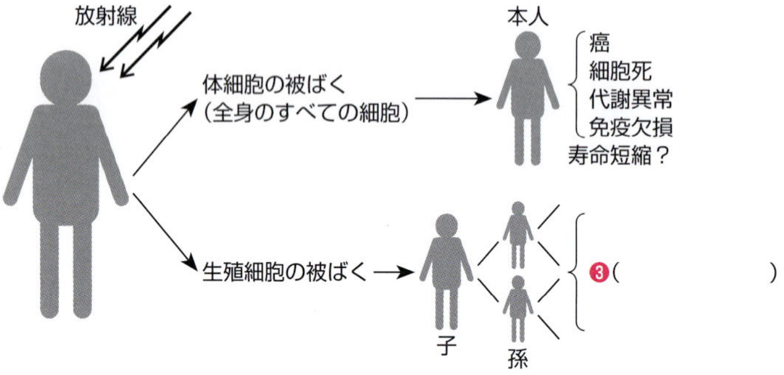
放射線
体細胞の被ばく
(全身のすべての細胞)
本人
癌
細胞死
代謝異常
免疫欠損
寿命短縮?
生殖細胞の被ばく
子
孫
❸(　　　　　)

図4 不安定型染色体異常

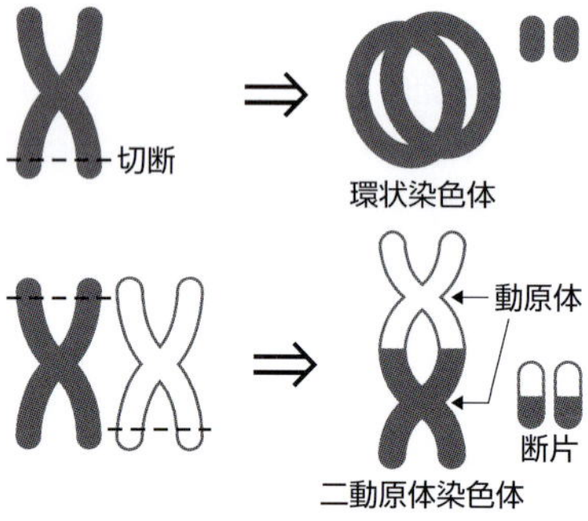
切断
環状染色体
動原体
断片
二動原体染色体

答え
❶分裂遅延 ❷間期死 ❸遺伝的影響 ❹PLD回復 ❺亜致死損傷 ❻Elkind回復 ❼細胞分裂 ❽低線量率照射 ❾線量率 ❿小さ ⓫突然変異 ⓬放射線 ⓭体細胞突然変異 ⓮生殖細胞突然変異 ⓯遺伝的影響 ⓰遺伝子突然変異 ⓱構造の異常 ⓲再結合 ⓳安定型異常 ⓴環状染色体 ㉑リンパ球 ㉒被ばく線量

1st stage

「放射線によって損傷した細胞の回復」について学びましょう!!

1st 2nd 3rd

- 損傷した細胞は**SLD回復**や❹(　　　　)*によって修復されます。
- ❺(　　　　)*から回復することを**SLD回復**または❻(　　　　)*といいます。
- SLD回復は，❼(　　　　)*をしている細胞にみられ，細胞の種類によってその程度が異なります。通常，2～3時間程度で完成します。
- SLD回復は，分割照射や❽(　　　　)*のときにみられます。同一線量を高線量率で短時間照射するとSLD回復は起こらず，生物効果は大きくなります❾〔(　　　　)効果〕。
- **高LET放射線**は，SLD回復が❿(　　　　)い*ため，生物学的な効果は大きくなります。
- ❹(　　　　)*は，照射を受けた細胞が増殖に不適当な条件(低温，低酸素状態など)に置かれたときに起こります。

豆知識 SLD回復(sublethal damage：亜致死損傷)

- SLD回復は一般に数時間内に行われます。
- 損傷が完全に回復する前に2度目の照射がされると，古い亜致死損傷と新たにできた亜致死損傷が加算され細胞死にいたります。

2nd stage

癌や遺伝的影響の原因となる「突然変異」について学びましょう!!

1st 2nd 3rd

- 親細胞と異なった遺伝情報をもつようになることを⓫(　　　　)*といいます。
- 突然変異を引き起こす原因となるものに⓬(　　　　)，化学物質，ウイルスなどがあります。自然の状態でも突然変異は起こるため，原因を確定することはできません。
- ⓭(　　　　)*は，**被ばくした本人のみに影響**が現れます。⓮(　　　　)*は，次世代以後に⓯(　　　　)*を引き起こします。
- DNAの遺伝情報の変化による突然変異を⓰(　　　　)*といいます。
- 染色体異常には，⓱(　　　　)*と数の変化があります。放射線では前者がほとんどです。染色体や染色分体が切断され，誤って⓲(　　　　)したことが原因です。
- 染色体異常は，被ばくした後に早期に消失する**不安定型異常**(**環状染色体，二動原体染色体**)と，長期にわたって観察できる⓳(　　　　)*に分類できます。
- ⓴(　　　　)*，二動原体染色体をもつ細胞は分裂が阻害され早期に死にいたります。
- 癌化を起こすのは⓳(　　　　)*をもつ細胞です。
- ㉑(　　　　)*の染色体異常の頻度を調べると，㉒(　　　　)*の推定ができます。

Memo

放射線生物学

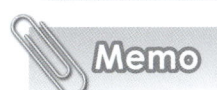

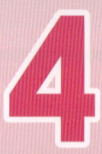

4 組織・臓器の影響（生殖腺・造血組織・皮膚）

ねらい ▶▶▶

●放射線感受性の高い①「生殖腺」，②「造血組織」，③「皮膚」について，線量による影響の相違点を理解しましょう!!

表1 組織の違いによる放射線感受性

放射線感受性	組　織
最も高い	リンパ組織（胸腺，脾臓），骨髄 生殖腺〔精巣（精原細胞），卵巣（卵母細胞）〕
高い	小腸上皮，粘膜，皮膚上皮，毛細血管，水晶体，毛嚢
中程度	腎臓，肝臓，肺，唾液腺
中程度～低い	甲状腺，膵臓，副腎，筋肉，結合組織
最も低い	骨，脂肪，神経細胞

図1 数Gy照射後の血球数の変化

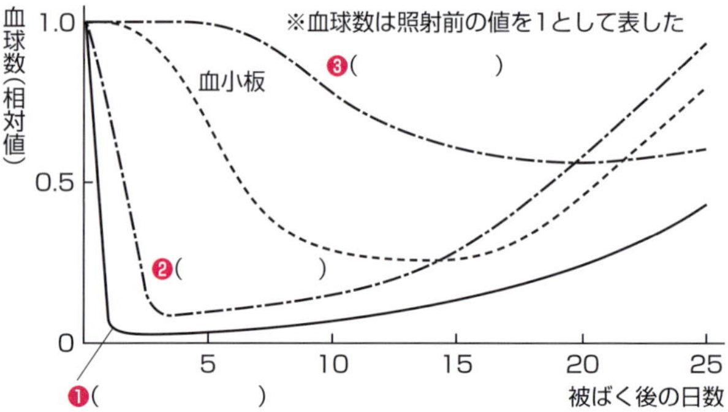
血球数（相対値）
1.0
0.5
0
※血球数は照射前の値を1として表した
❸（　　　　）
血小板
❷（　　　　）
❶（　　　　）
5
10
15
20
25
被ばく後の日数

（放射線取扱の基礎，日本アイソトープ協会より引用）

図2 皮膚の構造

表皮・真皮・皮下組織の構造を立体的に示します。

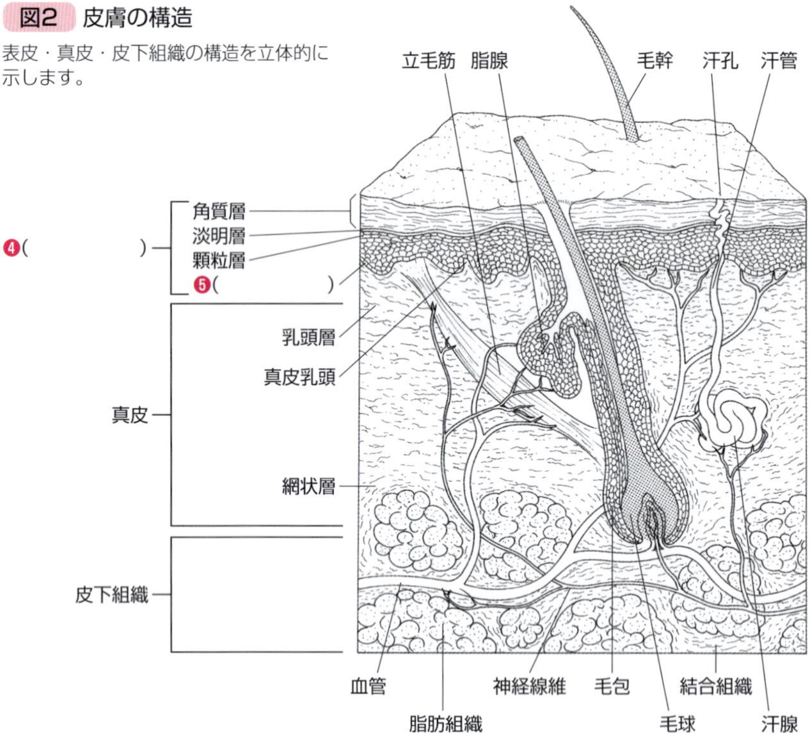
立毛筋
脂腺
毛幹
汗孔
汗管
❹（　　　　）
角質層
淡明層
顆粒層
❺（　　　　）
乳頭層
真皮乳頭
真皮
網状層
皮下組織
血管
脂肪組織
神経線維
毛包
毛球
結合組織
汗腺

（人体の構造と機能，p.96，医学書院，2001.より改変引用）

答え
❶リンパ球 ❷顆粒球 ❸赤血球 ❹表皮 ❺基底層 ❻0.15 ❼不妊 ❽永久不妊 ❾1.5 ❿一時的 ⓫永久不妊 ⓬血管の拡張 ⓭乾燥 ⓮主紅斑 ⓯潜伏期 ⓰色素沈着 ⓱難治性潰瘍 ⓲減少 ⓳0.5 ⓴2～4 ㉑遅れ ㉒増加 ㉓リンパ球 ㉔血小板 ㉕3～5 ㉖10 ㉗20 ㉘最低値 ㉙100～120 ㉚幹細胞

1st stage

「生殖腺および皮膚の放射線による影響」を学びましょう!!

1st 2nd 3rd

- **精原細胞**への❻(　　　　)※Gy程度の急性被ばくで2〜3カ月後に精子数が減少し，一時的な❼(　　　　)※となります。3.5〜6 Gy以上の急性被ばくで❽(　　　　)※となります。
- **卵母細胞**への❾(　　　　)※Gy程度の被ばくで❿(　　　　)※な不妊となります。2.5〜8 Gy程度の急性被ばくで⓫(　　　　)※が起こります。
- **初期一時的紅斑**は⓬(　　　　)※が原因です。一時的に軽度発赤がみられ，同時に皮脂腺や汗腺の機能低下により皮膚が⓭(　　　　)します。
- ⓮(　　　　)※は**真皮の炎症**が原因で，3〜4週間続きます。**線量の増大**とともに⓯(　　　　)※が**短縮**します。時間経過とともに⓰(　　　　)※が起こります。
- 大線量の皮膚被ばくで⓱(　　　　)※を起こします。癌化することもあります。

豆知識　**皮膚**

- 表面から30〜100 μm（平均70 μm）の深さにある基底層の表皮細胞および皮脂腺は放射線感受性が高くなります。
- 分化の進んだ顆粒細胞，角質層の放射線感受性は低くなります。

2nd stage

「放射線による血球の変化」を学びましょう!!

1st 2nd 3rd

- **リンパ球**は**間期死**によって，照射後から直ちに⓲(　　　　)※します。**閾値**（しきい）は⓳(　　　　)※Gyです。寿命日数が⓴(　　　　)日と短く，造血組織から供給されないため回復は㉑(　　　　)ます。
- **顆粒球**は被ばく後，**3〜4日で最低値**となります。被ばく直後，一時的に㉒(　　　　)※します。これは貯蔵プールからの一過性の放出が原因です。回復は㉓(　　　　)※よりも早く，2〜3週で被ばくする前と同じ数に回復します。
- ㉔(　　　　)※は，被ばく後，㉕(　　　　)日※で減少していきます。寿命が8〜9日のため，㉖(　　　　)※日前後で最低値となります。顆粒球よりもやや遅れて回復します。
- **赤血球**は，被ばく後，5〜6日後に数の減少が若干みられます。㉗(　　　　)日※前後で㉘(　　　　)※となります。赤血球の寿命は他の血球と比較して㉙(　　　　)日と長く，数の減少が始まる前にすでに造血㉚(　　　　)※が回復している状態にあります。そのため，見かけ上の赤血球数の減少は極めて小さくなります。

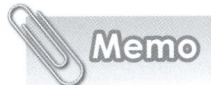

Memo

2. 放射線生物学

5 組織・臓器の影響（甲状腺・消化管・その他）

ねらい ●「甲状腺，消化管およびその他の組織・臓器の放射線障害」について理解しましょう!!

表1

部位	急性障害	晩期障害	備 考
甲状腺	急性甲状腺炎 甲状腺機能低下症	❶(　　　　　　　) 慢性リンパ性甲状腺炎	・急性甲状腺炎は，被ばく後2週間以内に発生します
食道	食道粘膜炎	食道潰瘍 線維化による狭窄	・食道粘膜炎は照射終了後2〜3週で回復します ・1回線量を6Gy以上とすると晩期障害の発生頻度が上昇します
胃腸	胃炎，胃十二指腸潰瘍（食欲不振，悪心・嘔吐，腹痛），小腸炎，大腸炎による下痢，腹痛	出血，穿孔，狭窄	胃腸のTD$_{5/5}$は次のとおりです 　小腸 → 約45Gy 　結腸 → 約55Gy 　直腸 → 約60Gy
眼	結膜炎 角膜炎	❷(　　　　　　　) 角膜潰瘍 放射線網膜症	・60Gy/週をこえて照射されると，角膜潰瘍を生じます ・放射線網膜症は照射後1〜3年後に生じます
脳	急性脳浮腫 白質脳症	放射線脳壊死	・白質脳症はCT画像上で，脳萎縮と脳室拡大として観察されます ・放射線脳壊死は照射後1年以降に発症します ・脳全体のTD$_{5/5}$は約45Gyです
脊髄	一過性の神経症状	❸(　　　　　　　)	・TD$_{5/5}$は約50Gyです。1回線量に大きく左右されます ・照射後半年〜数年で発症します ・有効な治療手段はありません
肺	放射線肺炎	❹(　　　　　　　)	・放射線肺炎は照射後1〜3カ月で発症します ・通常の分割照射ではTD$_{5/5}$は約20Gyとなります ・1回照射ではTD$_{5/5}$は約8Gyです ・咳，呼吸困難，発熱などの症状を呈します
膀胱	膀胱炎	膀胱萎縮	・膀胱のTD$_{5/5}$は約65Gyです ・症状は頻尿，血尿，排尿痛などです
喉頭	急性粘膜炎	喉頭浮腫	
唾液腺	唾液腺機能低下	唾液分泌の完全停止	・臨床症状として口内乾燥を生じます ・30Gy以上を照射すると症状が長期間続きます
骨	骨芽細胞の減少	発育障害（小児） 骨壊死 ❺(　　　　　　　)	骨のTD$_{5/5}$は以下のとおりです 　小児 → 約10Gy 　成人 → 50〜60Gy
腎	腎炎	慢性腎不全	・症状は浮腫，血尿，高血圧，蛋白尿などです ・腎のTD$_{5/5}$は23Gyです

答え ❶甲状腺癌　❷白内障　❸放射線脊髄炎　❹放射線肺線維症　❺骨折　❻十二指腸　❼高　❽腺窩細胞　❾5Gy　❿高LET放射線　⓫2〜3年　⓬区別　⓭甲状腺癌　⓮口内炎　⓯味覚障害　⓰口内乾燥　⓱食道粘膜炎　⓲狭窄　⓳脱水症状　⓴電解質　㉑血圧低下　㉒S状結腸　㉓子宮頸癌　㉔イレウス

1st stage

「小腸，眼，甲状腺に対する放射線の影響」を学びましょう!!

1st 2nd 3rd

- **小腸**のうち，最も放射線感受性が高いのは❻（　　　　　　）※です。特に**腺窩**（**クリプト**）**にある腺窩細胞**は放射線感受性が❼（　　　　）く※なります。10 Gy以上被ばくすると❽（　　　　　　）※の分裂が停止し，数日後に症状が現れます。
- 臨床的に明らかな**白内障**を起こす**閾値**は❾（　　　　）※で，長期間にわたって低線量率で照射すると閾値は10 Gy程度となります。❿（　　　　　　）※では，白内障発生の**閾値**が**1/10〜1/30程度**になります。**白内障**の**平均潜伏期間**は⓫（　　　　）※です。
- 一般に先天的白内障または老人性白内障は，放射線によって発生した白内障と⓬（　　　　）※することはできないとされています。
- 放射性ヨウ素が体内に摂取されると，甲状腺機能低下症や⓭（　　　　　）※が発症します。

豆知識

チェルノブイリ原発事故

- 原発事故では核分裂生成物である^{131}Iが多量に放出されました。事故当時に放射性ヨードを摂取した小児の中から「甲状腺機能低下症」や「甲状腺癌」が増加しています。

2nd stage

「消化管に対する放射線の影響」を学びましょう!!

1st 2nd 3rd

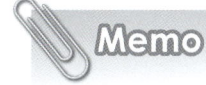

- 口腔・咽頭が照射されると，粘膜の発赤，浮腫，⓮（　　　　）※，疼痛が出現します。粘液の分泌障害により⓯（　　　　　）※を起こすことがあります。40〜50 Gy/5週以上の照射で唾液腺炎による唾液分泌低下が起こり，⓰（　　　　　）※が生じます。
- 食道に20〜30 Gy/2〜3週照射されると⓱（　　　　　　）※が発生し，嚥下時の痛みを引き起こします。晩期障害として食道壁の⓲（　　　　）※があります。
- 小腸が放射線の影響を受けると，多量の体液が漏出し，下痢による⓳（　　　　　）※を引き起こします。長期間の下痢により⓴（　　　　）のバランスがくずれ，㉑（　　　　　），脈拍数増加，尿量の低下などを併発します。
- 大腸は胃と同程度の放射線感受性をもちます。放射線の影響は直腸や㉒（　　　　　）に起こりやすく，㉓（　　　　　）※の腔内照射の際に注意を要します。晩期障害として，発赤，びらん，潰瘍，一過性の血便，線量が高いときには狭窄を生じて㉔（　　　　　）※を引き起こすことがあります。

Memo

6 個体レベルの放射線の影響

ねらい ▶▶▶

- 確定的影響および確率的影響の特徴を分類しましょう!!
- 全身被ばくによる急性障害について,「線量ごとの特徴(症状,潜伏期間)」を理解しましょう!!

表1 急性障害

被ばく線量	留意点
❶(　　　　　)以上	• 24時間〜72時間以内にリンパ球が減少します。
1〜2 Gy以上	• 吐気・嘔吐,めまい,食欲不振などが現れます。この症状を「放射線宿酔」といいます。線量が多いほど早く症状が現れ,長期間続きます。 • 放射線治療中に放射線宿酔の症状が現れることがあります。
❷(　　　　　)以上	• 骨髄幹細胞の機能喪失により造血機能に障害をきたします。 • 白血球減少による感染症(敗血症)および血小板減少による出血傾向によって死にいたる危険性があります。 • 30日間で50%が死亡する線量を半致死線量($LD_{50(30)}$)といいます。 • 人の場合は$LD_{50(60)}$が用いられますが,その線量は$LD_{50(30)}$とほとんど変わらず,約4 Gyです。 • 骨髄死が最も多く現れるのは被ばく後10日〜15日です。 • 治療方法の1つとして骨髄移植があります。
❸(　　　　　)以上	• 小腸にある腺窩細胞の分裂停止によって脱水症状や電解質異常が起き,死にいたる危険性があります。 • 平均生存期間は10〜20日間で,小腸の絨毛細胞の寿命に依存しています。 • 5〜15 Gyの被ばくにより骨髄死も起こります。しかし,腸管死のほうが早く出現します。
15 Gy以上	• 神経系に影響を与えます。数時間から数日後にショックにより死亡します。 • 神経細胞は感受性が低いので,血管系の損傷が主な原因とされています。

図1 確定的影響

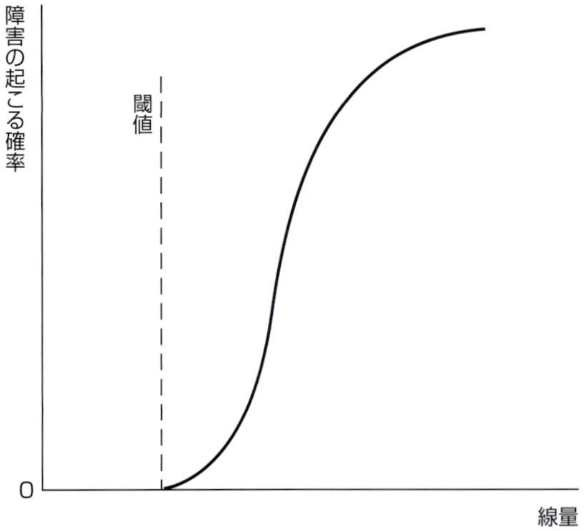

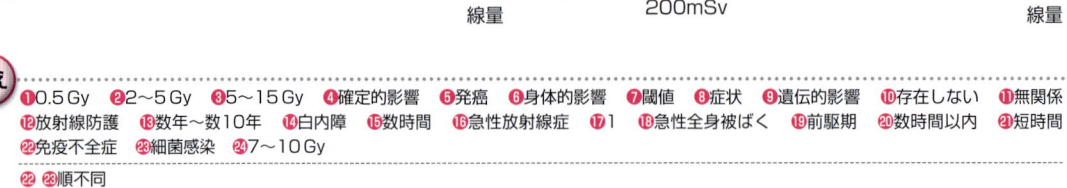

図2 確率的影響

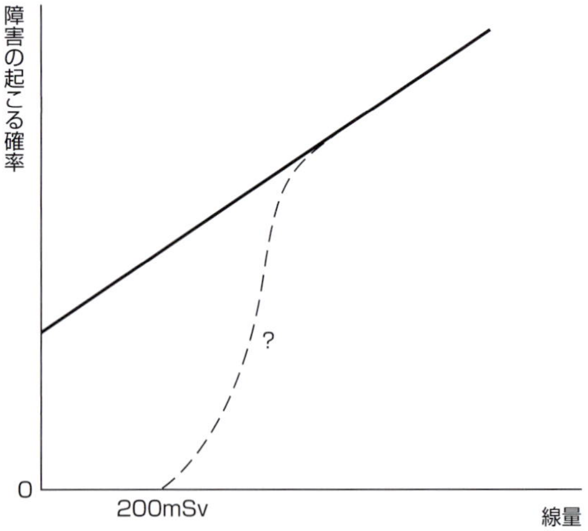

答え
❶0.5 Gy ❷2〜5 Gy ❸5〜15 Gy ❹確定的影響 ❺発癌 ❻身体的影響 ❼閾値 ❽症状 ❾遺伝的影響 ❿存在しない ⓫無関係 ⓬放射線防護 ⓭数年〜数10年 ⓮白内障 ⓯数時間 ⓰急性放射線症 ⓱1 ⓲急性全身被ばく ⓳前駆期 ⓴数時間以内 ㉑短時間 ㉒免疫不全症 ㉓細菌感染 ㉔7〜10 Gy
㉒ ㉓順不同

1st stage

「確定的影響」「確率的影響」について学びましょう!!

1st 2nd 3rd

- ❹（　　　　　）※は，ある線量以上の被ばくを受けると，ほぼ確実に発症するものをいいます。❺（　　　　　）※を除くすべての❻（　　　　　）※が確定的影響です。
- **確定的影響**の❼（　　　　　）※は障害の種類によって異なります。受けた放射線の量が多いほど，その❽（　　　　　）※は悪化します。
- 放射線被ばくによって起こる発癌および❾（　　　　　）※は確率的影響です。現在では閾値は❿（　　　　　）※と考えられています。発生した症状のひどさ（悪性度）は，受けた放射線の量には⓫（　　　　　）※です。⓬（　　　　　）※は確率的影響を容認できるレベルに押さえるように行います。
- 放射線被ばく後，⓭（　　　　　）※後に発生する影響を晩期障害（晩発障害）といいます。晩期障害として，発癌，⓮（　　　　　）※，再生不良性貧血，肺線維症などがあります。

豆知識　確率的影響

- 根拠となっているデータが原爆など高線量・高線量率被ばく時のものであり，低線量域の影響については外挿して得られた仮説にすぎません（LNT仮説）。したがって，低線量・低線量率の被ばくで閾値があるかどうかは不明です。

2nd stage

「急性放射線症」について学びましょう!!

1st 2nd 3rd

- 被ばく後，⓯（　　　　　）※から数週間以内に現れる**発熱，吐気・嘔吐**などの症状の総称を⓰（　　　　　）※といいます。約⓱（　　　）※Gy以上の⓲（　　　　　）※で起こります。
- **急性放射線症**は⓳（　　　　　）※，**潜伏期**，**発症期**，**回復期**または**死亡**の**4つの病期**に分けられます。
- **前駆期**は⓴（　　　　　）※に現れ，線量の増大とともに㉑（　　　　　）※で発症します。症状として，吐気・嘔吐，下痢，頭痛，意識障害，初期紅斑，唾液腺の腫脹，口腔粘膜の発赤などがあります。
- **発症期**の症状として㉒（　　　　　），㉓（　　　　　），出血，脱水，下痢，意識障害などがあります。適切な医学的処置を施さなければ死にいたる危険性があります。
- **人間の100%致死線量**は㉔（　　　　　）※と考えられています。

Memo

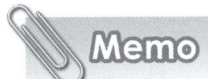

7. 発癌・遺伝的影響・胎内被ばく

2. 放射線生物学

ねらい
- 放射線による「発癌」「遺伝的影響」について理解しましょう!!
- 胎内被ばくについて,「受精後の時間経過による影響の違い」について学びましょう!!

表1 放射線誘発癌

肺癌	・鉱山中の閉鎖された空間中で働いていた労働者に「肺癌」の過剰発生がみられます。ラジウムを含む鉱石から出た「ラドン」およびその「娘核種」を呼吸とともに吸入し,肺内(気管)に放射性核種を蓄積させたことが原因です。 ・局所的にα線の被ばくを受けた結果,肺癌を誘発しました。
皮膚癌	・放射線防護の技術が確立されていなかった時代に,X線や放射性核種の取扱いをしていた人から「皮膚癌」が発生しています。最初に皮膚炎を発症し,長い潜伏期間を経て皮膚癌を引き起こします。
骨腫瘍	・時計の文字盤を書いていた作業者から「骨腫瘍」が発生しています。当時,細かい作業をするために,筆先を舌でなめながら作業していたため,染料に含まれていたラジウムが体内に摂取されてしまいました。 ・ラジウムは骨に集積する性質があるため「骨腫瘍」「白血病」を誘発しました。
肝臓癌	・二酸化トリウム(ThO_2)コロイドからなる血管造影剤(商品名:トロトラスト®)を投与した患者から,「肝臓癌」が発生しています。 ・トロトラスト®は肝臓,脾臓,骨髄に沈着し,^{233}Thからのα線によって内部被ばくを受けます。そのほかに「白血病」も多発しました。
甲状腺癌	・チェルノブイリ原発事故が起こった当時,0~5歳であった小児に著しく増加しています。環境中に放出された^{131}Iによる内部被ばくによる影響と考えられています。乳幼児期において頭頸部に照射を受けた者のなかからも,甲状腺癌の発生が報告されています。
白血病	・放射線被ばくにより「白血病」のリスクが上昇します。被ばく後,5~7年後に発症のピークを迎え,その後は時間の経過とともに低くなっていきます。

表2 胎内被ばくによる影響

時 期	胎 齢	妊娠周期	主な影響	閾値	備 考
❶( )	受精~9日	2~3週	死亡(胚死亡)	0.1 Gy	胚に異常がなければ正常に発育します
❷( )	受精後2~8週	4~10週	❸( )	❹( )	小頭症,無脳症,四肢異常などの先天異常 重症な場合は新生児死亡となります
胎児期	受精後8週~出生	10~40週	発育異常	0.5~1.5 Gy	—
			❺( )	0.2~0.4 Gy	特に妊娠8~15週で好発 25週を過ぎると起こる可能性は低くなります
妊娠全期間	—	—	遺伝的影響 発癌	なし	

答え ❶着床前期 ❷器官形成期 ❸奇形発生 ❹0.1 Gy ❺精神発達の遅れ ❻潜伏期 ❼白血病 ❽2~3年 ❾10 ❿生殖細胞 ⓫倍加線量 ⓬直接 ⓭1 Gy ⓮大き ⓯コホート ⓰LQ ⓱L ⓲2 ⓳割る

1st stage 「放射線誘発癌」「遺伝的影響」について学びましょう!!

- ❻(　　　　　　　)*の最も短い**放射線誘発癌**は❼(　　　　　　　)*です。被ばく後❽(　　　　　　　)*後より発症し、7〜8年後にピークを迎えます。**被ばく時の年齢が低い**ほど**潜伏期は短く**なります。
- 白血病以外の固形癌は癌年齢に達した時期に発生率が上昇するので、❾(　　　　)年*以上の**潜伏期**をもちます。**被ばく時の年齢が若い**ほど**潜伏期は長く**なります。
- 遺伝的影響は❿(　　　　　　　)*への被ばくによって起こります。
- 遺伝的リスクを定量化する方法として、⓫(　　　　　　　)*法と⓬(　　　　)法*があります。
- ⓫(　　　　　　　)とは、自然に起こっている突然変異と同じ量の突然変異を発生するのに必要な放射線の量です。人は約⓭(　　　　　)*とされています。倍加線量の値が⓮(　　　　　)い*ほど突然変異が起こりにくいといえます。

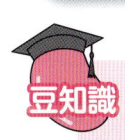

豆知識 放射線被ばくによる遺伝的影響
- 放射線による人の遺伝的影響は現在まで観察されていません。
- マウスやショウジョウバエなどの動物実験では遺伝的影響が確認されています。

2nd stage 「放射線誘発癌のリスク評価」について学びましょう!!

- 原爆被ばく者などの疫学的調査によると、放射線による発癌の増加が認められています。
- 放射線疫学的調査法には、⓯(　　　　　　　)研究*とケース・コントロール研究があります。
- 放射線誘発癌のリスク評価には、⓰(　　　　　)モデル*と⓱(　　　　　)モデル*があります。白血病は⓰(　　　　　)モデル*、その他の癌は⓱(　　　　　)モデル*に一致するといわれています。
- 白血病の発生率は、線量の低い場合は線量の増加に応じて直線的に増加します。線量が高い場合には、線量の2乗に比例して増加します。
- **線量 - 線量率効果係数**（**DDREF**）は、高線量・高線量率のデータと、低線量・低線量率のデータとの比で示しています。ICRPの勧告では⓲(　　　　　)*を採用しています。これにより、原爆被ばく者のデータから推定されているリスクを、2で⓳(　　　　　)ことで低線量・低線量率のリスクに置き換えることができます。

Memo

8. 内部被ばくによる放射線の影響

ねらい
- 体内に摂取された①「放射性核種の分布」，②「放射線障害」，③「内部被ばく線量に影響を与える因子」について理解しましょう!!
- 「内部被ばくの防止策，測定法」についても学びましょう!!

実効半減期（有効半減期）（T_{eff}）

- 「**生物学的半減期**（T_b）」は，**排泄機構**（糞便，呼吸，汗など）により**体内放射能量が1/2に減少**するまでの時間をいいます。
- 「**物理的半減期**（T_p）」は，**放射性壊変によって放射能が1/2になるまでの時間**をいいます。
- 「**実効半減期（有効半減期）**（T_{eff}）」は**両者を加味**したものです。算出する式は次式になります。

$$1/T_{eff} = 1/T_b + 1/T_p$$

- **物理的半減期**（T_p）が**極めて長い**とき，実効半減期（有効半減期）（T_{eff}）と**生物学的半減期**（T_b）はほぼ**等しい値**となります。
- **RBEやLETの値**は，実効半減期（有効半減期）の大きさに**影響しません**。

表1 放射性核種の集積部位とその影響

集　積	核　種	放射線障害	備　考
❶（　　　）	^{32}P　^{45}Ca　^{90}Sr　^{226}Ra ^{232}Th　^{238}U　^{239}Pu　^{241}Am	血球の減少 白血病 骨肉腫	・これらの核種を向骨性核種といいます ・一般に生物学的半減期は長くなります
全身（体液）	^3H（トリチウム水）　^{24}Na（$^{24}NaCl$）	白血病 突然変異 不妊	・^{24}Naは人体に中性子が照射されたとき，体内でつくられる可能性があります ・$^{23}Na(n,\gamma)^{24}Na$
全身（筋肉）	^{40}K　❷（　　　　　　）		
甲状腺	^{123}I　^{125}I　^{131}I	甲状腺機能低下症 甲状腺癌	・事前に非放射性ヨードを投与することで障害の発生を防止できます
肝臓（脾臓）	^{60}Co　^{65}Zn　^{232}Th　^{239}Pu	慢性の肝臓障害 肝臓癌	・トロトラスト®（造影剤）中の$^{232}ThO_2$によって肝臓癌が高い率で発生しました ・コロイド状のものは網内系組織に集積します
肺	^{222}Rn　^{239}Pu	肺癌	・不溶性の^{239}Puは肺に集積し，ほとんど血中に移行しません
骨髄	^{55}Fe　^{59}Fe	白血病	・肝臓，脾臓，筋肉，赤血球にも集積
腎	^{203}Hg	腎炎	―

答え
❶骨　❷^{137}Cs　❸α線　❹経口摂取　❺種類　❻排泄　❼長期間　❽向骨性核種　❾^{90}Sr（^{45}Caや^{32}Pなども正解）　❿白血病　⓫代謝　⓬1/生物学的半減期　⓭消化管　⓮肺　⓯血液　⓰経皮摂取　⓱傷口　⓲ゴム手袋　⓳ホールボディカウンタ　⓴バイオアッセイ法

1st stage 「内部被ばくの特徴」について学びましょう!!

- 内部被ばくは，飛程の短い❸(　　　　　)*，β線が問題となります。
- 放射性核種の**摂取経路**として，❹(　　　　　　　)*，吸入摂取，経皮摂取が考えられます。
- 体内での分布は，放射性核種の❺(　　　　　)*，化学形などによって決まります。
- 体内に取り込まれた放射性核種は，一般に❻(　　　　　　)*されにくく，少量であっても❼(　　　　　　)*の被ばくの原因となります。
- **骨に集積する放射性核種**を❽(　　　　　　　　)*といいます。代表的な核種として❾(　　　　　)*があります。**晩期障害**として，❿(　　　　　　)*，**骨肉腫**が考えられます。
- 被ばく線量は核種の半減期および体内の⓫(　　　　　)*，排泄の程度によって決まります。
- 実効半減期(有効半減期)(T_{eff})は次式で求めます。

    $1/T_{eff}$ = ⓬(　　　　　　　　　　) + 1/物理的半減期

豆知識　内部被ばくの測定
- 放射性同位元素を誤って吸入摂取し，または経口摂取した場合には，その都度測定します。
- 放射性同位元素を吸入摂取または経口摂取するおそれのある場所に立ち入る者に対しては，3カ月をこえない期間ごとに1回行います。

2nd stage 「放射性核種の摂取経路，取扱法，摂取量の測定」について学びましょう!!

- 放射性核種によって汚染された食物を摂取すると，⓭(　　　　　)*で吸収されます。水溶性や脂溶性の放射核種は消化管で吸収されやすい性質があります。
- 吸入摂取により気体状の放射性核種が⓮(　　　　)*に入り，一部が⓯(　　　　　)*中に取り込まれます。放射性核種の付着した粉塵も吸入摂取され，体内被ばくの原因となります。
- 皮膚や粘膜を通じて放射性核種が吸収されることを⓰(　　　　　)*といいます。傷があるときは⓱(　　　　　)*から摂取されやすく，注意が必要です。非密封放射性核種を取り扱うときは，経皮摂取を防止するために⓲(　　　　　　)*を着用します。
- 体内に摂取した放射性同位元素の量の測定には，**体外計測法**，**バイオアッセイ法**があります。体外計測法では，⓳(　　　　　　　　　)*を用いて測定します。
- ⓴(　　　　　　　　)*は，対象者の便，尿など人体から摂取したものを利用して測定します。

Memo

2. 放射線生物学

9 放射線治療領域の放射線生物学

ねらい
- 放射線治療の基礎となる①「4つのR」，②「α/β値」，③「腫瘍の放射線感受性」について理解しましょう!!
- 「細胞の熱に対する影響」を学びましょう!!

表1 腫瘍の放射線感受性

線量	腫瘍	備考
20～45 Gy	白血病　精上皮腫（セミノーマ） ウイルムス腫瘍　神経芽細胞腫 ホジキン病　悪性リンパ腫 多発性骨髄腫	・高い治癒率を期待できます ・正常組織の耐用線量範囲内であるので，副作用の発生頻度はかなり低くなります。
45～70 Gy	扁平上皮癌（子宮，皮膚，頭頸部など） 胸腺腫　乳癌　ユーイング肉腫 肺癌　卵巣癌	・高い治癒率を求めると，正常組織に副作用が発生する可能性があります。
70 Gy以上	骨肉腫　悪性黒色腫　線維肉腫 神経膠腫　胃癌　大腸癌　腎癌	・正常組織の耐用線量をこえます。

4つのR

- **回復，修復**（recovery, repair）は，亜致死損傷からの回復（SLD回復）と潜在的致死損傷からの回復（PLD回復）によって起こります。一般に腫瘍細胞のほうが正常細胞よりも回復しにくい性質があります。
- 腫瘍細胞にみられる**再酸素化**（reoxygenation）のプロセスは次のとおりです。
  ①酸素分圧の高い細胞が不活性化し死滅。
  ②低酸素状態にあった細胞まで酸素が到達。
  ③低感受性であったものが次の照射時に高感受性に変わります。
- **再分布**（redistribution）のプロセスは次のとおりです。
  ①照射時に放射線感受性の高い時期にあった細胞は死滅。
  ②感受性の低い細胞周期にあったものが生き残ります。
  ③照射時の細胞周期と線量の大きさに応じて分裂遅延。
  ④ある特定の細胞周期に細胞集団が集められます（同調）。
  ⑤再度，細胞周期を回り始め，時間とともに照射前と同じ分布に戻ります。
- **再生**（regeneratinon）・**再増殖**（repopulation）によって欠損組織の細胞を再生させます。

図1 腫瘍コードの模式図

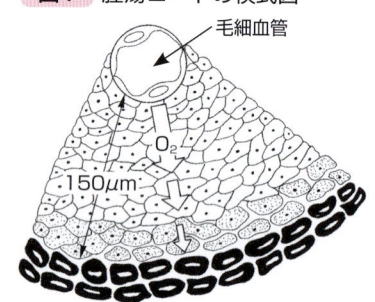

（大川　智彦ほか監修：癌・放射線療法，第1版，p.125，篠原出版新社，2002.より引用）

答え
❶10　❷腸管　❸回復　❹腫瘍細胞　❺治療　❻1～3Gy　❼晩期障害　❽60Gy　❾加温　❿分裂　⓫42.5　⓬細胞周期　⓭S期　⓮G_1期　⓯低　⓰温熱耐性　⓱D_0

1st stage 「放射線治療の基礎」を学びましょう!!

- 急性障害型組織の α/β 値は ❶(　　　)*Gy程度で, ❷(　　　　)*, **骨髄, 皮膚**などが該当します。早期に障害がでて, ❸(　　　　)*しやすい性質があります。❹(　　　　　　)*は急性障害型組織の α/β 値に近いため**早期に反応**しますが, **正常組織よりも回復しにくい性質**があります。
- 晩発障害型組織は, 細胞分裂しないか, または遅い正常組織(**脊髄, 肝臓, 腎臓, 肺**など)などが該当します。生じた晩期障害は, 回復しにくく ❺(　　　　)*が難しくなります。α/β 値は ❻(　　　　)*程度となります。
- 放射線治療は晩発障害型組織の ❼(　　　　　　)*を増強せず, 腫瘍に対する効果をいかに向上させるかが重要となります。
- 治療は合計線量 ❽(　　　　)*(1日2Gy/6週間, 週5日照射)が基本となっています。

豆知識 多分割照射

- 1回線量を少なくし, 1日2回以上照射する方法を「多分割照射」といいます。照射間隔は4～6時間となります。晩期反応性細胞の障害を少なくし, 局所制御率の向上が期待できます。
- 合計線量は変化させず照射期間を短縮する方法を「加速多分割照射法」といいます。腫瘍細胞の加速再増殖の影響を抑制し, 局所制御率の向上が期待できます。
- 1回1～1.3Gyまでの線量を1日2回照射し, 照射期間を変えずに合計線量を増加させる方法を「超多分割照射」といいます。

2nd stage 「温熱療法の基礎」を学びましょう!!

- 細胞を ❾(　　　)すると, ❿(　　　　)せずに早期に死にいたります。⓫(　　　)℃をこえると生存率が急激に低下します。**細胞膜損傷, 蛋白質変性**が**細胞死の原因**です。
- 熱による細胞の影響は ⓬(　　　　)やpHによって変わります。
- **温熱感受性が最も高いのは** ⓭(　　　　)*の後期で, 温熱感受性が最も低くなるのは ⓮(　　　　)*です。pHが ⓯(　　　)い*ほど温熱感受性が高くなります。
- 1回目の加温で一時的に ⓰(　　　　)*が出現します。42.5℃以上で加温すると, 加温を止めた後に数時間後に出現します。減衰には時間がかかります。
- 一般に1回目の加温が強いほど ⓰(　　　　)が強くなります。温熱耐性を軽減するため, 最低3日間以上の間隔を開けて次の加温をします。
- 放射線と温熱療法を併用すると, ⓱(　　　)*と *Dq* が減少します。

Memo

2. 放射線生物学

10 放射線の影響を左右する因子

ねらい
- 放射線の影響を左右する①「RBE」，②「LET」について理解しましょう!!
- 「照射される生物の種類，年齢などの違いによる影響の相違点」についても学びましょう!!

● 放射線の影響を左右する因子をまとめると次のとおりになります。

- 照射する放射線
  ①総線量，②放射線の種類，③線量率，④線量分布，⑤放射線のエネルギー
- 照射される生物
  ①生物の種類，②生物の健康状態，③年齢，④細胞周期，⑤組織の種類
- 照射時の条件
  ①温度，②酸素量，③防護剤，④増感剤

● LETの大きさによる生物効果の違い

表1

	低LET放射線	高LET放射線	備考（高LET放射線の特徴）
作用	❶(　　　)が主	❷(　　　)が主	直接，DNAに作用します
回復	大きい	小さい	SLDおよびPLD回復ともに小さくなります
RBE	❸(　　　)い	❹(　　　)い	分割照射にするとさらにRBEが大きくなります
OER	大きい	小さい	OERは1に近くなります
線量率効果	❺(　　　)い	❻(　　　)い	－
増感剤の効果	大きい	小さい	ラジカルの生成が少ないためです
防護剤の効果	大きい	小さい	同上
温度効果	大きい	小さい	同上
細胞周期依存性	大きい	小さい	－

● RBEとLETの関係

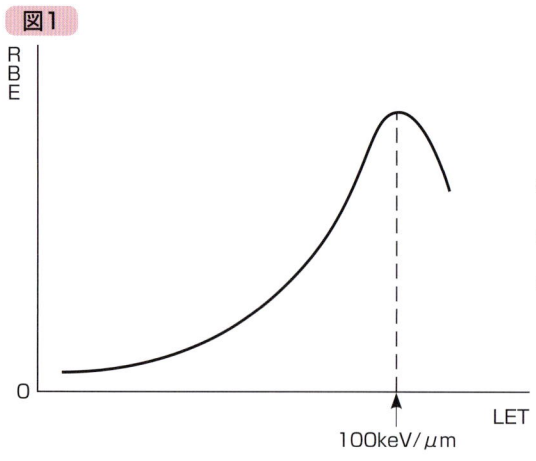

図1

- RBEはLETが高くなるにつれて大きくなります。
- LETが100 keV/μm付近に達するとRBEは最大値をとります。
- LETが100 keV/μmをこえるとRBEは小さくなっていきます。

答え
❶間接作用 ❷直接作用 ❸小さ ❹大き ❺大き ❻小さ ❼線質 ❽250 kVのX線 ❾線量率 ❿100 keV/μm ⓫4倍 ⓬無酸素状態 ⓭2.5～3 ⓮1 ⓯照射後 ⓰30 mmHg ⓱小さ

1st stage 「生物学的効果比(RBE)」について学びましょう!!

- 生物学的効果比(RBE)は，❼(　　　　　)※の違いによる生物効果の違いを示すものです。
- 基準放射線として❽(　　　　　　　)※または^{60}Co γ線が用いられています。算出する式は下記のとおりです。

$$RBE = \frac{ある生物効果を引き起こすのに必要な基準放射線の吸収線量}{問題としている放射線で同じ効果を引き起こすのに必要な吸収線量}$$

- RBEは同一の生物種であっても，観察する指標によって値が異なります。また，❾(　　　　　)※，**酸素分圧**および**細胞周囲の温度**などが変わると**RBEも変化**します。
- LETが大きくなるとRBEも増大します。しかし，❿(　　　　　　　)※以上になると減少します。
- RBEが4となる放射線を照射すると，250 kVのX線または^{60}Co γ線に比べて，⓫(　　　　)※の効果を示すことになります。

豆知識　線エネルギー付与(LET)
- 単位距離を通過するときにどれだけのエネルギーを与えるかを示すもので，荷電粒子のみに適用される量です。
- 陽子線は低LET放射線に分類されます。

2nd stage 「酸素増感比(OER)」について学びましょう!!

- 酸素増感比(OER)は次式で示されます。

$$OER = \frac{⓬(　　　　　　　)※である効果を引き起こすのに必要な線量}{酸素存在下で同じ効果を引き起こすのに必要な線量}$$

- 低LET放射線のOERは⓭(　　　　　)※程度です。これは，酸素の存在で放射線効果が⓭(　　　　)倍に上昇することを示しています。**高LET放射線ではOERの値は**⓮(　　　)※に近づきます。
- ⓯(　　　　　　)※に酸素濃度を高めても酸素効果は現れません。また，OERは酸素分圧の上昇とともに大きくなりますが，⓰(　　　　　　)※をこえると飽和します。
- OERが大きい放射線は，LETの⓱(　　　　)い※放射線となります。

Memo

演習問題 2. 放射線生物学

放射線生物学

問題1 細胞周期で正しいのはどれか。

1. G_1期の次がG_2期である。
2. 正常細胞にはG_0期がない。
3. S期にDNA合成が行われる。
4. G_0期の細胞は放射線感受性が高い。
5. 腫瘍細胞ではM期がS期よりも長い。

解説

1. 細胞周期はM, G_1, S, G_2のサイクルで行われるので「×」
2. G_1期にてS期に進まず休止して細胞周期から外れている状態をG_0期（休止期）とし，正常，腫瘍細胞ともに存在するので「×」
 いわゆる放射線抵抗性の状態である。
3. 正しい。S期はDNA合成が行われ，S期後半が最も放射線感受性が低い時期である「○」
4. 感受性が最も高いのはM期であるので「×」
5. M期の細胞分裂時間は30分程度で，S期は7〜15時間程度であるので「×」

（61-PM31：2009年，本文：80〜81ページ参照）

解答 3

問題2 放射線による細胞生存率曲線のモデルで正しいのはどれか。

1. 多標的モデルでのD_0は標的数を表す。
2. 多標的モデルは1 Gy程度で実際の生存率曲線に一致する。
3. 多標的モデルでのD_qは細胞生存率が0.37になる線量である。
4. LQモデルのαはD_2の係数（Dは線量）である。
5. LQモデルでは正常組織の急性反応のα/βは大きい。

解説

1. D_0は平均致死線量を表し生存率が37%に減少する線量（1標的1ヒットモデル）で，哺乳類では2 Gy以下であるので「×」
 このD_0は感受性を表し，値が小さいほど感受性が高い。Nは多標的1ヒットモデルでの標的数を表しており，直線部分を外挿させたときの縦軸と交わる値である。この値は生物種や同一個体でも値は異なり通常1〜10をとる。
2. 標的論は生存率曲線を説明するのに用いられるが，実際に正しいという証明ではない。
3. D_qは準閾値といい，多標的モデルの肩の大きさを表しておりSLD回復が行われたことを示している。この場合，$D_{37}=D_q+D_0$の関係があるので「×」
4. αは1本の放射線での2重鎖切断の起きる割合を表し，線量に比例するので「×」
5. 正しい。正常組織のα/β比 急性反応（10 Gy），晩発反応（3 Gy），腫瘍細胞は正常組織の急性細胞に近いとされるので「○」

（63-PM32：2011年，本文：80〜81ページ参照）

解答 5

問題3 ベルゴニー・トリボンドーの法則に関係があるのはどれか。

1. 線量率
2. 細胞の分化度
3. 線量—時間関係
4. 細胞の酸素分圧
5. 放射線のエネルギー

解説

1. 線量率は時間に関係するためSLD回復に関係するので「×」
2. 正しい。細胞の分化度はベルゴニー・トリボンドーに関係するので「○」
3. 線量—時間関係はSLD回復に関係するので「×」
4. 酸素分圧は酸素効果に関係するので「×」
5. 放射線のエネルギーはRBEに関係するので「×」

(62-PM35：2010年，本文：80〜81ページ参照)

解答 2

問題4 全身放射線被ばくによる腸管死で**誤っている**のはどれか。

1. 分裂している腺窩細胞の死が原因である。
2. 2週以内に死亡することが多い。
3. 骨髄細胞の障害は軽度である。
4. 10〜50 Gyで起こる。
5. 前駆症状を伴う。

解説

1. 正しい。腸管死の原因は腺窩（クリプト）細胞の分裂停止による機能不全で死に至るので「×」
2. 正しい。7〜10日後に脱水からくる循環不全での感染症により死亡するので「×」
3. 腸管死が起きる線量では骨髄障害も伴い，重篤度は線量に比例するので「○」
   骨髄死は1〜10 Gyで発症し，照射後7〜60日をかけて死亡する。
4. 正しい。腸管死は10〜50 Gyで発症するので「×」
5. 正しい。被ばく後，48時間に発生する症状で，自律神経の反応にる食欲不振，嘔気，嘔吐，放射線宿酔などがあげられるので「×」

(58-PM34：2006年，本文：84〜87ページ参照)

解答 3

Memo

問題5 内部被ばくにおける核種と決定臓器の組合せで正しいのはどれか。

1. ^{59}Fe ——— 筋 肉
2. ^{90}Sr ——— 脾 臓
3. ^{131}I ——— 骨
4. ^{137}Cs ——— 甲状腺
5. ^{232}Th ——— 肝 臓

解説

1. ^{59}Fe ——— 骨 髄「×」
2. ^{90}Sr ——— 骨「×」
3. ^{131}I ——— 甲状腺「×」
4. ^{137}Cs ——— 筋 肉「×」
5. ^{232}Th ——— 肝，骨，肺「○」

（62-PM36：2010年，本文：92〜93ページ参照）

解答 5

問題6 放射線治療で行われる分割照射で**誤っている**のはどれか。

1. 照射間隔は4時間以上あける。
2. 照射間隔を短くすると再酸素化が加速する。
3. 正常組織と腫瘍組織との感受性の差を利用する。
4. 全照射期間を長くすると腫瘍の加速再増殖が起こる。
5. 総線量が同じであれば1回線量を小さくすると遅発性有害反応は軽減する。

解説

1. 正しい。SLD回復は6時間でほぼ回復するので「×」
   標準的な放射線治療では1.8〜2Gy/回，1回/日，5回/週，総線量60〜70Gy/6〜7週で行われている。
2. 照射間隔を短くすると腫瘍の増殖を制御できるので「○」
3. 正しい。正常急性反応の再増殖は腫瘍より早く行われるため，分割照射ではこの差を利用しているので「×」
4. 正しい。照射期間の延長は正常急性反応を軽減できるが，腫瘍の加速再増殖が起きるため局所制御率を低下させるので「×」
5. 正しい。1回線量は急性反応にはあまり変化がみられないが，晩期反応では1回線量が小さいほど有害事象が減少するので「×」

（59-PM40：2007年，本文：82〜83，94〜95ページ参照）

解答 2

Memo

問題7 温熱療法で**誤っている**のはどれか。

1. 熱耐性を生じる。
2. S期で有効である。
3. pHが低いほど有効である。
4. 放射線損傷の回復を促進する。
5. 栄養状態が悪いほど有効である。

解説

1. 正しい。熱ショックタンパク70によって耐性になるため、1～3回/週で行われるので「×」
2. 正しい。感受性が低い細胞ほど効果が大きいので「×」
3. 正しい。低pHな細胞ほど効果が大きいので「×」
4. 放射線から回復が熱によって阻害されるので「○」
5. 正しい。栄養状態が悪い低酸素細胞ほど効果が大きいので「×」

(60-PM40：2008年，本文：94～95ページ参照)

解答 4

問題8 正しいのはどれか。

1. 炭素線はX線よりもLETが高い。
2. LETが高くなるとRBEは増加する。
3. LETが高くなるとOERは3に近づく。
4. 高LET放射線ではDNA修復が起きやすい。
5. 高LET放射線では殺細胞効果の細胞周期依存性が高い。

解説

1. 正しい。質量が大きいほどLETは大きいので「○」
2. RBEはLETが100 keV/μm以上で減少するので「×」
3. LETが高いほどOERは1に近づくので「×」
4. 高LET放射線は線量率効果が小さいので「×」
5. 高LET放射線は細胞周期依存性が少ないので「×」

(62-PM40：2010年，本文：96～97ページ参照)

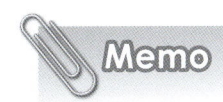

解答 1

Memo

問題 9 γ線によるDNA損傷で正しいのはどれか。

1. 2本鎖切断は修復されない。
2. DNA損傷はγ線に特異的である。
3. 1本鎖切断は2本鎖切断よりも多い。
4. 1本鎖切断は細胞死の直接原因である。
5. DNA損傷の修復は照射後約1時間で完了する。

解説
1. 非相同末端結合，相同組換え修復により修復されるので「×」
2. DNAの損傷は活性酸素，紫外線，波長の短い電磁波などさまざまなので「×」
3. 正しい。1本鎖切断の方が多いので「○」
4. 2本鎖切断は修復が困難な場合アポトーシスをするので「×」
5. DNA修復は10〜15時間位で完成するが，SLD回復でも6時間を要するので「×」

(64-PM31：2012年，本文：78〜79ページ参照)

解答 3

問題 10 放射線の影響で正しいのはどれか。

1. 遺伝的影響は確定的影響である。
2. 早期障害では確率的影響はない。
3. 確率的影響の重篤度は線量に依存する。
4. 確率的影響の代表的疾患に白内障がある。
5. 固形癌発生までの潜伏期間は白血病よりも短い。

解説
1. 遺伝的影響は閾値がないので確率的影響であるので「×」
2. 正しい。早期（急性）障害とは照射後，短い期間で発症する障害でしきい値があるので「○」
3. 重篤度は線量に依存せず，発生率が増加するので「×」
4. 白内障の閾値は1回被ばくで5 Gyとしているので確定的影響になるので「×」
5. 白血病の潜伏期間は最短2年，固形癌は10年であるので「×」

(64-PM35：2012年，本文：88〜91ページ参照)

解答 2

Memo

Memo

1 特殊相対性理論

3. 放射線物理学

ねらい ●「相対論」ではエネルギーや運動量の定義がニュートン力学と異なります。これらの物理量の違いを整理し，簡単な計算問題もできるようにしておきましょう!!

①光速度不変の原理
●真空中での光速 c は不変：$c = 2.99\cdots \times 10^8$ m/s（ただし，物質中での速度 $\leq 2.99\cdots \times 10^8$ m/s）

②ローレンツ変換
●光速度を不変にする変換
●時間の遅れ（高速で運動するほど崩壊する粒子の平均寿命は長くなる）

③エネルギーと運動量
●質量 m [kg]，速さ v [m/s] の粒子

$$全エネルギー E[\text{J}] = \frac{mc^2}{\sqrt{1-\beta^2}} \quad \beta = \frac{v}{c},$$

$$静止エネルギー mc^2 [\text{J}]$$

$$運動エネルギー T[\text{J}] = \frac{mc^2}{\sqrt{1-\beta^2}} - mc^2 = \left(\frac{1}{\sqrt{1-\beta^2}} - 1\right) \times mc^2$$

エネルギーの単位 [J]→[eV] への変換：$1[\text{eV}] = 1.6 \times 10^{-19} [\text{J}]$

$$運動量 P[\text{kg} \cdot \text{m/s}] = \frac{mv}{\sqrt{1-\beta^2}}$$

●質量の定義（補足）
・m を静止質量 m_0 と表記する場合

$$速さにおける質量 m(v) = \frac{m_0}{\sqrt{1-\beta^2}}$$

●光子（振動数 ν [s^{-1}]，波長 λ [m]；$m = 0$）
・全エネルギーと運動エネルギーが等しい（静止エネルギーは0）

$$E[\text{J}] = T = h\nu = \frac{hc}{\lambda} \quad \nu = \frac{c}{\lambda}, \; h はプランク定数 6.62\cdots \times 10^{-34} [\text{J} \cdot \text{s}]$$

$$P[\text{kg} \cdot \text{m/s}] = \frac{h\nu}{c} = \frac{h}{\lambda}$$

1st stage

「運動エネルギー」「運動量に関する式」を正確に使用しましょう!!

1st 2nd 3rd

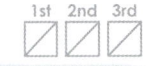

●電子の静止エネルギーをeVとMeV単位で求めなさい。ただし，電子の質量を9.11×10^{-31}kgとします※。

$$E=\frac{①(\qquad)\times②(\qquad)^2}{③(\qquad)}=④(\qquad)[\mathrm{eV}]=⑤(\qquad)[\mathrm{MeV}]$$

●速さが1.8×10^8m/sの電子の運動エネルギーは何MeVでしょうか※。

$$E=\frac{⑥(\qquad)}{⑦(\qquad)}=⑧(\qquad)$$

よって　$T=⑨(\qquad)\times⑤(\qquad)[\mathrm{MeV}]=⑩(\qquad)[\mathrm{MeV}]$

●光子の⑪(　　　)は振動数に⑫(　　　)し，運動量は⑬(　　　)に反比例します。また，比例定数は⑭(　　　)で与えられます。

豆知識　ガリレイ変換とローレンツ変換

- 「ガリレイ変換」はニュートン力学における座標変換で，座標系同士での時間が共通です。一方，特殊相対性理論における「ローレンツ変換」では，座標系で時間が異なります。光速に比べ速度が非常に小さいときガリレイ変換に移行します。

2nd stage

問題設定から方程式を立てて解けるようになりましょう!!

1st 2nd 3rd

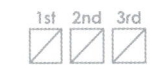

●運動エネルギーが静止エネルギーと等しくなる速さは光速の何倍でしょうか※。

$$T=\frac{⑮(\qquad)}{⑯(\qquad)}-⑰(\qquad)=⑱(\qquad)\text{より}$$

$$\frac{⑲(\qquad)}{⑯(\qquad)}=⑳(\qquad)\qquad\text{よって}\beta=㉑(\qquad)\text{倍}$$

●運動中の電子のエネルギーが静止エネルギーの3倍となるときの速さを求めなさい※。

$$E=\frac{㉒(\qquad)}{㉓(\qquad)}=㉔(\qquad)\text{より}$$

$$\frac{㉕(\qquad)}{㉓(\qquad)}=㉖(\qquad)\qquad\text{よって}v=㉗(\qquad)[\mathrm{m/s}]$$

●12.4keVの光子の波長は何mでしょうか※。

12.4keVを[J]単位で表すと㉘(　　　)×㉙(　　　)=㉚(　　　)[J]

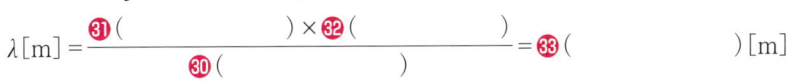

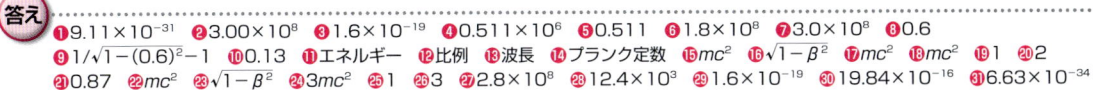

$$\lambda[\mathrm{m}]=\frac{㉛(\qquad)\times㉜(\qquad)}{㉚(\qquad)}=㉝(\qquad)[\mathrm{m}]$$

答え

①$9.11\times10^{-31}$　②$3.00\times10^8$　③$1.6\times10^{-19}$　④$0.511\times10^6$　⑤0.511　⑥$1.8\times10^8$　⑦$3.0\times10^8$　⑧0.6　⑨$1/\sqrt{1-(0.6)^2}-1$　⑩0.13　⑪エネルギー　⑫比例　⑬波長　⑭プランク定数　⑮mc^2　⑯$\sqrt{1-\beta^2}$　⑰mc^2　⑱mc^2　⑲1　⑳2　㉑0.87　㉒mc^2　㉓$\sqrt{1-\beta^2}$　㉔$3mc^2$　㉕1　㉖3　㉗2.8×10^8　㉘12.4×10^3　㉙1.6×10^{-19}　㉚19.84×10^{-16}　㉛6.63×10^{-34}　㉜3.00×10^8　㉝1.00×10^{-10}

㉘㉙，㉛㉜順不同

2 量子論

ねらい

- 「量子論に関係する物理現象・法則」などを覚えましょう!!
- 「ド・ブロイ波長」に関する簡単な計算もできるようにしておきましょう!!

①プランク(Planck)の輻射公式

- **黒体輻射**：黒体からの輻射(放射)を表す式
- **プランクの量子仮説**

エネルギーの放出・吸収は$h\nu$を単位とする不連続な量

$h\nu$：エネルギー量子(プランク定数 $h=6.623\cdots\times10^{-34}$[J・s])

②光量子(光子)

- 振動数ν，波長λをもった電磁波はエネルギー$h\nu$，運動量$\frac{h}{\lambda}$をもった粒子

③ボーア(Bohr)の水素原子モデル(前期量子論に基づいたモデル)(図1)

- **ボーアの量子条件**：$L_n=n\hbar$，$\hbar=h/2\pi$，$n=1$，2，…，軌道電子の軌道角運動量L_nを満たす円軌道だけが安定 → 軌道電子の全エネルギーEの量子化

④ド・ブロイ(de Broglie)による物質波

- 運動量pの粒子の**ド・ブロイ波長** $\lambda=\frac{h}{p}$

図1 ボーアの水素原子モデル

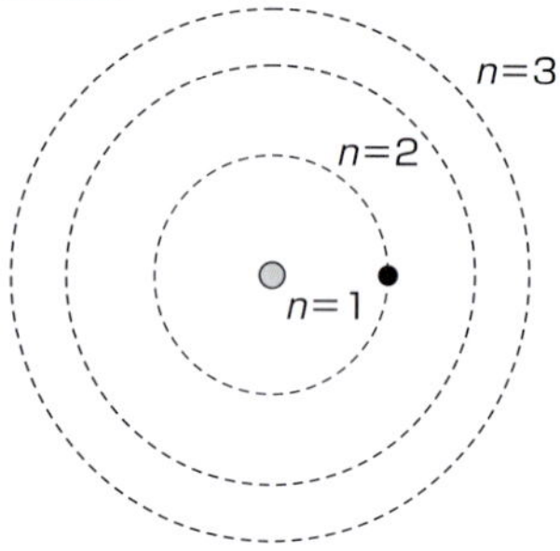

⑤不確定原理

- $\Delta x\Delta p\geq\hbar$

位置と運動量を同時に正確に測定することはできません。

⑥量子統計

- **ボーズ粒子**(整数スピン粒子)：同じ量子状態に何個でも入ります。

光子($S=1$)，π中間子($S=0$)など

- **フェルミ粒子**(半整数スピン粒子)：同じ量子状態に1個まで(排他原理)しか入りません。

電子，陽子，中性子，ニュートリノ(中性微子)など(これらはすべて$S=\frac{1}{2}$の粒子)

半整数$=\frac{1}{2}$，$\frac{3}{2}$，…

答え

❶波動性 ❷粒子性 ❸粒子性 ❹波動性 ❺黒体輻射 ❻$h\nu$ ❼エネルギー量子 ❽スピン量子数 ❾半整数スピン量子数 ❿フェルミ粒子 ⓫整数スピン量子数 ⓬ボーズ粒子 ⓭6.62×10^{-34} ⓮1.67×10^{-27} ⓯2200 ⓰1.8×10^{-10} ⓱1/2 ⓲1/2 ⓳1/2 ⓴1 ㉑0 ㉒1 ㉓量子条件 ㉔6.62×10^{-34} ㉕2×3.14 ㉖1.0×10^{-34} ㉗p^2 ㉘$2m_e$ ㉙eV ㉚h ㉛$\sqrt{2m_eeV}$ ㉜6.6×10^{-34} ㉝9.1×10^{-31} ㉞1.6×10^{-19} ㉟3.1×10^{3} ㊱2.2×10^{-11}

❶❷，❸❹，⓮⓯，㉝～㉟順不同

1st stage

「量子統計とスピン量子数の関係の理解」
「ド・ブロイ波長の計算式」を正確に使用しましょう!!

1st 2nd 3rd

●電磁波が❶（　　　　　　）のほかに❷（　　　　　　）を有するのと同様に，粒子も❸（　　　　　　）のほかに❹（　　　　　　）を有します。

●❺（　　　　　　）※から放射されるエネルギースペクトルは❻（　　　　　）を単位とする❼（　　　　　　　）※を導入することにより説明できます。

●電子や光子などの粒子は固有の❽（　　　　　　　）をもち，例えば，電子，陽子，中性子のように❾（　　　　　　　　）の場合は❿（　　　　　　　）※とよばれ，光子やπ中間子のように⓫（　　　　　　　　）の粒子は⓬（　　　　　　）※とよばれます。

●速さが2,200m/sの中性子のド・ブロイ波長を求めなさい※。

$$\lambda = \frac{⓭(\qquad\qquad)}{⓮(\qquad\qquad) \times ⓯(\qquad\qquad)} = ⓰(\qquad\qquad)\,[\mathrm{m}]$$

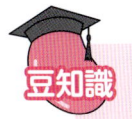

豆知識 黒体

• 電磁波をまったく反射せず，すべて吸収する物体。溶鉱炉の窓や太陽の表面など。

2nd stage

エネルギーと運動量の関係式からも
「ド・ブロイ波長」を計算できるようにしましょう!!

1st 2nd 3rd

●以下の粒子のスピン量子数を記入しなさい※。

電子⓱（　　　　）　陽子⓲（　　　　）　中性子⓳（　　　　）

光子⓴（　　　　）　π中間子㉑（　　　　）

●ボーア半径の軌道角運動量を求めなさい。

ボーア半径はn＝㉒（　　　）の状態の軌道半径です。ボーアの㉓（　　　　　　）より

$$L_1 = \frac{㉔(\qquad\qquad)}{㉕(\qquad\qquad)} = ㉖(\qquad\qquad)\,[\mathrm{J \cdot s}]$$

●管電圧3.1kVで加速された電子のド・ブロイ波長を求めなさい※。

$$\frac{㉗(\qquad)}{㉘(\qquad)} = ㉙(\qquad)$$ よりド・ブロイ波長λは $$\lambda = \frac{㉚(\qquad)}{㉛(\qquad)}$$ となるので

$$\lambda = \frac{㉜(\qquad\qquad)}{\sqrt{2 \times ㉝(\qquad\qquad) \times ㉞(\qquad\qquad) \times ㉟(\qquad\qquad)}} = ㊱(\qquad\qquad)\,[\mathrm{m}]$$

Memo

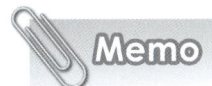

3. 放射線物理学
原子・原子核の構造と性質

ねらい
- 軌道電子の物理的状態を決定づける量子数とそれらの取り得る範囲を理解しましょう!!
- 質量欠損に関する簡単な計算もできるようにしておきましょう!!

①軌道電子の状態を決める量子数

- **主量子数** $n = 1, 2, \cdots$；エネルギー $E_n = -\dfrac{m_e e^4}{8\varepsilon_0^2 n^2 h^2}$
- **方位量子数** $l = 0, 1, 2, \cdots, n-1$；軌道角運動量の大きさ $L = |\vec{L}| = \sqrt{l(l+1)}\,h$
- **磁気量子数** $m = 0, \pm 1, \cdots, \pm l$；軌道角運動量の z 成分 $L_z = mh$
- **スピン磁気量子数** $m_s = \pm\dfrac{1}{2}$；スピン核運動量 $\vec{S}$ の z 成分 $S_z = \pm\dfrac{1}{2}h$
  スピン量子数 $s = \dfrac{1}{2}$ （m_s の最大値）
- **全角運動量量子数(内部量子数)** j；軌道電子の（全）角運動量 $\vec{J} = \vec{L} + \vec{S}$ の大きさ
  $J = |\vec{J}(=\vec{L}+\vec{S})| = \sqrt{j(j+1)}\,h$
- 主量子数の軌道に入りうる電子数 $2n^2$
- **副殻構造**（図1を参照）
  軌道電子のエネルギー準位は角運動量にも少し依存するため生じます。

図1 殻構造と副殻構造

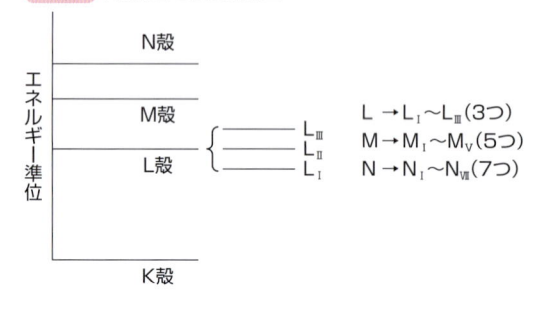

```
エネルギー準位
         N殻
         M殻
              L_III
         L殻 { L_II       L → L_I ～ L_III (3つ)
              L_I        M → M_I ～ M_V (5つ)
                         N → N_I ～ N_VII (7つ)
         K殻
```

②質量欠損 Δm

- **結合エネルギー** $E_B = \Delta m c^2$
- **原子質量単位**(amu)：^{12}C を ^{12}amu とする質量の単位
- **原子核の半径 r と質量数 A**：$r \approx 1.2 \times A^{1/3} \times 10^{-15}$ [m]

答え
❶原子核 ❷電子 ❸軌道電子 ❹量子数 ❺0, ±1 ❻3 ❼±$\dfrac{1}{2}$ ❽2 ❾電子 ❿6 ⓫中性子の静止エネルギー ⓬陽子の静止エネルギー ⓭1amuのエネルギー ⓮1.00728 ⓯1.00867 ⓰0.00055 ⓱931.5 ⓲92.2 ⓳Fe ⓴核融合 ㉑核分裂 ㉒$(1.6\times10^{-19})^4$ ㉓$(6.62\times10^{-34})^2$ ㉔1.6×10^{-19} ㉕-13.4 ㉖$\sqrt{2(2+1)}$ ㉗2.6×10^{-34} ㉘$27^{1/3}$ ㉙10^{-15} ㉚3.6×10^{-15} ㉛$(3.6\times10^{-15})^3$ ㉜5.4×10^{-44}

⓮～⓰, ㉘㉙順不同

1st stage

「物理量と量子数の関係式」を正確に使用しましょう!!

1st 2nd 3rd

- 原子は❶(　　　　)とその周りを❷(　　　　)が取り巻く構造になっています。❸(　　　　)の状態は❹(　　　　)により決まり，また，その取り得る範囲も決まっています。例えば，n=2，l=1の場合，磁気量子数 m は❺(　　　　)の❻(　　　　)通り，スピン磁気量子数m_sは❼(　　　　)の❽(　　　　)通りとなりますから入りうる❾(　　　　)の数は❿(　　　　)個となります※。
- 陽子の静止エネルギー，中性子の静止エネルギー，1amuのエネルギーの大小関係は⓫(　　　　)>⓬(　　　　)>⓭(　　　　)※
- $^{12}_{6}$Cの質量欠損のエネルギー[MeV]を求めなさい。ただし，陽子，中性子，電子の質量を1.00728，1.00867，0.00055，1amu×c^2=931.5MeV※とします。

Δmc^2=〔6×{⓮(　　　　)+⓯(　　　　)+⓰(　　　　)}−12〕×⓱(　　　　)

=⓲(　　　　)[MeV]

豆知識　原子核の形状

- 原子核は液滴のような球形(近似的)をしています。
- 原子核の体積は質量数に比例することから，質量数が大きくなるとともに近似的に等間隔に詰まっていくことを示しています。

2nd stage

「エネルギー準位」「角運動量」など，「原子・核に関する式」を正確に用いて計算できるようにしましょう!!

1st 2nd 3rd

- 核子1個当たりの結合エネルギーは，⓳(　　　　)付近で最大，つまり最も安定です。よって軽い原子は⓴(　　　　)，重い原子は㉑(　　　　)によりエネルギーを放出します※。
- 水素原子の基底状態にある軌道電子のエネルギー準位[eV]を計算しなさい。

$$E_1=\frac{9.1\times10^{-31}\times ㉒(\quad)}{8\times(8.85\times10^{-12})^2\times ㉓(\quad)}\times\frac{1}{㉔(\quad)}=㉕(\quad)[\mathrm{eV}]$$

- 方位量子数が2のときの軌道角運動量の大きさを求めなさい※。

L=㉖(　　　　)×(6.62×10^{-34})/(2×3.14)=㉗(　　　　)[J・s]

- $^{27}_{13}$Alの原子核の半径rと体積Vを計算しなさい※。

r≈1.2×㉘(　　　　)×㉙(　　　　)=㉚(　　　　)[m]，

$$V=\frac{4\times3.14\times ㉛(\quad)}{3}=㉜(\quad)[\mathrm{m}^3]$$

Memo

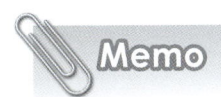

放射線物理学

4　崩壊形式

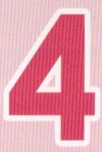

3. 放射線物理学

ねらい
- ●「放射性崩壊」は量子力学により説明することができます。
- ●「崩壊形式の種類とその性質」を理解しましょう!!

① α崩壊
- ●質量数A → A−4
- ●原子番号Z → Z−2
- ●**Geiger-Nuttalの法則**
  崩壊定数とα線のエネルギーまたは飛程との関係を表す法則

図1　原子核のクーロン障壁

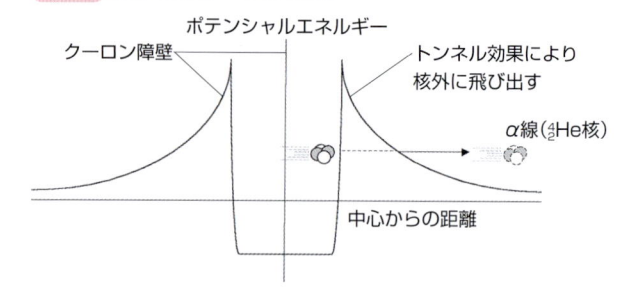

② β崩壊（質量数は不変）
- ●β⁻崩壊（Z → Z+1） 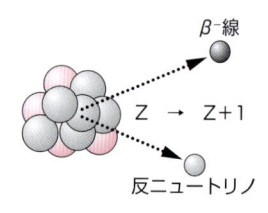
- ●β⁺崩壊（Z → Z−1） 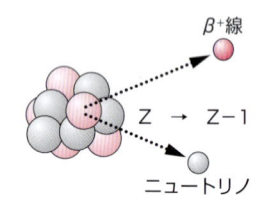
- ●軌道電子捕獲（Z → Z−1）

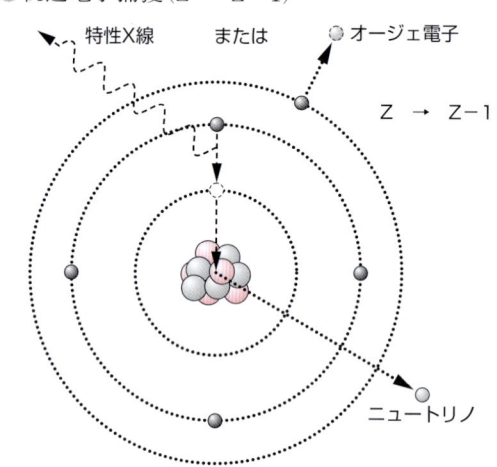

③ γ放射（原子番号，質量数ともに不変）
- ●γ線の放出または内部転換電子の放出，内部転換電子の運動エネルギー $E_e = h\nu - E_b$
  $h\nu$：γ線のエネルギー
  E_b：放出される軌道電子（オージェ電子）の結合エネルギー
- ●**内部転換係数** =（放出される内部転換電子の数）/（放出されるγ線の数）

④ 核分裂
- ●^{235}Uの核分裂では質量数が約95と140ぐらいの核に分裂する割合が高くなります。

答え
❶強　❷弱　❸原子番号　❹質量数　❺β⁺崩壊　❻軌道電子捕獲　❼α粒子　❽運動エネルギー　❾クーロン障壁　❿トンネル効果　⓫原子核　⓬不安定　⓭γ線　⓮線　⓯崩壊エネルギー　⓰崩壊定数　⓱α線のエネルギー　⓲半減期　⓳大き　⓴原子核　㉑中性子　㉒β⁻線　㉓反ニュートリノ　㉔陽子　㉕原子番号　㉖連続　㉗β⁺線　㉘ニュートリノ　㉙電子　㉚消滅放射線　㉛軌道電子　㉜ニュートリノ　㉝特性X線　㉞オージェ電子　㉟K軌道電子

❺❻，㉒㉓，㉝㉞順不同

1st stage

「各崩壊に伴う原子番号・質量数の変化」「放出される放射線のスペクトルの特徴」を確実に覚えましょう!!

1st 2nd 3rd

- α崩壊は❶(　　　　)い相互作用，β崩壊は❷(　　　　)い相互作用に関係して生じます。
- β崩壊では，❸(　　　　　　)は変化しますが❹(　　　　　　)は変化しません。また，❺(　　　　　　)※と❻(　　　　　　　　)※は競合する場合があります。
- α崩壊により放出される❼(　　　　　)の❽(　　　　　　　　)は❾(　　　　　　)※より小さいために，ニュートン力学では核外に飛び出すことはできませんが，量子力学的な効果である❿(　　　　　　　)※により核外に飛び出します。
- α崩壊では，α線が飛び出した後の⓫(　　　　　)は一般にエネルギー的に⓬(　　　　　)であり，⓭(　　　　　)の放出を伴います。放出されるα線と⓭(　　　　　)は⓮(　　　　)スペクトルとなります。また，❼(　　　　　)が⓯(　　　　　　　　)の大部分を持ち去ります※。

豆知識

相互作用

- 現在，相互作用として，①「強い相互作用」，②「弱い相互作用」，③「電磁気力」，④「重力」の4つが知られています。
- 放射性崩壊もこれらの基本的相互作用により説明できます。

2nd stage

「崩壊に関連する法則の理解」「各崩壊の特徴・違い」を正確に覚えましょう!!

1st 2nd 3rd

- Geiger-Nuttalの法則は，⓰(　　　　　　)と⓱(　　　　　　　　　)との関係を表す法則で，⓰(　　　　　　)が大きくなる，つまり⓲(　　　　　　)が短くなるとα粒子のエネルギーが⓳(　　　　　)くなります※。
- β^-崩壊では，⓴(　　　　　　)を構成する㉑(　　　　　　)が㉒(　　　　　　)と㉓(　　　　　　　　　)を放出して㉔(　　　　　　)に変わり，その結果，㉕(　　　　　　　)が1増えます。また，このとき放出される㉒(　　　　　　)と㉓(　　　　　　　　　)は㉖(　　　　　)スペクトルとなります※。
- β^+崩壊では，㉗(　　　　　)と㉘(　　　　　　　　)を放出して崩壊します。このとき，放出される㉗(　　　　　)は㉙(　　　　　)と結合して消滅し，㉚(　　　　　　　)が放出されます※。
- 軌道電子捕獲は㉛(　　　　　　　)を捕獲して㉜(　　　　　　　　　)を放出します。崩壊後直ちに，㉝(　　　　　　　)または㉞(　　　　　　　　　)が放出されます。㉟(　　　　　　　)が最も捕獲されやすい電子です※。

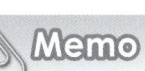

Memo

5 放射能と放射平衡

ねらい
- ●放射能に関係する物理量とそれらの関係を理解しましょう!!
- ●基本的な計算問題もできるようにしましょう!!

①放射能

●放射能$A(t) = \lambda N(t) = -\dfrac{dN(t)}{dt}$：単位時間当たりの崩壊数

●崩壊定数λ：単位時間当たりに崩壊する確率[s^{-1}]

$$N(t) = N_0 e^{-\lambda t} = N_0\left(\frac{1}{2}\right)^{t/T_{1/2}}$$

●崩壊定数λ，半減期$T_{1/2}$，平均寿命τの関係式

$$\lambda = \frac{\log 2}{T_{1/2}} \approx \frac{0.693}{T_{1/2}},\ \tau = \frac{1}{\lambda} = 1.44\,T_{1/2}$$

$$N(T_{1/2}) = \frac{1}{2}N_0,\ N(\tau) = \frac{1}{e}N_0$$

②放射平衡

●過渡平衡（$T_1 > T_2$，$\lambda_1 < \lambda_2$）

$$A_2(t) \approx \eta\frac{\lambda_2}{\lambda_2 - \lambda_1}A_1(t) \quad \eta\text{は分岐比}$$

$$^{99}Mo \rightarrow {}^{99m}Tc : A_2(t) \approx 0.9 \times A_1(t),\ \eta = 0.86$$

ミルキング後に娘核の放射能が最大となる時間

$$t_m = \frac{\log(\lambda_2/\lambda_1)}{\lambda_2 - \lambda_1}$$

●永続平衡（$T_1 \gg T_2$，$\lambda_1 \ll \lambda_2$）

$$A_2(t) \approx \eta A_1(t)$$

図1 ^{235}Uの核分裂生成物の収率曲線（熱中性子の場合）

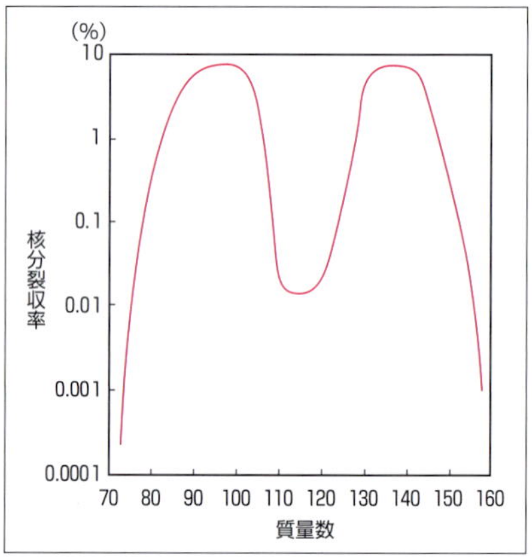

図2 過渡平衡（^{99}Mo-^{99m}Tc）

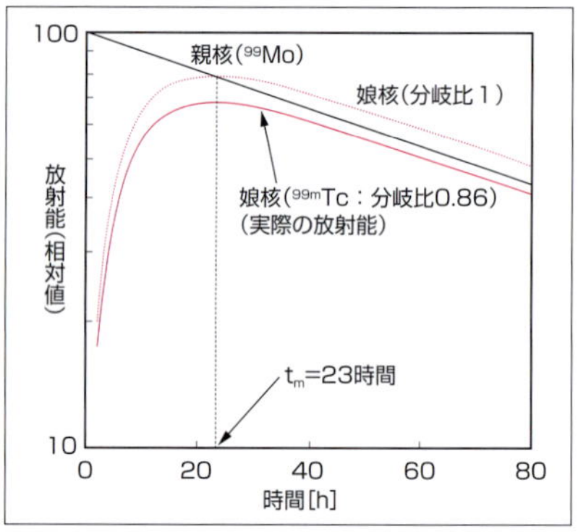

図3 永続平衡（^{137}Cs-^{137m}Ba）

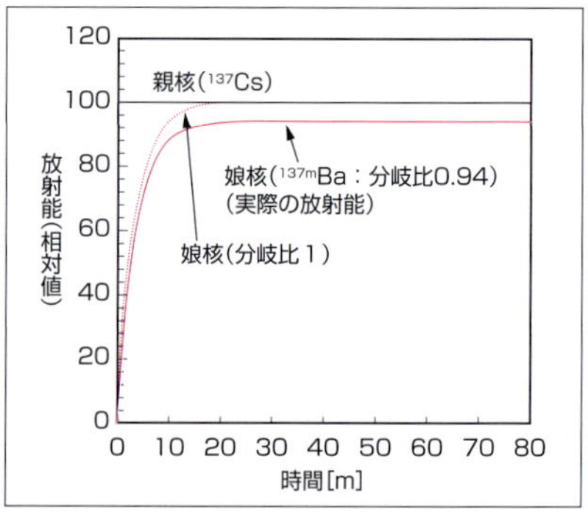

答え

❶半減期 ❷壊変定数 ❸0.693 ❹崩壊する確率 ❺1/e ❻永続平衡 ❼放射能 ❽分岐比 ❾$1.0\times10^{10}$ ❿$(1/2)^{58/29}$
⓫2.5×10^{9} ⓬核分裂 ⓭200 ⓮核分裂収率 ⓯95 ⓰140 ⓱1 ⓲226 ⓳6.0×10^{23} ⓴0.693
㉑1,600×365×24×60×60 ㉒6.0×10^{23} ㉓226 ㉔3.7×10^{10} ㉕66/6 ㉖0.693/6 ㉗0.693/66 ㉘23

❾❿，⓯⓰順不同

1st stage

「放射性崩壊を特徴づける半減期・平均寿命などの関係式」を整理しましょう!!

1st 2nd 3rd

- 最初に存在した原子数が半分になる時間である❶(　　　　)は❷(　　　　)と反比例の関係にあり，平均寿命の❸(　　　　)倍※です。
- ❷(　　　　)は単位時間に❹(　　　　)を表し，最初に存在した原子数が❺(　　　　)になる時間の逆数に等しくなります※。
- ❻(　　　　)状態にある親核の❼(　　　　)は，❽(　　　　)が1のとき，娘核の❼(　　　　)に等しくなります※。
- ^{90}Srは半減期29年で^{90}Yに壊変し，また^{90}Yは半減期64時間で^{90}Zrに壊変します。はじめに^{90}Srが1.0×10^{10}Bqあったとすれば58年後における^{90}Yの放射能は何Bqですか※。ただし，分岐比を1とします。
- $A_2(58)$ = ❾(　　　　) × ❿(　　　　) = ⓫(　　　　)[Bq]

豆知識　娘核の放射能の極大値（過渡平衡）

- 分岐比が1の場合，娘核の放射能が最大となる時間では，親核の放射能と娘核の放射能が等しくなります。

2nd stage

「放射能・平衡状態における放射能と崩壊定数・半減期などの関係」を整理し，放射能の計算もできるようにしましょう!!

1st 2nd 3rd

- ^{235}Uが熱中性子を吸収すると⓬(　　　　)※を起こし，約⓭(　　　　)MeV※のエネルギーが放出されます。⓬(　　　　)により生じる核の割合を⓮(　　　　)といいます。質量数が⓯(　　　　)※と⓰(　　　　)付近※に分裂する割合が高くなります。
- ^{226}Ra 1gの放射能[Bq]を求めなさい。^{226}Raの半減期を1600年とします※。

^{226}Ra 1gの原子数 = ⓱(　　　　) / ⓲(　　　　) × ⓳(　　　　)[個]

よって　A = ⓴(　　　　) / ㉑(　　　　) × ㉒(　　　　) / ㉓(　　　　) = ㉔(　　　　)[Bq]

- ^{99}Mo-^{99m}Tcで^{99m}Tcの放射能が最大となる時間を求めなさい。ただし，^{99m}Tcの最初の放射能は0とします※。

t_m = log㉕(　　　　) / (㉖(　　　　) − ㉗(　　　　)) = ㉘(　　　　)[h]

Memo

放射線物理学

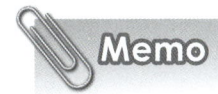

6 X線の発生と性質

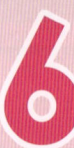

ねらい▶▶▶
- ●「X線の発生のメカニズムと性質」について理解しましょう!!
- ●簡単な計算問題も解けるようになりましょう!!

①特性X線

- ●軌道電子のエネルギー準位間での遷移(Ei→Ef)により発生
- ●特性X線のエネルギー $\varepsilon = h\nu = E_i - E_f$：エネルギー準位差の絶対値に等しい(元素)に固有の(線)スペクトル
- ●表記法

波長の短い方から，K特性X線，L特性X線，M特性X線，…

各系列で波長の長い方から α，β，γ，…

【例】K_α，K_β，K_γ，…

- ●**モーズレイ(Moseley)の法則**

特性X線と原子番号との関係

$$\sqrt{\nu} \propto Z - \sigma \quad \sigma\text{は定数}$$

図1　特性X線の多重構造

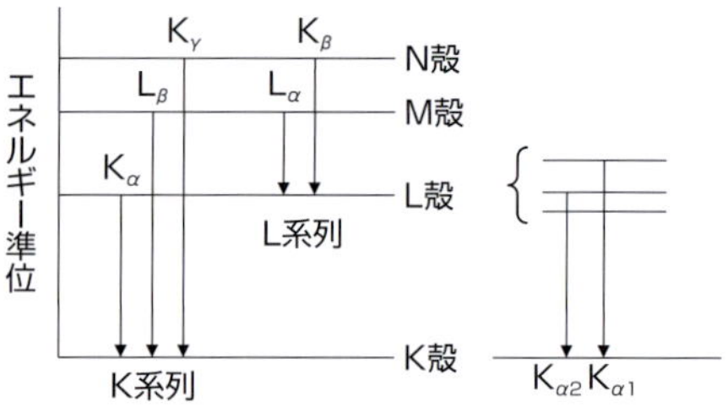

②制動X線(制動放射線)

- ●連続スペクトルとなるため，連続X線ともよばれます。
- ●制動X線の強度分布を表す理論式(クラマースの式)
- ●制動X線の最短波長：**Duane-Hunt(デュエン ハント)の式**

$$\lambda_{\min} = \frac{12.4}{V\,[\mathrm{kV}]} \times 10^{-10}\,[\mathrm{m}]$$

- ●制動X線の強度

全強度 $I = kiZV^2$

(実際には $I \propto kiZV^{2\sim5}$；固有濾過などのため)

i：管電流　Z：ターゲットの原子番号

V：管電圧　k：1.1×10^{-6}

(ただしVはkV単位)

- ●制動X線の発生効率

$\varepsilon = kZV$(Z, Vに比例し，電流iには依存しない)

図2　制動X線のスペクトル

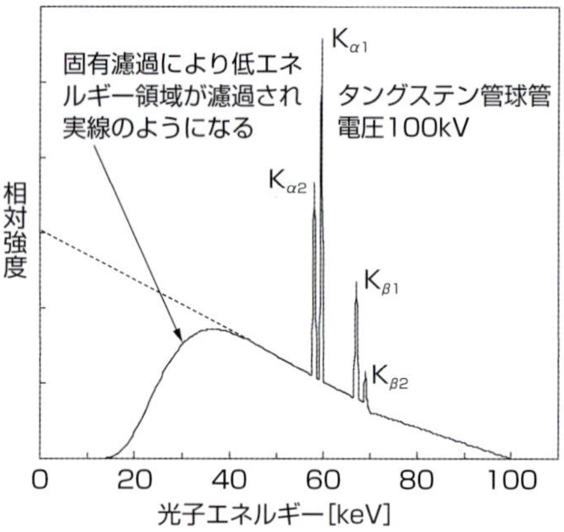

答え

❶外側 ❷遷移 ❸線 ❹管電圧 ❺制動X線 ❻最短 ❼原子番号 ❽薄 ❾強度 ❿原子番号 ⓫管電圧 ⓬1.1×10^{-6} ⓭74 ⓮100 ⓯0.8 ⓰空位 ⓱特性X線 ⓲オージェ ⓳蛍光収率 ⓴オージェ収率 ㉑高 ㉒原子番号 ㉓タングステン ㉔特性X線 ㉕制動X線 ㉖12.4 ㉗100 ㉘10^{-10} ㉙1.24×10^{-9} ㉚3.0×10^{8} ㉛2.4×10^{17}

⓬〜⓮順不同

1st stage

「X線の発生強度・効率のパラメータ依存性」を整理し，簡単な計算問題ができるようになりましょう!!

1st 2nd 3rd

- 特性X線は空位になった軌道に❶(　　　)の軌道電子が❷(　　　)する場合に放出され，❸(　　　)スペクトル※となります。
- Duane-Huntの式は❹(　　　)と❺(　　　)の❻(　　　)波長の関係を表します。❻(　　　)波長はターゲットの❼(　　　)に関係なく❹(　　　)だけで決まります※。
- 制動X線の強度分布を表すクラマースの式は，❽(　　　)いターゲットを仮定して得られる式です。制動X線の❾(　　　)はターゲットの❿(　　　)に比例し，⓫(　　　)の2乗に比例します※。
- 管電圧100kVのとき，タングステンターゲットでのX線発生効率を計算しなさい※。

ε = ⓬(　　　)×⓭(　　　)×⓮(　　　)=⓯(　　　)[%]

豆知識　蛍光収率とオージェ収率

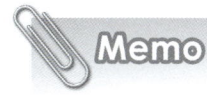

- 特性X線とオージェ電子の放出は競合し，それぞれの起こる割合を「蛍光収率」と「オージェ収率」とよびます。
- 原子番号が大きくなるに従い，蛍光収率は大きくなり，オージェ収率は小さくなります。

2nd stage

「X線の発生」と「入射電子エネルギー・ターゲット物質の関係」の理解，「Duane-Huntの式を用いた計算」もできるようにしましょう!!

1st 2nd 3rd

- 軌道に⓰(　　　)が生じるとそこに外側の軌道電子が遷移しますが，必ずしも⓱(　　　)が発生するわけではなく，⓲(　　　)電子が放出されるときもあります。このとき⓱(　　　)の発生する割合を⓳(　　　)，⓲(　　　)電子を放出する割合を⓴(　　　)といいます※。
- 診断用X線管球のターゲットとして融点が㉑(　　　)く，また制動X線の発生効率が㉒(　　　)に比例するため，㉒(　　　)が大きい㉓(　　　)がよく用いられます。入射電子がターゲットに衝突するとき，制動X線のほかに㉔(　　　)も放出されますが，診断用X線領域では㉕(　　　)の割合の方が大きくなります※。
- 管電圧100kVで加速された電子がターゲットに衝突したときに発生する制動X線の最短波長[m]と最大周波数[s^{-1}]を求めなさい※。

λ_{min} = ㉖(　　　) / ㉗(　　　)[kV] ×㉘(　　　)=㉙(　　　)[m]

ν_{max} = ㉚(　　　) / ㉙(　　　) =㉛(　　　)[s^{-1}]

Memo

放射線物理学

7 X線・γ線と物質との相互作用

ねらい▶▶▶ ●X線・γ線と物質との相互作用はさまざまな種類からなります。その基本的性質の特徴・相違点について理解しましょう!!

①干渉性散乱（波動性を示す現象）

●光子が散乱されて方向のみを変えます。

●散乱の前後で（波長）は不変

●トムソン散乱：自由電子との散乱

●レイリー散乱：束縛電子との散乱

②光電効果（粒子性を示す現象）

●軌道電子にエネルギーを与え光子が消滅します。

●光電子の運動エネルギー $E_e = h\nu - E_b$

●吸収断面積は $h\nu = E_b$ で急に大きくなり不連続（**吸収端**）

図1 X線・γ線と原子との主な相互作用

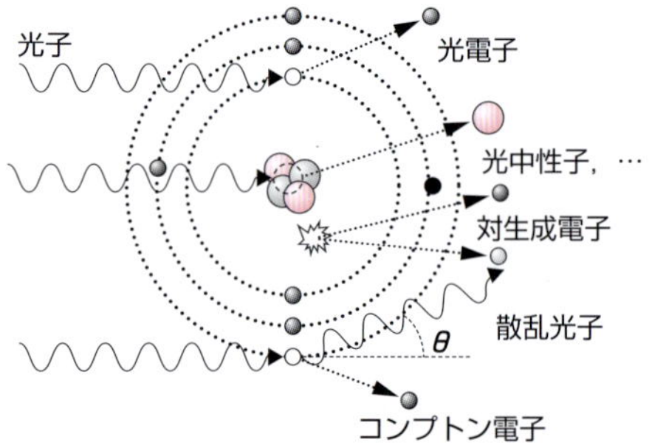

③コンプトン散乱（粒子性を示す現象）

●自由電子または自由電子近似が許される軌道電子との散乱電子を反跳させて光子の波長が長くなります。

●**コンプトン端**：$(E_e)_{\max} = \dfrac{h\nu}{1 + \dfrac{m_e c^2}{2h\nu}}$

●コンプトンシフト $\Delta\lambda = \dfrac{h}{mc}(1-\cos\theta)$：波長の変化$\Delta\lambda$は散乱角$\theta$のみで決まります。

④電子対生成

●原子核のクーロン場と相互作用して電子・陽電子の対生成

⑤三電子生成

●軌道電子のクーロン場との相互作用により軌道電子の反跳と電子対生成が起こる現象

⑥光核反応

●（γ，p）反応，（γ，n）反応，…

図2 各相互作用の減弱係数のエネルギー依存性（水と鉛）

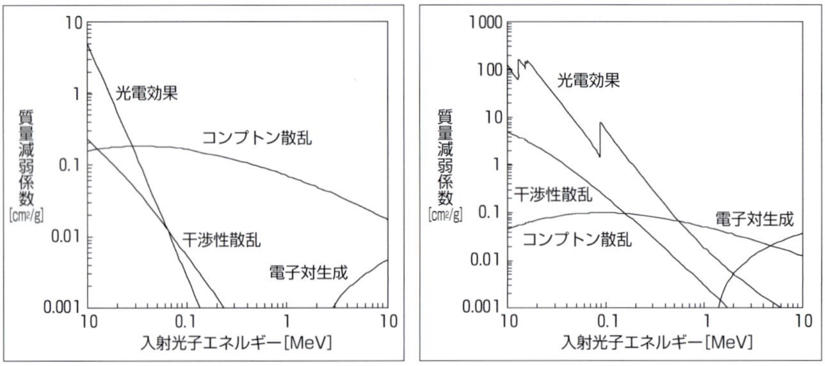

a 水　　b 鉛

答え

❶強 ❷入射光子エネルギー ❸結合エネルギー ❹K軌道電子 ❺波長 ❻コンプトンシフト ❼散乱角 ❽束縛電子 ❾波長 ❿自由電子 ⓫前方 ⓬しきい ⓭光中性子 ⓮1 ⓯1 ⓰0.511 ⓱2 ⓲1 ⓳0.8 ⓴6.62×10⁻³⁴ ㉑9.11×10⁻³¹ ㉒3.00×10⁸ ㉓2.43×10⁻¹² ㉔0.511 ㉕2 ㉖1.022 ㉗運動エネルギー ㉘20 ㉙10 ㉚8.978

⓱⓲，㉑㉒，㉔㉕順不同

1st stage

「各相互作用のメカニズム」についてきちんと理解しましょう!!

1st 2nd 3rd

- 光電効果は❶(　　)く束縛されている軌道電子ほど起こしやすく，❷(　　　　　)がK軌道電子の❸(　　　　　)より大きいときには，❹(　　　　　)が最も起こしやすくなります※。
- コンプトン散乱は，光子が電子を弾き飛ばし，入射光子の❺(　　　　)が変化する散乱です。このとき，散乱の前後でのこの変化は❻(　　　　　　　)とよばれ，散乱光子の❼(　　　　)だけで決まってしまいます※。
- レイリー散乱は❽(　　　　　)との相互作用で❾(　　　　)が変わらない散乱です。❿(　　　　　)との散乱であるトムソン散乱と違い，⓫(　　　　)への散乱が主になります※。
- 光核反応には各元素に固有の⓬(　　　　)エネルギーがあります。例えば，(γ，n)反応ではこのエネルギーをこえると⓭(　　　　　)が発生し，放射線治療ではこの遮蔽も問題となります※。

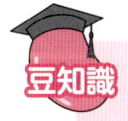

豆知識　自由電子と光電効果

- 光電効果は自由電子とでは起こりません。運動量保存則から運動量変化を担う第三者(原子核)が必要になります。よって，原子核に最も強く束縛されているK軌道電子が最も起こりやすくなります。

2nd stage

各相互作用に関係する式を使い，簡単な計算ができるようにしましょう!!

1st 2nd 3rd

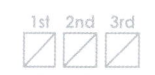

- 入射光子エネルギーが1MeVのとき，コンプトン電子の最大エネルギー(コンプトン端)を計算しなさい※。

$$(E_e)_{\max}=\frac{⓮(\quad\quad)}{⓯(\quad\quad)+\dfrac{⓰(\quad\quad)}{⓱(\quad\quad)+⓲(\quad\quad)}}=⓳(\quad\quad)\,[\mathrm{MeV}]$$

- 電子のコンプトン波長を求めなさい※。

$$\lambda c\equiv\frac{⓴(\quad\quad)}{㉑(\quad\quad)\times㉒(\quad\quad)}=㉓(\quad\quad)\,[\mathrm{m}]$$

- 20MeVのX線が電子対生成により生成された陽電子の運動エネルギーを求めなさい。ただし，同時に生成された電子の運動エネルギーを10MeVとします※。

X線のエネルギー20MeVのうち，㉔(　　　)×㉕(　　　)＝㉖(　　　)[MeV]が物質に転化し，残りのエネルギーが電子・陽電子対の㉗(　　　　　)となります。
よって，㉘(　　　)－㉖(　　　)－㉙(　　　)＝㉚(　　　)

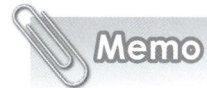

Memo

8 X線の減弱と線質

ねらい ●「X線の減弱に関する物理的特性」を理解するとともに，「連続X線と単色X線の違いやその線質の表し方」を覚えましょう!!

①単色X線（γ線）の減弱

$N(l) = N_0 e^{-\mu l} = N_0 e^{-(\mu/\rho)\times(\rho l)}$：指数関数的に減弱

μ　：**線減弱係数**$[\mathrm{m^{-1}}]$（単位長さ当たりに相互作用する確率）

μ/ρ：**質量減弱係数**$[\mathrm{m^2/kg}]$（単位質量当たりに相互作用する確率）

●関連するその他の係数

質量エネルギー転移係数，質量エネルギー吸収係数など

表1 減弱係数の一覧表

減弱係数の名前	記号	μによる表式	単位	意味
線減弱係数	μ		$\mathrm{m^{-1}}$	単位長さ当たりに相互作用する確率
質量減弱係数	μ_m	$\dfrac{\mu}{\rho}$	$\mathrm{m^2/kg}$	単位質量当たりに相互作用する確率
原子減弱係数	${}_a\mu(=\mu_a)$	$\dfrac{\mu}{\rho}\ \dfrac{AW}{1000N_A}$	$\mathrm{m^2/atom}$	原子1個当たりに相互作用する確率
電子減弱係数	${}_e\mu(=\mu_e)$	$\dfrac{\mu}{\rho}\ \dfrac{AW}{1000N_A Z}$	$\mathrm{m^2/electron}$	電子1個当たりに相互作用する確率

②半価層：光子数が半分になる厚さ

$$N(d_{1/2}) = \frac{1}{2}N_0$$

③平均自由行程

●μ，$d_{1/2}$と平均自由行程$\bar{l}$の関係式

$$\bar{l} = \frac{1}{\mu} = 1.44d_{1/2},\quad N(\bar{l}) = N_0\frac{1}{e}$$

表2 各相互作用における質量減弱係数の原子番号依存性

相互作用	原子番号依存性	エネルギー依存性
古典散乱	$\propto Z$	$\propto E^{-1}$
光電効果	$\propto Z^{3\sim4}$	$\propto E^{-3}$
コンプトン散乱	$\propto Z/A$	$\propto E^{-1}$
電子対生成	$\propto Z$	$\propto E$(1.02 MeV以上)
三電子生成	$\propto Z/A$	$\propto E$(2.04 MeV以上)

④連続X線の減弱

●ビームハードニング効果：

減弱とともに線質が硬くなる

⑤線質の表し方

●第一半価層H_1，第二半価層H_2

●H_1とH_2の大小関係：$H_1 \leq H_2$，（単色；$H_1 = H_2$）

●均等度h　$h = \dfrac{H_1}{H_2} \leq 1$（単色の場合は $h = 1$）

●実効エネルギー：

X線の半価層に等しい半価層をもつ単色X線のエネルギー

図1 連続X線の減弱

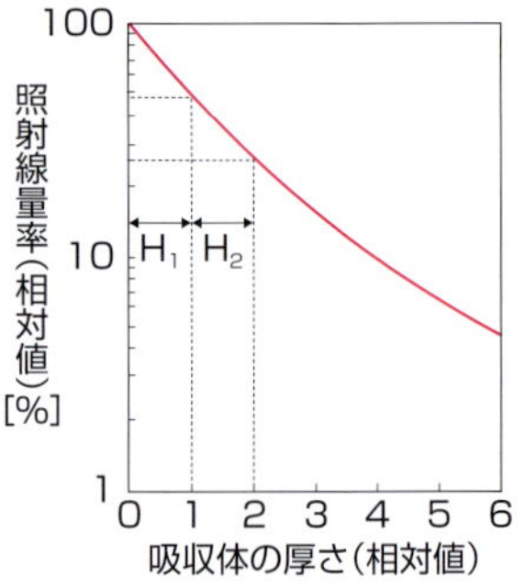

答え

❶指数関数的 ❷減弱曲線 ❸直線 ❹絶対値 ❺線減弱係数 ❻エネルギー ❼ビームハードニング効果 ❽減弱曲線 ❾直線 ❿質量減弱係数 ⓫質量エネルギー転移係数 ⓬質量エネルギー吸収係数 ⓭1/2 ⓮$0.8/d_{1/2}$ ⓯2 ⓰0.4 ⓱1.44 ⓲0.58 ⓳0.45 ⓴8.9 ㉑4.0 ㉒0.693 ㉓0.17 ㉔6.0×10^{23} ㉕6 ㉖3.0×10^{23} ㉗0.10×10^{-24} ㉘0.03 ㉙2.0 ㉚0.06

⓳⓴，㉔㉕，㉘㉙順不同

1st stage

「減弱に関する基本的な性質」を理解し，「半価層などの計算」もできるようにしましょう!!

1st 2nd 3rd

- 単色X線は厚さとともに❶（　　　　）に減弱するため，その❷（　　　　）は片対数グラフでは❸（　　　　）となり，その傾きの❹（　　　　）が❺（　　　　）となります。しかし，X線の減弱はX線光子の❻（　　　　）に依存するため，連続X線は❼（　　　　）のため減弱とともに線質が硬くなり，❽（　　　　）は片対数グラフでは❾（　　　　）になりません※。
- 質量減弱係数，質量エネルギー転移係数，質量エネルギー吸収係数の大小関係は※
  ❿（　　　　）>⓫（　　　　）>⓬（　　　　）
- 単色X線が厚さ8.0mmのアルミ板を通過したら線量率が「1/4」になりました。このX線の平均自由行程を求めなさい※。
  ⓭（　　　　）⓮（　　　　）＝⓭（　　　　）⓯（　　　　）より $d_{1/2}$＝⓰（　　　　）[mm]
  よって　$\bar{l}$＝⓱（　　　　）×⓰（　　　　）＝⓲（　　　　）[mm]

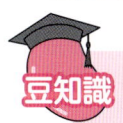

豆知識　減弱係数と崩壊定数

- 単色X線の減弱や放射能の減衰は指数関数的な現象です。
- μと$d_{1/2}$間，λと$T_{1/2}$間でそれぞれ成り立つ関係式など，同様の指数関数的な関係式が成り立ちます。

2nd stage

「各減弱係数の関係式を用いた計算」ができるようにしましょう!!

1st 2nd 3rd

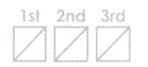

- 100[keV]のX線に対して，透過率が50%となる銅板の厚さはどのくらいでしょうか。ただし，このX線に対する銅の質量減弱係数を0.45[cm²/g]，密度を8.9[g/cm³]とします※。
  μ＝⓳（　　　　）×⓴（　　　　）＝㉑（　　　　）[cm^{-1}]
  よって　$d_{1/2}=\dfrac{㉒（　　　　）}{㉑（　　　　）}$＝㉓（　　　　）[cm]
- 炭素の散乱断面積が，電子1個当り0.10バーンとなる単色X線の線減弱係数はいくつでしょうか。炭素の密度を2.0[g/cm³]とします※。
  炭素1g中の電子数は$\dfrac{1}{12}$×㉔（　　　　）×㉕（　　　　）＝㉖（　　　　）
  $\dfrac{\mu}{\rho}$＝㉗（　　　　）[cm²/el]×㉖（　　　　）[el/g]＝㉘（　　　　）[cm²/g]
  よって　μ＝㉘（　　　　）×㉙（　　　　）＝㉚（　　　　）[cm^{-1}]

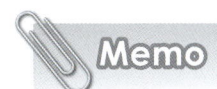

Memo

9 粒子線と物質との相互作用

ねらい ●「粒子線」は電荷の有無，質量の大きさにより相互作用の性質が異なります。その違いについてきちんと学びましょう!!

①荷電粒子の相互作用

●衝突損失：励起・電離による損失

●放射損失：電磁波放出(制動放射)による損失

●線阻止能 $S=-\dfrac{dE}{dx}=S_{col}+S_{rad}$，質量衝突阻止能 $\dfrac{S}{\rho}$

②電子線

●質量阻止能は密度依存性(**密度効果**)があります(例えば，1 MeV以上では，水蒸気＞水)。

●**臨界エネルギー**：衝突阻止能＝放射阻止能(**図1**)

$$\frac{S_{rad}}{S_{col}}\approx\frac{EZ}{820}$$ Eは電子の運動エネルギー[MeV単位]

●チェレンコフ光：荷電粒子が物質中を通過する際に飛跡に沿って放出される弱い光のことです。

③重荷電粒子線

●阻止能：重荷電粒子の電荷 ze と速度 V に依存，質量に依らない；電荷の2乗に比例

重荷電粒子1，2の電荷を z_1e，z_2e とおくと

$$\left(\frac{S_{col}}{\rho}\right)_1\Big/\left(\frac{S_{rad}}{\rho}\right)_2=\frac{z_1^2}{z_2^2}=\left(\frac{z_1}{z_2}\right)^2\rightarrow\left(\frac{S_{col}}{\rho}\right)_1=\left(\frac{z_1}{z_2}\right)^2\left(\frac{S_{col}}{\rho}\right)_2$$

●ブラッグ曲線：終端でピークを形成する(**図2**)

④中性子

●**熱中性子**：最も確からしい速さとその運動エネルギー

2,200 m/s，0.025 eV

●物質との相互作用：弾性散乱，非弾性散乱，中性子捕獲，(n, γ)など

熱中性子〜中速中性子：捕獲断面積は速度に逆比例：1/v法則

図1 最小電離と臨界エネルギー(水，鉛)

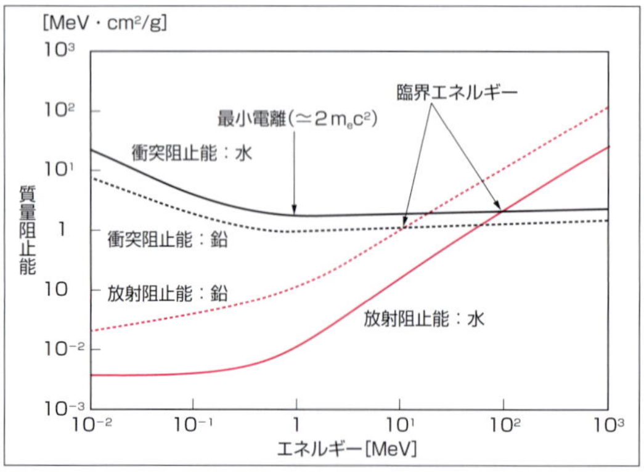

図2 ブラッグ曲線

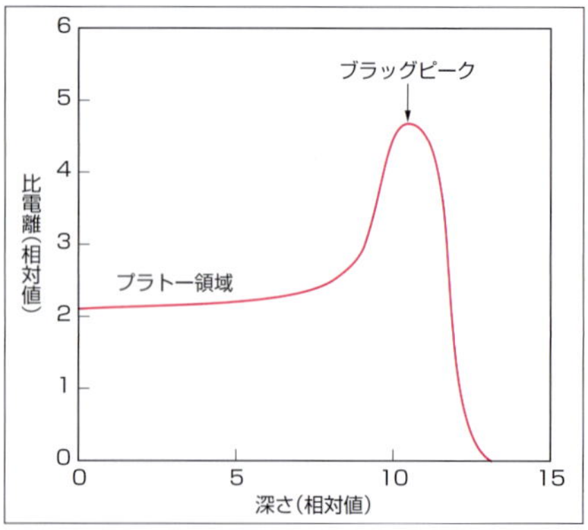

答え
❶衝突 ❷放射 ❸荷電粒子 ❹光速 ❺連続 ❻運動エネルギー ❼250 keV ❽10 ❾β^-崩壊 ❿臨界エネルギー ⓫10 MeV ⓬100 MeV ⓭衝突阻止能 ⓮電荷 ⓯速度 ⓰陽子 ⓱統計的ゆらぎ ⓲平均飛程 ⓳ブラッグピーク ⓴外挿飛程 ㉑実用飛程 ㉒最大飛程 ㉓熱平衡状態 ㉔マクスウェル分布 ㉕2 ㉖1 ㉗4 ㉘1 ㉙13 ㉚820 ㉛63

⓮ ⓯，⓴ ㉑順不同

1st stage

「荷電粒子線の相互作用を特長づける阻止能」と「中性子の基本的な性質」を理解しましょう!!

1st 2nd 3rd

- 重荷電粒子は，電子に比べ非常に重いために直進性がよく，結果として物質中の軌道電子との❶(　　　)阻止能に比べ，❷(　　　)阻止能は非常に小さくなります※。
- チェレンコフ光は❸(　　　)が物質内での❹(　　　)より大きいときに生じ，❺(　　　)スペクトルの青白い光です。電子の場合，水中では❻(　　　)が約❼(　　　)以上で生じます※。
- 自由な中性子は半減期が約❽(　　　)分で❾(　　　)をします※。
- 衝突阻止能と放射阻止能が等しくなるエネルギーを❿(　　　)とよび，鉛では約⓫(　　　)，水では約⓬(　　　)となります※。
- 重荷電粒子の⓭(　　　)は，重荷電粒子の⓮(　　　)と⓯(　　　)が同じであれば等しくなります。例えば，速度が等しいとき，⓰(　　　)と重陽子の衝突阻止能は等しくなります※。

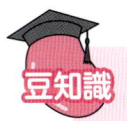

[豆知識] 核破壊

- 炭素などの重荷電粒子線は相互作用をしながら物質中を進むとき，電離・励起の他に自分自身の核破壊(フラグメンテーション)が起こります。

2nd stage

「粒子線に関する式の展開と計算」ができるようにしましょう!!

1st 2nd 3rd

- 重荷電粒子線の終端は⓱(　　　)が生じるため，飛程には粒子数が半分になる⓲(　　　)，急激に粒子数が変化する⓳(　　　)付近での直線部を外挿して得られる⓴(　　　)または㉑(　　　)，粒子数が0になる㉒(　　　)があります※。
- 熱中性子は常温と㉓(　　　)※にある中性子で，その速度分布は㉔(　　　)に従います。
- 速度が等しいとき，α粒子の阻止能は陽子のそれの何倍でしょうか※。

$$\left(\frac{S_{col}}{\rho}\right)_{\alpha} = \frac{㉕(\quad)}{㉖(\quad)} \times \left(\frac{S_{col}}{\rho}\right)_{p}$$

よって㉗(　　　)倍

- アルミニウムの臨界エネルギーを求めなさい※。

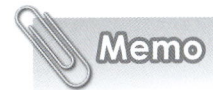

$$\frac{S_{col}}{S_{col}} = ㉘(\quad) = \frac{E \times ㉙(\quad)}{㉚(\quad)}$$

よりE＝㉛(　　　)[MeV]

Memo

10 NMR・US・X線CT

ねらい ▶▶▶ ●①「NMR」，②「US」，③「CT」に関連する物理現象を理解しましょう。また，「画像化の原理」と「画像の物理的意味」を理解しましょう!!

①核磁気共鳴

- 条件：陽子数または中性子数が奇数
- 共鳴周波数 $\nu_0 = \dfrac{\omega_0}{2\pi} = \dfrac{\gamma H_0}{2\pi}$
- 歳差運動と自由誘導信号
- 縦緩和時間T1
- 横緩和時間T2

図1 磁場中に置かれた各スピン状態のエネルギー準位

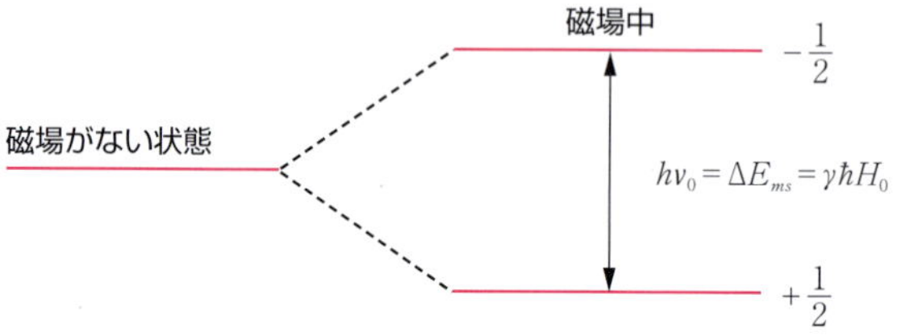

磁場中
$-\frac{1}{2}$
磁場がない状態
$h\nu_0 = \Delta E_{ms} = \gamma\hbar H_0$
$+\frac{1}{2}$

②超音波

- 音波：縦波（疎密波）（媒質によっては横波の場合もあります）
- 音速：空気（≒330 m/s）＜水（≒1,500 m/s）＜頭蓋骨（≒4,000 m/s）
- 反射・屈折 $n = \dfrac{\sin\theta_1}{\sin\theta_2} = \dfrac{v_1}{v_2}$
- ドプラー効果：音源・反射体が動くと生じます。
- キャビテーション：強力な音波の疎の部分（圧力が低い部分）で気泡が発生する現象
- 分解能：距離分解能（パルスの進行方向）と方位分解能（パルスの進行方向）

図2 超音波の屈折・反射

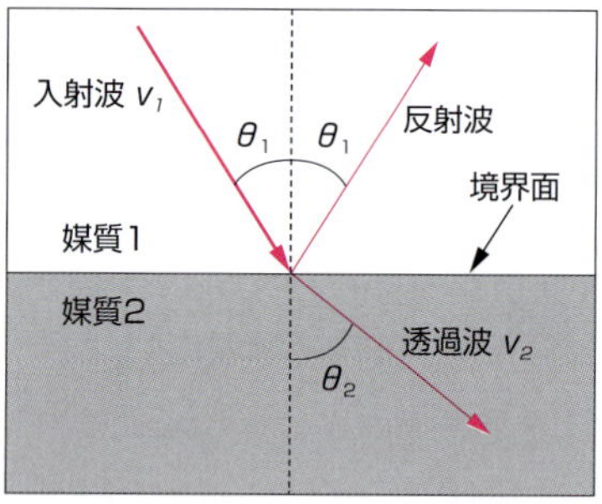

入射波 v_1
θ_1
θ_1
反射波
境界面
媒質1
媒質2
透過波 v_2
θ_2

③X線CT

- 再構成画像：線減弱係数の分布を画像化したもの
- CT値 $= k\dfrac{\mu_t - \mu_w}{\mu_w}$

  組織の線減弱係数 μ_t を水の線減弱係数 μ_w を0とした相対値で表したもの

  主なCT値の大小関係：骨＞軟部組織＞水＞血液＞脂肪

答え

❶共鳴周波数 ❷比例 ❸磁気回転比 ❹固有 ❺巨視的磁気モーメント ❻歳差運動 ❼自由誘導信号 ❽音響インピーダンス ❾反射 ❿屈折 ⓫音源 ⓬ドプラー効果 ⓭線減弱係数 ⓮透過型CT ⓯放射型CT ⓰スピン－格子 ⓱スピン系 ⓲格子振動 ⓳格子振動 ⓴スピン－スピン緩和 ㉑核スピン間 ㉒42.58 ㉓1.5 ㉔2×3.14 ㉕10 ㉖短 ㉗分解能 ㉘高 ㉙距離分解能 ㉚方位分解能

❾❿，⓱⓲，㉒㉓順不同

1st stage

「個々の物理現象」と「画像化の原理」を整理しましょう!!

1st 2nd 3rd

- ❶（　　　）/2π は磁場の大きさに❷（　　　）し，比例定数は❸（　　　）とよばれ核の種類に❹（　　　）の値をもちます※。
- ラジオ波により反転された❺（　　　）は，静磁場中で❻（　　　）をしながら❼（　　　）を放出し元の状態に戻ります※。
- 超音波は❽（　　　）の異なる境界で❾（　　　）や❿（　　　）をします。また，⓫（　　　）や反射体が動くと⓬（　　　）が生じます。このような物理現象を利用して画像化します※。
- X線CTは⓭（　　　）の分布を画像化したもので，透過するX線からCT画像を作るので⓮（　　　）とよばれます。一方，体内に分布した放射性同位元素から放出される放射線を利用して画像化するSPECTなどは⓯（　　　）とよばれます※。

[豆知識] ボルツマン則

- 磁場中に固有の磁気モーメントをもつ物質を置くと，磁場との相互作用によりスピン状態が上向きと下向きのエネルギー準位に応じて，ボルツマン則に従い存在確率が異なり，結果として巨視的磁化が生じます。

2nd stage

基本的な計算問題もできるようにしましょう!!

1st 2nd 3rd

- 縦緩和時間は⓰（　　　）緩和時間とよばれ，⓱（　　　）と⓲（　　　）との相互作用による緩和現象です。⓳（　　　）との熱平衡に関係した過程であるため「熱緩和」とよぶことがあります。横緩和時間は⓴（　　　）時間とよばれ，㉑（　　　）の相互作用による「緩和現象」です※。
- 磁束密度が1.5Tのときのプロトンの共鳴周波数は何MHzでしょうか。ただし，プロトンの磁気回転比$\gamma=42.58$[MHz/T]とします※。

$$\nu_0 = \frac{㉒(\qquad)\times㉓(\qquad)}{㉔(\qquad)} = ㉕(\qquad)\,[\mathrm{MHz}]$$

- 超音波は一般に振動数が大きい，つまり波長が㉖（　　　）い方が㉗（　　　）はよくなります。しかし，周波数が㉘（　　　）いほど減衰が大きくなります。分解能には，パルスの進行方向に関する㉙（　　　）と垂直な方向に関する㉚（　　　）があります※。

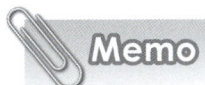

Memo

3. 放射線物理学

放射線物理学

問題1 光速の0.98倍に加速された電子の質量は静止質量の何倍か。

1. 0.98
2. 1.00
3. 1.02
4. 2.2
5. 5.0

解説 静止質量m_0の粒子が速さvにおける質量$m(v)$は，光速をcとおくと

$$m(v) = \frac{m_0}{\sqrt{1-\left(\frac{v}{c}\right)^2}}$$

で与えられる。$v/c = 0.98$より有効数字を考慮すると$(v/c)^2 = 0.96$となるから

$$\frac{m(v)}{m_0} = \frac{1}{\sqrt{1-0.96}} = \frac{1}{\sqrt{0.04}} = \frac{1}{0.2} = 5.0$$

1.「×」 2.「×」 3.「×」 4.「×」 5.「○」

(59-PM42：2007年，本文：104～105ページ参照)

解答 5

問題2 制動放射線で正しいのはどれか。

1. 発生強度は管電圧の2乗に反比例する。
2. 最短波長は管電圧の最大値に比例する。
3. エネルギー分布は線スペクトルである。
4. 診断用X線装置の発生効率は約8％である。
5. 電子のエネルギーが大きいほど前方の強度が増大する。

解説
1. 発生強度Iはターゲットの原子番号をZ，管電圧をVとすると$I \propto ZV^2$で与えられる。よって管電圧の2乗に比例するので「×」
2. 最短波長λ_{min}はDuane-Huntの式$\lambda_{min} = 12.4/V$ [kV] [Å]（Vは管電圧）で与えられる。よって管電圧に反比例するので「×」
3. 連続スペクトルとなる。線スペクトルとなるのは特性X線。よって「×」
4. タングステンターゲットでは，管電圧100 kVで発生効率は0.8％程度。10 MVで加速されると約30％。よって診断用X線装置では1％以下となるから「×」
5. 正しい。制動放射線の角度強度分布は電子のエネルギーが大きいと前方の強度が増大し，逆にエネルギーが小さくなると側方への強度が増大する。よって「○」

(62-PM45：2010年，本文：114～115ページ参照)

解答 5

問題 3 図は光子エネルギーに対する骨の質量減弱係数の変化である。
コンプトン散乱の断面積を示す曲線はどれか。

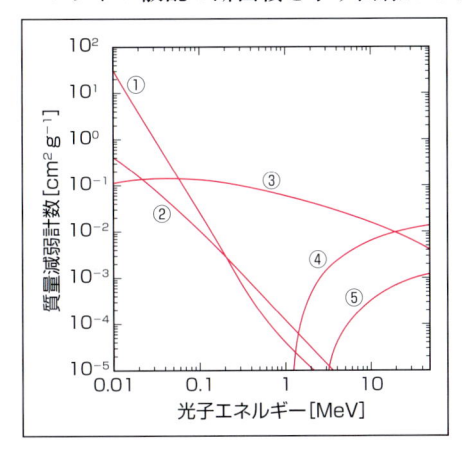

1. ①　　2. ②　　3. ③　　4. ④　　5. ⑤

解説
1. 光電効果によるものであるから「×」
2. レイリー散乱（干渉性散乱）によるものであるから「×」
3. コンプトン散乱によるものであるから「○」
4. 電子対生成（しきいエネルギー1.022 MeV）によるものであるから「×」
5. 三電子生成（しきいエネルギー2.022 MeV）によるものであるから「×」

(60-PM46：2008年，本文：116～117ページ参照)

解答 3

問題 4 コンプトン散乱で**誤っている**のはどれか。**2つ選べ**。

1. 前方に散乱される光子ほどエネルギーが小さい。
2. エネルギー保存則と運動量保存則とによって説明できる。
3. 散乱光子の中には入射光子の振動数より大きいものが含まれる。
4. 入射光子と散乱光子とのエネルギー差は入射光子のエネルギーに依存する。
5. 入射光子のエネルギーが大きいほど反跳電子のエネルギーも相対的に大きい。

解説
1. 前方に散乱されるほど散乱光子（コンプトン散乱線）のエネルギーは大きくなるから「○」
2. 正しい。入射光子，散乱光子，反跳電子（コンプトン電子）と散乱角の関係はエネルギーと運動量の保存則で求まるので「×」。
3. 散乱光子のエネルギーは必ず入射光子のエネルギーより小さくなるので「○」
4. 正しい。入射光子と散乱光子のエネルギー差（反跳電子のエネルギー）は入射光子エネルギーと散乱角で決まるから「×」
5. 正しい。ある一定の散乱角では入射光子エネルギーが大きくなると反跳電子のエネルギーも大きくなるので「×」

(58-PM47：2006年，本文：116～117ページ参照)

解答 1と3

問題5 半減期が8日の放射性核種がある。この核種の原子数が1/eに減衰するのは約何日後か。ただし，eは自然対数の底とする。

1. 2
2. 4
3. 6
4. 8
5. 12

解説

平均寿命だけ経過すると1/eに減衰する。
平均寿命τと半減期$T_{1/2}$の関係は$\tau = 1.44 T_{1/2}$であるから$T_{1/2}=8$日を代入すると

$\tau = 1.44 T_{1/2} = 1.44 \times 8 \approx 12$日

1.「×」 2.「×」 3.「×」 4.「×」 5.「○」

(59-PM45：2007年，本文：110〜111ページ参照)

解答 5

問題6 電子線と物質との相互作用で正しいのはどれか。**2つ選べ**。

1. 原子番号が大きいほど散乱は小さい。
2. 原子番号が大きいほど放射損失は小さい。
3. エネルギーが大きいほど放射損失は小さい。
4. 10 MeV以上では気体よりも固体の質量阻止能が小さい。
5. 1 MeV以下ではエネルギーが大きいほど衝突損失は小さい。

解説

1. 原子番号が大きいほど散乱断面積は大きくなるので「×」
2. 原子番号が大きいほど放射損失は大きく衝突損失は小さくなるので「×」
3. 入射電子のエネルギーが大きくなるほど放射損失は大きくなるので「×」
4. 正しい。密度効果とよばれる現象であり約1 MeVを超えると質量阻止能は気体より固体の方が小さくなるので「○」
5. 正しい。140 eV〜1 MeV付近の範囲ではエネルギーが大きくなるほど衝突阻止能は小さくなるので「○」

(63-PM48：2011年，本文：120〜121ページ参照)

解答 4と5

Memo

問題7 重荷電粒子線で正しいのはどれか。**2つ選べ。**

1. 電子線よりも水に対するLETは小さい。
2. 質量衝突阻止能は電荷の2乗に比例する。
3. 質量衝突阻止能は速度の2乗に比例する。
4. 比電離は飛程の終端部で急激に増大する。
5. 運動エネルギーと放射損失とは逆比例する。

解説

1. LETが大きいことが重荷電粒子線の特徴の1つであるので「×」
2. 正しい。質量阻止能は重電荷粒子の電荷の二乗に比例するので「○」
3. 質量阻止能は近似的に重電荷粒子の速度の二乗に反比例するので「×」
4. 正しい。ブラッグピークとよばれる現象で重荷電粒子線の特徴の1つであるので「○」
5. 制動放射は荷電粒子線の質量の二乗に反比例し重荷電粒子線では非常に小さいので「×」

(63-PM49：2011年，本文：120〜121ページ参照)

解答 2と4

問題8 中性子で正しいのはどれか。

1. 速中性子の遮蔽には鉛が有効である。
2. (γ, n)反応に閾エネルギーはない。
3. 熱中性子で$^{10}B(n, \alpha)^7Li$反応が生じる。
4. β^+壊変で陽子と反ニュートリノを放出する。
5. アップクォーク2個とダウンクォーク1個で構成されている。

解説

1. 中性子線の遮蔽には水などの低原子番号の物質が用いられるので「×」
2. (γ, n)反応で発生する中性子は光(ひかり)中性子とよばれこの反応には閾エネルギーが存在するので「×」
3. 正しい。中性子療法にも用いられる反応であり「○」
4. β^+壊変では原子核内の陽子が陽電子とニュートリノを放出し中性子に変わるので「×」
5. 中性子や陽子は3個のクォークから構成され，アップクォークをu，ダウンクォークをdとすると中性子(u,d,d)は1個のuと2個のd，陽子(u,u,d)は2個のuと1個のdであるから「×」

(64-PM48：2012年，本文：120〜121ページ参照)

解答 3

Memo

4. 医用工学

1 電界と電位，電流と磁気

> **ねらい** ▶▶▶
> ●静電荷Q[C]が存在すると，電界E[V/m]が生成されて電位V[V]が生じ，2つの静電荷間には静電力F_r[N]が発生します。また，静電荷が移動する（電流I[A]，[C/s]が流れる）と磁界H[A/m]が生成され，2つの磁極間には磁気力F_r[N]が発生します。これらの関係式を整理して理解しましょう!!

①電界と電位

●2点間の静電力　　$F_r[\text{N}] = \left(\dfrac{1}{4\pi \cdot \varepsilon_0}\right)\left(\dfrac{Q \cdot q}{r^2}\right) = 9 \times 10^9 \times \left(\dfrac{Q \cdot q}{r^2}\right)$

●点電荷Q[C]による電界　　$E_r[\text{V/m}] = \left(\dfrac{1}{4\pi \cdot \varepsilon_0}\right)\left(\dfrac{Q}{r^2}\right) = 9 \times 10^9 \times \left(\dfrac{Q}{r^2}\right)$

●点電荷Q[C]による電位　　$V_r[\text{V}] = \left(\dfrac{1}{4\pi \cdot \varepsilon_0}\right)\left(\dfrac{Q}{r}\right) = 9 \times 10^9 \times \left(\dfrac{Q}{r}\right)$

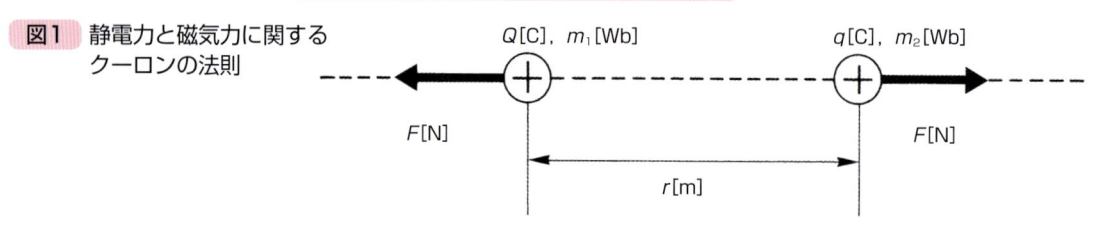

図1 静電力と磁気力に関するクーロンの法則

②磁気力と磁界

●2点間の磁気力　　$F_r[\text{N}] = \left(\dfrac{1}{4\pi \cdot \mu_0}\right)\left(\dfrac{m_1 \cdot m_2}{r^2}\right) = 6.3 \times 10^4 \times \left(\dfrac{m_1 \cdot m_2}{r^2}\right)$

●点磁極m[Wb]による磁界　　$H_r[\text{A/m}] = \left(\dfrac{1}{4\pi \cdot \mu_0}\right)\left(\dfrac{m}{r^2}\right) = 6.3 \times 10^4 \times \left(\dfrac{m}{r^2}\right)$

③磁界H[A/m]と磁束密度B[T][Wb/m²]

$B = \mu \cdot H \ (\mu[\text{H/m}] = \mu_0 \times \mu s :$真空中の透磁率$\mu_0 = 4\pi \times 10^{-7}[\text{H/m}]$，$\mu s :$比透磁率$)$

④電流による磁界

●直線電流から半径r[m]上の磁界

$H_r[\text{A/m}] = \dfrac{I}{2\pi \cdot r}$

図2 右ねじの法則（アンペールの法則）

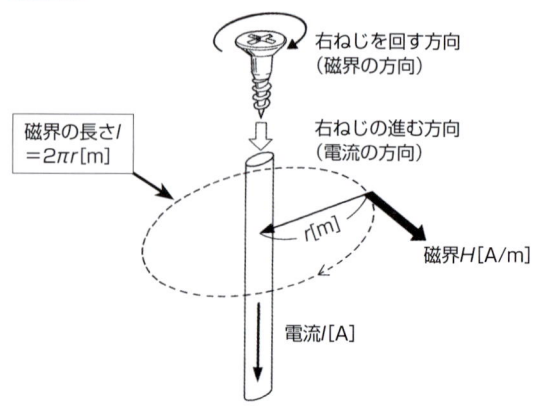

●半径r[m]の円形コイル(巻数N回)における中心の磁界

$$H_r[\text{A/m}] = \frac{N \cdot I}{2r}$$

図3 円形コイル中心の磁界

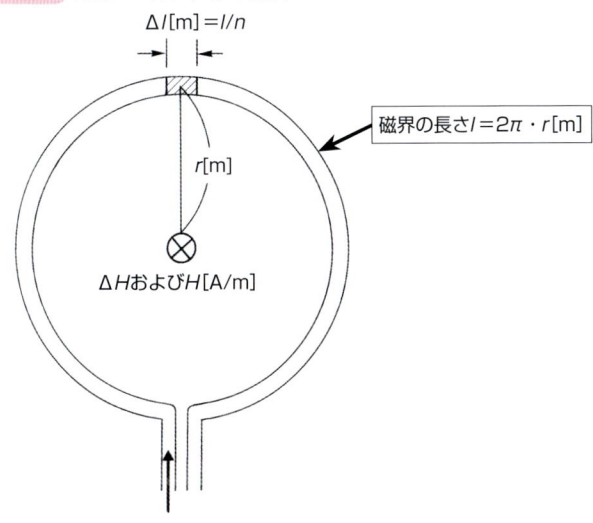

⑤電磁力

●磁束密度B[T]または磁界H[A/m]の中で電流I[A]が流れる長さl[m]の導線に及ぼす力
●方向:フレミングの左手則

$$F_m[\text{N}] = B \cdot l \cdot I = \mu \cdot H \cdot l \cdot I$$

⑥電磁誘導

●コイル内(巻数N回)の磁束ϕ[Wb]の変化によって起電力V[V]が誘導される現象
●方向:フレミングの右手則
●大きさ:ファラデーの電磁誘導則

$$V[\text{V}] = -N\left(\frac{\Delta \phi}{\Delta t}\right) = -L\left(\frac{\Delta I}{\Delta t}\right)$$

●自己インダクタンスL[H]:電流I[A]を鎖交磁束$N \cdot \phi$[Wb]に変換する比例定数

$$N \cdot \phi = L \cdot I \quad \text{より} \quad L = \frac{N \cdot \phi}{I}$$

●長さl[m]の導線を磁束密度B[T]または磁界H[A/m]と直角方向に速度v[m/s]で移動

$$V[\text{V}] = B \cdot l \cdot v = \mu \cdot H \cdot l \cdot v$$

⑦電磁エネルギー

$$W[\text{J}] = \frac{L \cdot I^2}{2}$$

1st stage

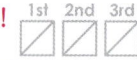

「静電荷，磁極，電流に関する関係式」を正確に使用しましょう!!
また，倍数（M，k，c，m，μ，p）の処理に注意しましょう!!

1st　2nd　3rd

●真空中に存在する0.1［μC］と0.2［μC］の点電荷の距離が5［cm］のとき，これらの間に作用する力を求めなさい※。

$$F=9\times10^9\times\frac{Q\times\text{❶}(\qquad)}{\text{❷}(\qquad)^2}$$

$$=9\times10^9\times\frac{0.1\times10^{-6}\times\text{❸}(\qquad)}{\text{❹}(\qquad)^2}$$

$$=9\times10^9\times\frac{\text{❺}(\qquad)}{\text{❻}(\qquad)}=\text{❼}(\qquad)[\text{N}]$$

●半径0.2［m］の円形コイル（巻数1回）に2［A］の電流を流したとき，コイルの中心での磁界の強さを求めなさい※。

$$H_r=\frac{NI}{\text{❽}(\qquad)}=\frac{1\times2}{\text{❾}(\qquad)}=\text{❿}(\qquad)[\text{A/m}]$$

●自己インダクタンス25［mH］のコイルに流れる電流が一様な変化率で20［ms］間に300［A］増加したとき，コイルに誘導される起電力を求めなさい※。

$$V=-\text{⓫}(\qquad)\times\frac{\Delta I}{\text{⓬}(\qquad)}=-\text{⓭}(\qquad)\times\frac{300}{\text{⓮}(\qquad)}$$

$$=-\text{⓯}(\qquad)[\text{V}]$$

豆知識

- **電界の単位**：[N/C]＝[N･m/C･m]＝[J/C･m]＝[V/m]
  ここで，[J]＝[N･m]，[V]＝[J/C]
- **磁界の単位**：[N/Wb]＝[N･m/Wb･m]＝[J/V･s･m]＝[V･A･s/V･s･m]＝[A/m]
  ここで，[V]＝[Wb/s]，[J]＝[V･C]＝[V･A･s]

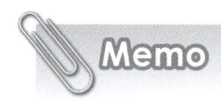

Memo

答え

❶q　❷r　❸$0.2\times10^{-6}$　❹$5\times10^{-2}$　❺$0.02\times10^{-12}$　❻$25\times10^{-4}$　❼0.072　❽$2r$　❾$2\times0.2$　❿5　⓫L　⓬Δt　⓭25×10^{-3}
⓮20×10^{-3}　⓯375　⓰r_2　⓱m_1　⓲2　⓳0.5　⓴0.4　㉑$2\pi\cdot r$　㉒$2\pi\times1$　㉓2π　㉔2×10^{-6}　㉕$L\cdot I^2$　㉖L　㉗4×10^{-3}
㉘100　㉙10

2nd stage

「関係式の展開」を確実に行いましょう!!

1st 2nd 3rd

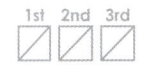

●真空中に置かれた＋0.5［Wb］の磁極から1［m］離れた点の磁界の大きさを1とした場合，＋0.8［Wb］の磁極から2［m］離れた点の磁界の大きさの比を求めなさい※。

$$\frac{H_2}{H_1}=\frac{6.3\times10^4\times m_2/\text{⑯}(\qquad\qquad)^2}{6.3\times10^4\times\text{⑰}(\qquad\qquad)/r_1^2}$$

$$=\frac{0.8/\text{⑱}(\qquad\qquad)^2}{\text{⑲}(\qquad\qquad)/1^2}=\text{⑳}(\qquad\qquad)$$

●真空中に置かれた直線状電線に10［A］の直流電流が流れているとき，電線から1［m］離れた位置での磁束密度は何［T］となりますか。ただし，真空中の透磁率$\mu_0=4\pi\times10^{-7}$［H/m］とします。

$$H_r=\frac{I}{\text{㉑}(\qquad\qquad)}=\frac{10}{\text{㉒}(\qquad\qquad)}\ [\text{A/m}]$$

$$B_r=\mu_0\cdot H_r=4\pi\times10^{-7}\times\frac{10}{\text{㉓}(\qquad\qquad)}=\text{㉔}(\qquad\qquad)\ [\text{T}]$$

●4［mH］の自己インダクタンスに0.2［J］の電磁エネルギーを蓄えるのに必要な電流I［A］を求めなさい※。

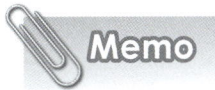

$$W=\frac{\text{㉕}(\qquad\qquad)}{2}=\text{より}$$

$$I_2=\frac{2W}{\text{㉖}(\qquad\qquad)}=\frac{2\times0.2}{\text{㉗}(\qquad\qquad)}=\text{㉘}(\qquad\qquad),\quad\therefore I=\text{㉙}(\qquad\qquad)\ [\text{A}]$$

Memo

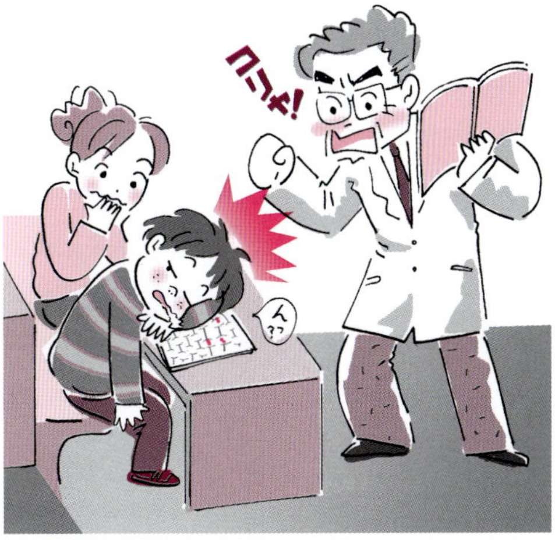

2 直流回路

4. 医用工学

ねらい
- オームの法則を十分理解するとともに，導線抵抗の計算法を身につけましょう。
- 直列および並列回路の計算法についてオームの法則をもとに理解し，キルヒホッフの法則の適用方法について学びましょう。
- 電源の内部抵抗について理解し，電力と発生エネルギーを含めた計算方法を身につけましょう!!

①オームの法則と抵抗率

- オームの法則：抵抗Rの両端電位差Eと流れる電流Iの関係　$E=R \cdot I$
  抵抗$R[\Omega]$に電流$I[A]$が流れると電位が$E[V]$だけ下がる → 電圧降下
  電流が流れ終わった位置の電位は流れ始めた位置の電位より低い
    → 電流（水）は電位（標高）の高いところから低いところへ向かって流れる

- 抵抗率$\rho[\Omega \cdot m]$：物質で固有の値（図1）

  図1　抵抗値の要素

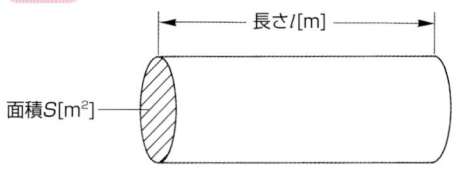

  長さ$l[m]$／面積$S[m^2]$

抵抗Rは電流の流れにくさを表す指標です。
導体の断面積$S[m^2]$が大きいほど電流は通過しやすい　→ 抵抗Rは$S[m^2]$に反比例
導体の長さ$l[m]$が長いほど電流は通過しにくい　　　　→ 抵抗Rは$l[m]$に比例
抵抗Rとの比例定数　　　　　　　　　　　　　　　　→ 抵抗率ρ

$$\therefore 抵抗R[\Omega] = 抵抗率\rho[\Omega \cdot m] \times \frac{長さl[m]}{断面積S[m^2]}$$

＊計算時には単位を[m][m²]に換算すること

②直列回路の計算（図2）

- 計算の基準：電流（1本の電路ではどこでも同一）
- 直列回路の合成抵抗R_0：代数和　$R_0=R_1+R_2+R_3$
- 直列回路の各部の電圧E_n：各抵抗R_nの比に分圧

$$\therefore E_1:E_2:E_3 = R_1:R_2:R_3 \text{ より, } E_n = \frac{R_n}{R_0} \times E_0$$

図2　抵抗の直列回路

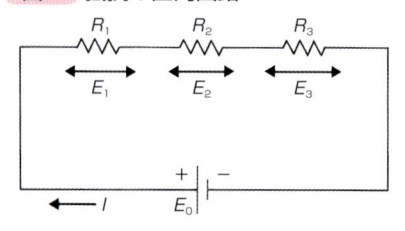

③並列回路の計算(図3)
- 計算の基準：電圧（並列接続点の電位差は同一）
- 並列回路の合成抵抗 R_0：逆数の代数和の逆数

$$\therefore R_0 = \frac{1}{\frac{1}{R_1} + \frac{1}{R_2} + \frac{1}{R_3}}$$

- 並列回路の各部の電流 I_n：各抵抗の逆数比に分流
  （電流の流れやすさ）

$$\therefore I_1 : I_2 : I_3 = \frac{1}{R_1} : \frac{1}{R_2} : \frac{1}{R_3} \quad より, \quad I_n = \frac{\frac{1}{R_n}}{\frac{1}{R_0}} \times I_0$$

図3　抵抗の並列回路

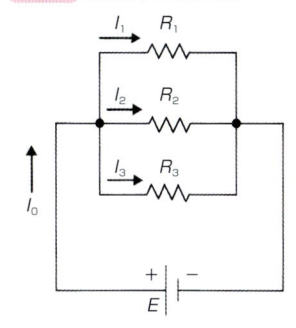

④ブリッジ接続と平衡条件(図4)
- ブリッジ接続：4個の抵抗 R_1, R_2, R_3, R_4 を四角形に接続
- ブリッジ平衡条件：対角抵抗の積は互いに等しい　　$R_1 \times R_3 = R_2 \times R_4$
  平衡点 c, d は接続しても切り離しても良い

図4　抵抗の並列回路

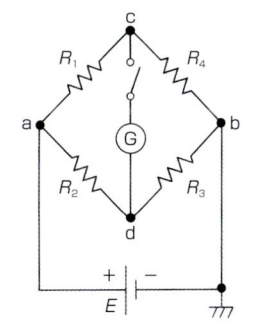

⑤キルヒホッフの法則(図5)

図5　複数の起電力をもつ閉路
$(R_1 \cdot I_1 + R_2 \cdot I_2 = E_1 - E_2)$

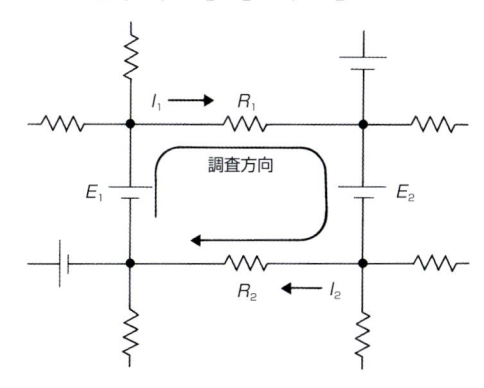

- 第1法則（電流則）：接続点に流入する電流の総和と流出する電流の総和は等しい
- 第2法則（電圧則）：1つの閉路では各部の電圧降下の総和と起電力の総和は等しい
  　　　　　　　　1つの閉路について一定方向に1周して電位を調査
  　　　　　　　　　調査方向と一致した電圧降下・起電力 → 正
  　　　　　　　　　調査方向と逆になる電圧降下・起電力 → 負
  　　　　　∴ 起電力によって電位が上昇した分だけ抵抗によって電圧降下が発生

⑥電源の内部抵抗と直並列接続

● 電源の内部抵抗（図6）
● 起電力Eの電源の端子電圧V_0は流れる電流Iによって変化する
　→ 内部抵抗rの影響 → 起電力E[V]に直列接続

$$I = \frac{E}{r + R_L} \text{[A]} \rightarrow E = r \cdot I + \underbrace{R_L \cdot I}_{V_0} \text{[V]}$$

∴ 端子電圧$V_0 = R_L \cdot I =$ 電源の起電力$E -$ 内部抵抗による電圧降下$r \cdot I$

図6 電源の内部抵抗

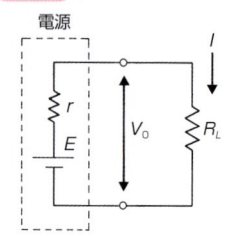

● n個の直列接続（図7）

図7 電源の直列接続

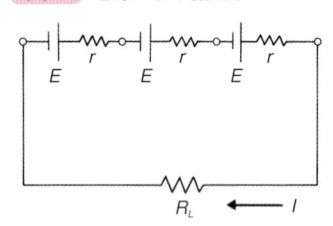

起電力E[V]，内部抵抗r[Ω]の電池をn個直列接続
　　合成起電力　　：$n \cdot E$[V]
　　合成内部抵抗：$n \cdot r$[Ω]

∴ 負荷抵抗R_L接続時の電流$I = \dfrac{n \cdot E}{n \cdot r + R_L}$[A]

● m個の並列接続（図8）

図8 電源の並列接続

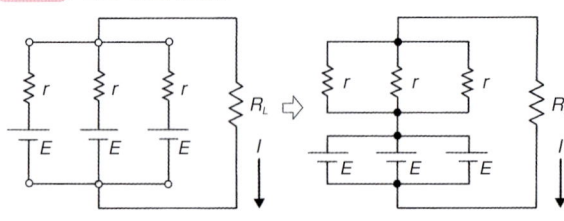

起電力E[V]，内部抵抗r[Ω]の電池をm個並列接続
　　合成起電力　　：E[V]
　　合成内部抵抗：$\dfrac{1}{m \times \dfrac{1}{r}} = \dfrac{r}{m}$[Ω]

∴ 負荷抵抗R_L接続時の電流$I = \dfrac{E}{\dfrac{r}{m} + R_L}$[A]

📎 **Memo**

⑦電力と発生エネルギー

●電位差1[V]の定義：1[C]の電荷が移動するために1[J]の仕事を必要とする電位差

$$1[V] = 1[J/C] \quad より \quad 1[J] = 1[V] \times 1[C] = 電位差 \times 電荷量 = 仕事(エネルギー)$$

●電力量W[Ws][J]：ある一定時間内になされた電気的な仕事(エネルギー)

$$W[J] = V[V] \times Q[C] = V \cdot I \cdot t \,[\text{Ws}]$$

●(消費)電力P[W][J/s]：1秒間あたりに消費される電気的な仕事(エネルギー)

$$P[J/s] = \frac{V[V] \times Q[C]}{t[s]} = \frac{V \cdot I \cdot t}{t} = V \cdot I \,[\text{W}]$$

また，抵抗値R[Ω]と，電圧V[V]または電流I[A]がわかれば消費電力をP[W]を計算できる

$$P[W] = V \cdot I = R \times I^2 = \frac{V^2}{R}$$

Memo

1st stage

関係式の記述を確実に行おう!!

1st　2nd　3rd

●直径2[mm]，長さ1[km]の導線の抵抗R[Ω]を求めなさい。
ただし，導線の抵抗率ρは1.57×10^{-8}[Ω·m]とします。

$$\therefore \text{抵抗}R[\Omega]=\text{抵抗率}\rho[\Omega\cdot\text{m}]\times\frac{❶(\qquad)}{❷(\qquad)}$$

$$=❸(\qquad)\times\frac{❹(\qquad)}{❺(\qquad)}=❻(\qquad)[\Omega]$$

●図9の回路でR_3に流れる電流I_3が1.5[A]のときR_1[Ω]を求めなさい。

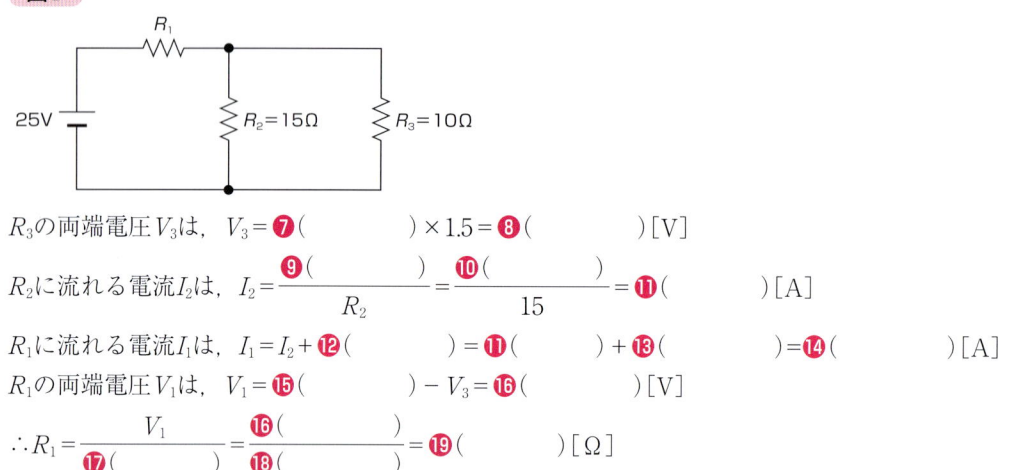

図9

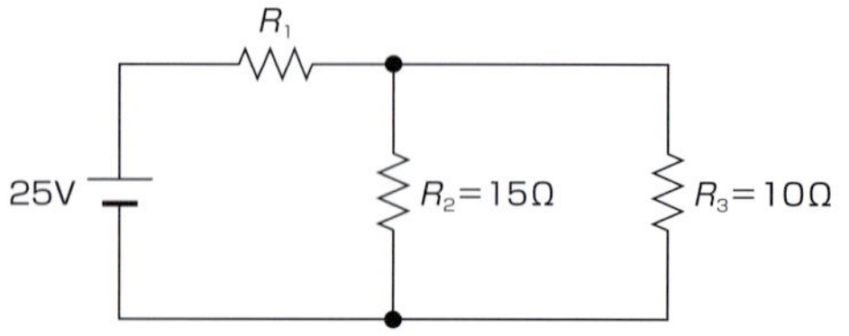

R_3の両端電圧V_3は，$V_3=❼(\qquad)\times1.5=❽(\qquad)$[V]

R_2に流れる電流I_2は，$I_2=\dfrac{❾(\qquad)}{R_2}=\dfrac{❿(\qquad)}{15}=⓫(\qquad)$[A]

R_1に流れる電流I_1は，$I_1=I_2+⓬(\qquad)=⓫(\qquad)+⓭(\qquad)=⓮(\qquad)$[A]

R_1の両端電圧V_1は，$V_1=⓯(\qquad)-V_3=⓰(\qquad)$[V]

$$\therefore R_1=\frac{V_1}{⓱(\qquad)}=\frac{⓰(\qquad)}{⓲(\qquad)}=⓳(\qquad)[\Omega]$$

●内部抵抗$r=500$[Ω]，出力端子の開放時電圧$E=150$[V]の電源に，抵抗$R_L=500$[Ω]をつないだとき，抵抗R_Lで消費される電力P[W]を求めなさい。

$$\text{抵抗}R_L\text{流れる電流}I=\frac{E}{⓴(\qquad)}=\frac{㉑(\qquad)}{㉒(\qquad)}=㉓(\qquad)[\text{A}]$$

抵抗R_Lと電流Iが既知のため，消費電力Pは

$P=R_L\times㉔(\qquad)=500\times㉕(\qquad)=㉖(\qquad)$[W]

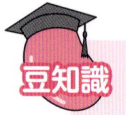

豆知識

・キルヒホッフの電圧則において，調査方向と一致する正の起電力は上りのエレベータ，負の起電力は下りのエレベータと考えよう。また，調査方向と一致する電流が流れる抵抗は下りの階段(電圧降下)，逆方向の電流が流れる抵抗は上りの階段(負の電圧降下)と考えて式を立てよう。

答え

❶l[m]　❷S[m²]　❸$1.57\times10^{-8}$　❹$1\times10^3$　❺$(1\times10^{-3})^2\times3.14$　❻5　❼10　❽15　❾V_3　❿15　⓫1　⓬I_3　⓭1.5　⓮2.5　⓯25　⓰10　⓱I_1　⓲2.5　⓳4　⓴$r+R_L$　㉑150　㉒500+500　㉓0.15　㉔I^2　㉕0.15^2　㉖11.25　㉗4　㉘60　㉙60　㉚30　㉛2　㉜I_{30}　㉝6　㉞I_R　㉟12　㊱10　㊲時間t[s]　㊳10×60　㊴500　㊵V　㊶100　㊷5　㊸$-E_2$　㊹$r_1\times I$　㊺$r_2\times I$　㊻10　㊼−5　㊽0.5　㊾10　㊿10　51 3　52 7

❶❸，❹～❻，⓱～⓲，⓳～㉑順不同

2nd stage　関係式の展開を確実に行おう!!

●図10の回路でab間の合成抵抗$R_{ab}[\Omega]$を求めなさい。

図10

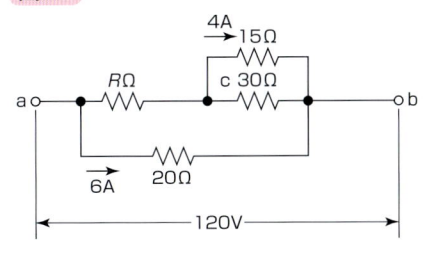

[方針] ab間の電位差が既知($V_{ab}=120[V]$)のため，ab間に流れる電流I_{ab}を求め，両者の比からR_{ab}を計算します。なお，I_{ab}は，Rに流れる電流I_Rと6[A]の和となります。

cb間の電位差$V_{cb}=15×$㉗(　　)=㉘(　　)[V]

30[Ω]に流れる電流$I_{30}=\dfrac{㉙(\qquad)}{㉚(\qquad)}$=㉛(　　)[A]，

$I_R=4+$㉜(　　)=㉝(　　)[A]，$I_{ab}=$㉞(　　)+6=㉟(　　)[A]

∴ $R_{ab}=\dfrac{120}{I_{ab}}=$㊱(　　)[Ω]

●電圧100[V]の直流電源に負荷抵抗を接続して10分間通電したところ，300[kJ]のエネルギーを消費した。この負荷に流れた電流$I[A]$を求めなさい。

消費電力$P=\dfrac{電力量W[J]}{㊲(\qquad)}=\dfrac{300×10^3}{㊳(\qquad)}=$㊴(　　)[W]

$P=$㊵(　　)$×I$ より，∴ $I=\dfrac{㊴(\qquad)}{㊶(\qquad)}=$㊷(　　)[A]

●図11の回路で，AB間の電位差$V_{AB}[V]$を求めなさい。

図11

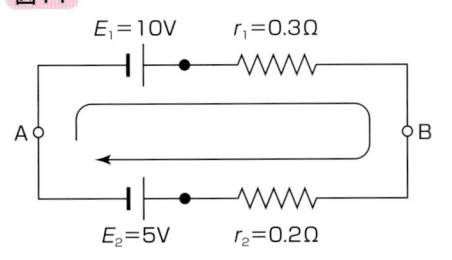

$E_1=10V$　$r_1=0.3Ω$
$E_2=5V$　$r_2=0.2Ω$

端子Aから時計回りに電流Iが流れるものとして，キルヒホッフの電圧則を適用します。

起電力の合計　E_1+㊸(　　)=電圧降下の合計㊹(　　)+㊺(　　)

㊻(　　)+㊼(　　)=㊽(　　)$×I$

$I=$㊾(　　)[A]

∴ $V_{AB}=E_1-$㊹(　　)=㊿(　　)−(51)(　　)=(52)(　　)[V]

Memo

3 コンデンサ

4. 医用工学

ねらい
- コンデンサの直列および並列接続時の合成静電容量C_o[F]，電荷分布Q_n[C]，電圧分布V_n[V]について理解しましょう。
- CR直列回路の充電および放電時におけるコンデンサの両端電圧V_c[V]，電流I_c, I_d[A]，時定数$C \cdot R$[s]の関係を整理し，計算方法を身につけましょう!!

①電荷Q[C]と電位V[V]と静電容量C[F]

$$Q = C \cdot V$$

②平行平板コンデンサの静電容量C[F]

●電極面積S[m²]，電極間距離d[m]，電極間物質の誘電率ε(＝$\varepsilon_0 \times \varepsilon_S$)

$$C[\text{F}] = \frac{\varepsilon \times S}{d}$$

図1 平行平板コンデンサ

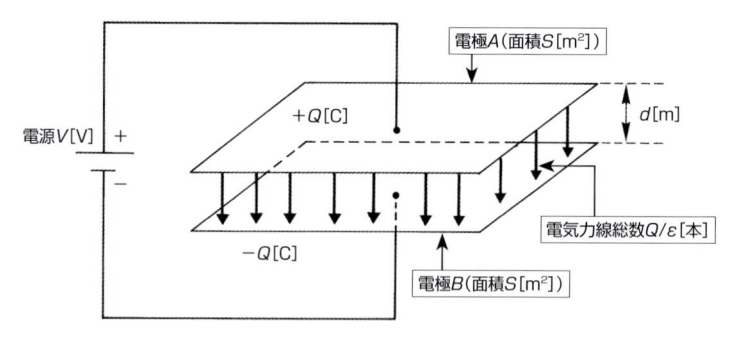

③静電エネルギー

$$W[\text{J}] = \frac{C \cdot V^2}{2}$$

④コンデンサの接続と電圧分布

●並列接続　合成静電容量：代数和　　$C_0 = C_1 + C_2 + C_3$

図2 コンデンサの並列接続

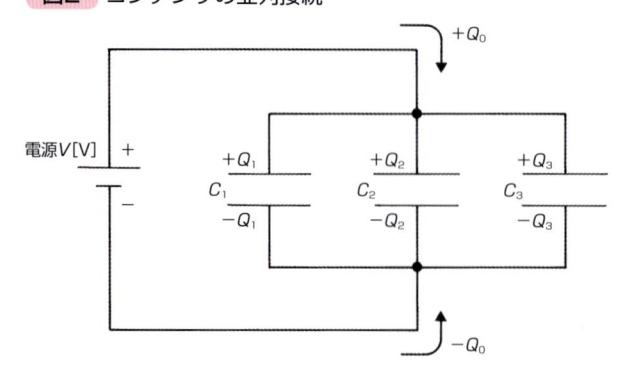

●**直列接続**　電荷分布：均等　　$Q_0 = Q_1 = Q_2 = Q_3$

合成静電容量：逆数の和の逆数　$C_0 = \dfrac{1}{\dfrac{1}{C_1} + \dfrac{1}{C_2} + \dfrac{1}{C_3}}$

電圧分布：　$V_0 = V_1 + V_2 + V_3$

各静電容量の逆数比　$V_1 : V_2 : V_3 = \dfrac{1}{C_1} : \dfrac{1}{C_2} : \dfrac{1}{C_3}$

全体の耐電圧：各コンデンサの耐電圧をこえないように定めます。

図3　コンデンサの直列接続

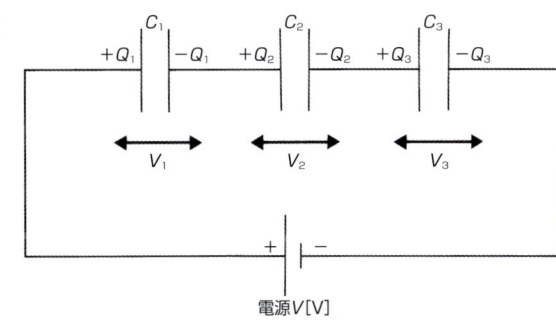

⑤CR直列回路の過渡現象
●**充電**

コンデンサの両端電圧　$V_c = E_0 \left(1 - e^{-\frac{t}{C \cdot R}}\right)$

コンデンサへの充電電流　$I_c = I_0 \cdot e^{-\frac{t}{C \cdot R}} = \left(\dfrac{E_0}{R}\right) \cdot e^{-\frac{t}{C \cdot R}}$

●**放電**

コンデンサの両端電圧　$V_c = E_0 \cdot e^{-\frac{t}{C \cdot R}}$

コンデンサからの放電電流　$I_d = -I_0 \cdot e^{-\frac{t}{C \cdot R}} = -\left(\dfrac{E_0}{R}\right) \cdot e^{-\frac{t}{C \cdot R}}$

＊$e = 2.7$, $\ln 2 = 0.69$

図4　コンデンサの充電回路

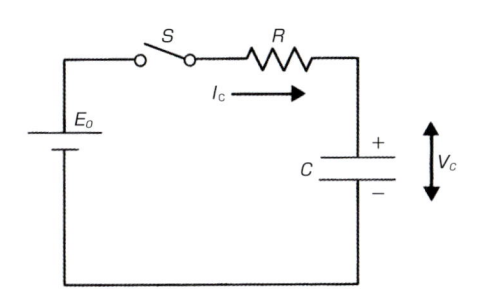

図5　コンデンサの放電回路
　　　（コンデンサの初期充電電圧をE_0）

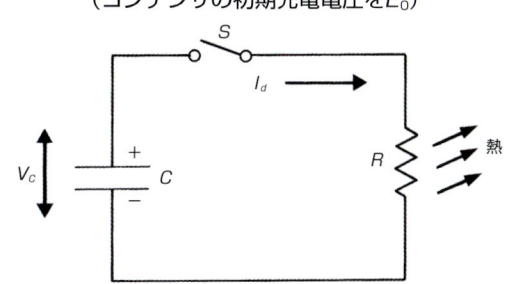

1st stage

「電荷，電位差，静電容量，抵抗，電流，時間の関係」を理解しましょう!!

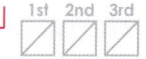

1st 2nd 3rd

●図6の回路でC_1の電荷はC_2の何倍となりますか※。

図6

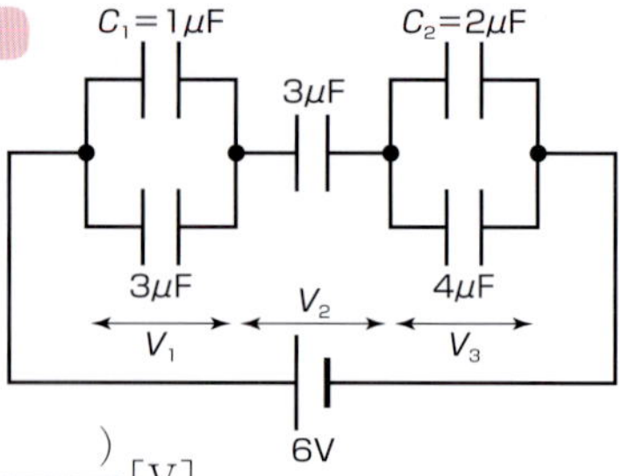

$C_1=1\mu F$
$C_2=2\mu F$
$3\mu F$
$3\mu F$
$4\mu F$
V_1
V_2
V_3
6V

図から3[μF]と3[μF]と[1](　　　)[μF]の直列回路となるので，それぞれの両端電圧V_1, V_2, V_3の比は

$$V_1 : V_2 : V_3 = \frac{1}{3} : \frac{1}{3} : \frac{1}{[1](\quad)}$$

$$= [2](\quad) : [3](\quad) : [4](\quad)$$

$$V_1 = \frac{[2](\quad)}{[2](\quad)+[3](\quad)+[4](\quad)} \times 6 = \frac{[5](\quad)}{[6](\quad)}[\mathrm{V}]$$

$$V_3 = \frac{[4](\quad)}{[2](\quad)+[3](\quad)+[4](\quad)} \times 6 = \frac{[7](\quad)}{[6](\quad)}[\mathrm{V}]$$

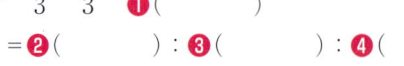

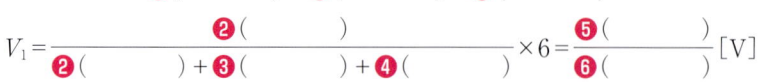

$$\frac{Q_1}{Q_2} = \frac{C_1 \times V_1}{C_2 \times [8](\quad)} \times 6 = \frac{1 \times 10^{-6} \times [9](\quad)}{[10](\quad) \times [11](\quad)} = [12](\quad)\text{倍}$$

●図5の回路で$E_o=100$[kV]，$C=1$[μF]，R＝1[MΩ]のとき，次の値を求めなさい※。

(1) Cに蓄えられているエネルギーW[J]　ただし，e＝2.7，$\ln_e 2=0.69$とします。

$$W = \frac{[13](\quad)}{2} = \frac{[14](\quad) \times [15](\quad)^2}{2} = [16](\quad)[\mathrm{J}]$$

(2) スイッチを閉じたときの最大電流I_o[mA]

$$I_o = \frac{E_o}{[17](\quad)} = \frac{100 \times 10^3}{[18](\quad)} = [19](\quad)[\mathrm{A}] = [20](\quad)[\mathrm{mA}]$$

(3) スイッチを閉じてから0.69秒後の電流I_d[mA]

$$I_d = I_o \cdot [21](\quad)$$

$$= [20](\quad) \cdot \exp\left\{\frac{-[22](\quad)}{[23](\quad) \times [24](\quad)}\right\}$$

$$= [20](\quad) \cdot \exp\{-[25](\quad)\} = \frac{[20](\quad)}{\exp [25](\quad)}$$

$$= \frac{[20](\quad)}{[26](\quad)} = [27](\quad)[\mathrm{mA}]$$

(4) スイッチを閉じてから1秒後のRの両端電圧V_R[kV]

RとCは並列のため，

$$V_R = V_C = [28](\quad) \cdot e^{-\frac{t}{C \cdot R}} = [29](\quad) \cdot \exp\left\{\frac{-[30](\quad)}{[23](\quad) \times [24](\quad)}\right\}$$

$$= [29](\quad) \cdot \exp\{-[30](\quad)\} = \frac{[29](\quad)}{\exp [30](\quad)} = \frac{[29](\quad)}{[31](\quad)} = [32](\quad)[\mathrm{kV}]$$

2nd stage

「電位差，静電容量，電荷量，エネルギーの関係」に注意しましょう!!

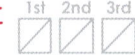

1st 2nd 3rd

●図7の回路のC_3に25［μJ］のエネルギーが蓄えられたとき，ab間の直流電圧V_{ab}［V］を求めなさい※。

C_2およびC_3の両端電圧をV_{23}，C_3に蓄えられるエネルギーをW_3とすると，

$$W_3=\frac{[33](\qquad)\times V_{23}^2}{2}\text{［J］より，}$$

$$V_{23}^2=\frac{2\times[34](\qquad)}{[33](\qquad)}$$

$$=\frac{2\times[35](\qquad)}{[36](\qquad)}=[37](\qquad)\text{［V］}$$

図7

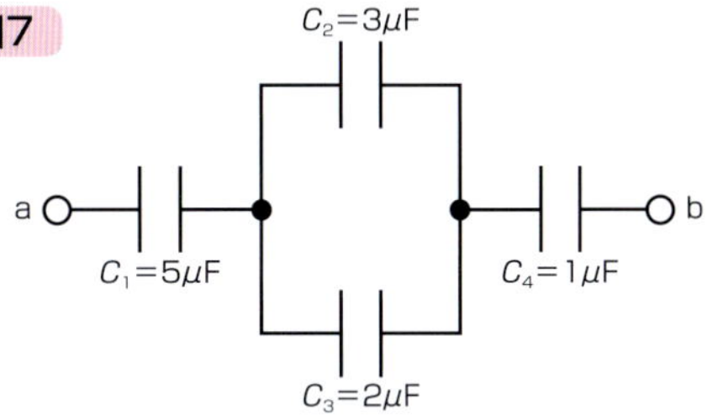

$C_2=3\mu F$
a
b
$C_1=5\mu F$
$C_4=1\mu F$
$C_3=2\mu F$

したがって　$V_{23}=[38](\qquad)$［V］

ここで，$C_{23}=[39](\qquad)+[40](\qquad)=[41](\qquad)$［μF］

C_1の両端電圧をV_1，C_4の両端電圧をV_4とすると，各々の電圧比は

$$V_1:V_{23}:V_4=\frac{1}{[42](\qquad)}:\frac{1}{C_{23}}:\frac{1}{[43](\qquad)}$$

$$=\frac{1}{[44](\qquad)}:\frac{1}{5}:\frac{1}{[45](\qquad)}$$

$$=1:1:[46](\qquad)$$

この関係から，$V_1=V_{23}=[38](\qquad)$［V］，

$V_4=[47](\qquad)$［V］

$\therefore V_{ab}=[48](\qquad)+V_{23}+[49](\qquad)=[50](\qquad)$［V］

豆知識

- CR直列回路の充放電では充電電圧の式のみが$\left(1-e^{-\frac{t}{C\cdot R}}\right)$で，ほかは$\left(e^{-\frac{t}{C\cdot R}}\right)$の形式をとります。適用に迷ったら，$t=0$を代入して(　　)内が零になれば充電電圧$V_c$の式です。
また，$\left(\frac{t}{C\cdot R}\right)$は「0.69」「1」「2」のいずれかの数値をとります。

Memo

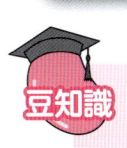

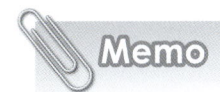

医用工学

答え

[1] 6　[2] 2　[3] 2　[4] 1　[5] 12　[6] 5　[7] 6　[8] V_3　[9] $\frac{12}{5}$　[10] 2×10^{-6}　[11] $\frac{6}{5}$　[12] 1　[13] $C\cdot V_2$　[14] 1×10^{-6}　[15] 100×10^3　[16] 5,000
[17] R　[18] 1×10^6　[19] 0.1　[20] 100　[21] $e^{-\frac{t}{C\cdot R}}$　[22] 0.69　[23] 1×10^{-6}　[24] 1×10^6　[25] 0.69　[26] 2　[27] 50　[28] E_o　[29] 100　[30] 1　[31] 2.7
[32] 37　[33] C_3　[34] W_3　[35] 25×10^{-6}　[36] 2×10^{-6}　[37] 25　[38] 5　[39] C_2　[40] C_3　[41] 5　[42] C_1　[43] C_4　[44] 5　[45] 1　[46] 5　[47] 25　[48] V_1
[49] V_4　[50] 35

4. 医用工学
4 単相交流回路

ねらい
- 「正弦波交流回路の瞬時値の表記法と平均値・実効値の関係」を理解しましょう。
- 「RLおよびRCの直列回路」について「複素インピーダンスとその大きさの求め方」を身につけましょう。
- 「並列回路のアドミタンス」について理解しましょう!!

① 正弦波交流電圧および電流の時刻t[s]における瞬時値e[V]およびi[A]

$$e[\text{V}] = E_m \cdot \sin(\omega \cdot t \pm \phi)$$
$$i[\text{A}] = I_m \cdot \sin(\omega \cdot t \pm \phi)$$

E_mおよびI_m：最大値

角周波数ω[rad/s] $= 2\pi \cdot f$
 → 経過時間t[s]を角度θ[rad]に変換

初位相角ϕ[rad]
 → $t=0$のときの位相差

図1 正弦波交流波形の位相差

② 波形の評価

- 平均値E_{ave}, I_{ave}：瞬時値を経過時間に対して平均した値

$$\text{正弦波交流電圧の}E_{ave}[\text{V}] = \text{最大値}E_m \times \left(\frac{2}{\pi}\right) = 0.637 E_m$$

 → 電流の平均値I_{ave}[A]×経過時間t[s]＝移動電荷量Q_t[C]

- 実効値E, I：交流と同じ熱エネルギーを供給できる直流の値

$$\text{正弦波交流電圧の実効値}E = \text{最大値}E_m \times \left(\frac{1}{\sqrt{2}}\right) = 0.707 E_m$$
$$\text{正弦波交流電流の実効値}I = \text{最大値}I_m \times \left(\frac{1}{\sqrt{2}}\right) = 0.707 I_m$$

$$\text{正弦波交流の波形率} = \text{実効値/平均値} = \left(\frac{\pi}{2\sqrt{2}}\right) \fallingdotseq 1.11$$

 → 掛けることで平均値を実効値に換算

③ 正弦波交流におけるオームの法則（V, Iは実効値）

$\dot{V} = \dot{I} \times \dot{Z}$（ベクトル表示）, $V = I \times Z$（スカラー表示）

インピーダンス$\dot{Z}$[Ω]：交流電流の通りにくさの指標
 → 抵抗R, 誘導リアクタンス$X_L = \omega \cdot L$, 容量リアクタンス$X_C = \dfrac{1}{\omega \cdot L}$ で構成
 → 直列回路に適用

$$\dot{Z} = R + jX_L = R + j\omega \cdot L$$
$$\dot{Z} = R - jX_C = R - j\left(\frac{1}{\omega \cdot C}\right)$$
$$Z = \sqrt{R^2 + X_L^2}, \quad Z = \sqrt{R^2 + X_C^2}$$

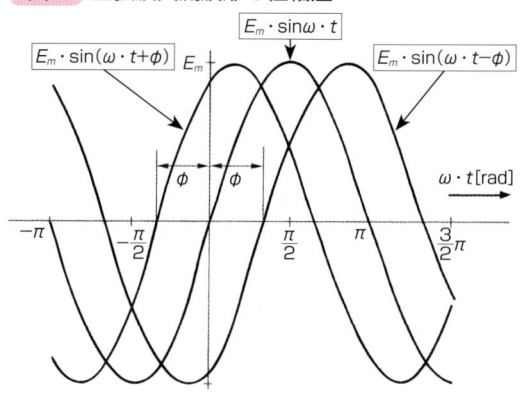

④RL直列回路

$\dot{V} = \dot{Z} \times \dot{I} = (R + jX_L)\dot{I}$　$\dot{V}$は$\dot{I}$より位相がθ[rad]進む，$\dot{I}$は$\dot{V}$より位相がθ[rad]遅れる
また，$\dot{V} = \dot{V}_R + \dot{V}_L$　なお　$\cos\theta = \dfrac{R}{Z} = \dfrac{V_R}{V}$，$\dot{V}$と$\dot{Z}$は同位相のベクトル

図2　RL直列回路とベクトル図

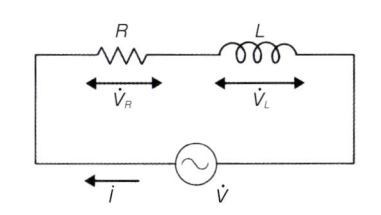

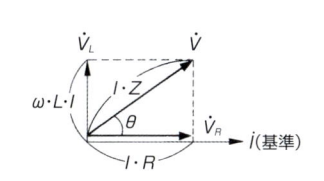

⑤RC直列回路

$\dot{V} = \dot{Z} \times \dot{I} = (R - jX_C)\dot{I}$　$\dot{V}$は$\dot{I}$より位相がθ'[rad]遅れる，$\dot{I}$は$\dot{V}$より位相がθ'[rad]進む
また，$\dot{V} = \dot{V}_R + \dot{V}_L$　なお　$\cos\theta' = \dfrac{R}{Z} = \dfrac{V_R}{V}$，$\dot{V}$と$\dot{Z}$は同位相のベクトル

図3　RC直列回路とベクトル図

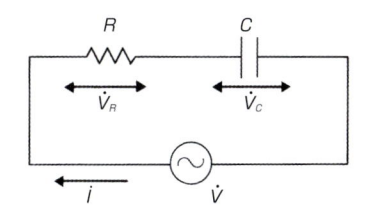

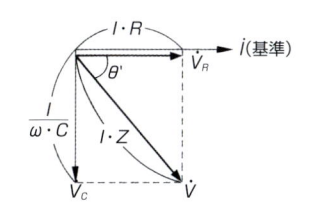

⑥アドミタンス$\dot{Y}$

交流電流の通りやすさの指標 → 並列回路に適用

$\dot{Y} = \dfrac{1}{\dot{Z}}$，$\dot{Z} = \dfrac{1}{\dot{Y}}$

合成アドミタンス$\dot{Y}$＝各インピーダンス$\dot{Z}$の逆数の和　　$\dfrac{1}{\dot{Z}_1} + \dfrac{1}{\dot{Z}_2} = \dot{Y}_1 + \dot{Y}_2 \to \dot{I} = \dot{Y} \times \dot{V}$

⑦RL並列回路

$\dot{Y} = \dfrac{1}{R} + \dfrac{1}{jX_L} = \dfrac{1}{R} - j\left(\dfrac{1}{X_L}\right) = \dfrac{1}{R} - j\left(\dfrac{1}{\omega \cdot L}\right)$

⑧RC並列回路

$\dot{Y} = \dfrac{1}{R} + \left(\dfrac{1}{-jX_C}\right)$
$\phantom{\dot{Y}} = \dfrac{1}{R} + \left(\dfrac{1}{jX_C}\right)$
$\phantom{\dot{Y}} = \dfrac{1}{R} + j\omega \cdot C$
$Y = \sqrt{\left(\dfrac{1}{R}\right)^2 + \left(\dfrac{1}{X_C}\right)^2}$，$I = Y \times V$

図4　RC並列回路とベクトル図

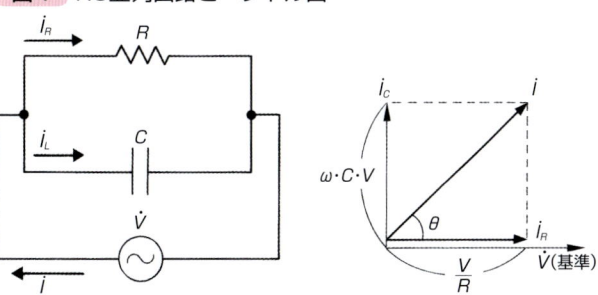

1st stage

「正弦波交流の瞬時値」と
「複素インピーダンスの表示法」に慣れましょう!!

1st 2nd 3rd

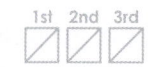

● ある回路に100[V]の正弦波交流電圧を加えたところ，$i=50\sqrt{2}\sin\left(100\pi t-\frac{\pi}{6}\right)$[A]の正弦波交流電流が流れました。この電流の最大値は❶(　　　　)[A]，実効値は❷(　　　　)[A]，平均値は❸(　　　　)[A]です。また，交流電源の周波数は$\omega=$❹(　　　　)より❺(　　　　)[Hz]であり，負荷のインピーダンスの大きさZは，

$$Z=\frac{❻(\qquad)}{I}=\frac{❼(\qquad)}{50}=❽(\qquad)[\Omega]$$

となり，電圧との位相差は❾(　　　　)[rad]となります※。

● RL直列回路の複素合成インピーダンス$\dot{Z}[\Omega]$は$R+$❿(　　　　)で表され，その大きさ$|\dot{Z}|[\Omega]$は$\sqrt{R^2+⓫(\qquad)^2}$となります※。

● RC直列回路の$\dot{Z}[\Omega]$は$R+\frac{1}{⓬(\qquad)}$　または　$R-\mathrm{j}$⓭(　　　　)

で表され，RLC直列回路の$\dot{Z}[\Omega]$は$R+\mathrm{j}\{$⓫(　　　　)$-$⓭(　　　　)$\}$となります※。

● RL並列回路の複素合成アドミタンス$\dot{Y}_0$[S]は$\frac{1}{R}+\frac{1}{⓮(\qquad)}$で表され，

その大きさ$|\dot{Y}|$[S]は$\sqrt{\left(\frac{1}{R}\right)^2+⓯(\qquad)^2}$となります。

ここで，$\dot{Z}=\frac{1}{⓰(\qquad)}$の関係から，この回路の複素合成インピーダンス$\dot{Z}[\Omega]$は

$$\frac{1}{\left\{\frac{1}{R}-\mathrm{j}⓯(\qquad)\right\}}$$となり，

その大きさ$|\dot{Z}|$[S]は$\frac{1}{\sqrt{\left(\frac{1}{R}\right)^2+⓯(\qquad)^2}}$から求められます。

● RLC並列回路の複素合成アドミタンス$\dot{Y}$[S]は

$\frac{1}{R}+\mathrm{j}\{$⓱(　　　　)$-$⓯(　　　　)$\}$となります。

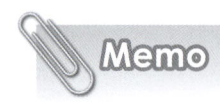

Memo

答え

❶$50\sqrt{2}$ ❷50 ❸$\frac{100\sqrt{2}}{\pi}$ ❹$2\pi\cdot f$ ❺50 ❻V ❼100 ❽2 ❾$-\frac{\pi}{6}$ ❿$\mathrm{j}\omega\cdot L$ ⓫$\omega\cdot L$ ⓬$\mathrm{j}\omega\cdot C$ ⓭$\frac{1}{\omega\cdot C}$ ⓮$\mathrm{j}\omega\cdot L$ ⓯$\frac{1}{\omega\cdot L}$
⓰$\dot{Y}$ ⓱$\omega\cdot C$ ⓲RL直列 ⓳誘導 ⓴X_L ㉑I ㉒5 ㉓20 ㉔cos ㉕$\frac{1}{2}$ ㉖10 ㉗sin ㉘$\frac{\sqrt{3}}{2}$ ㉙$10\sqrt{3}$ ㉚$\omega\cdot C$ ㉛Z ㉜Y

2nd stage

直列回路は「電流」，並列回路は「電圧」を基準に考えましょう!!

1st 2nd 3rd

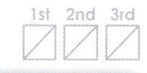

●ある負荷に100[V]の正弦波交流電圧を加えたとき，流れた電流は大きさが5[A]，位相遅れが$\frac{\pi}{3}$[rad]でした。この負荷の合成複素インピーダンス$\dot{Z}$[Ω]を求めなさい。

電流が電圧より位相が遅れるため，この回路は⑱(　　　　　　)回路です。したがって，$\dot{Z}$の一般式は回路中の⑲(　　　　　　)リアクタンスを⑳(　　　　　　)[Ω]とするとR+j ⑳(　　　　　　)となります。

ここで，合成複素インピーダンスの大きさ$|\dot{Z}|$は

$$|\dot{Z}|=\frac{V}{㉑(\qquad\qquad)}=\frac{100}{㉒(\qquad\qquad)}=㉓(\qquad\qquad)[\Omega]$$

143ページの図2(右)に示したベクトル図から，電圧とインピーダンスのベクトルは同位相のため，

$$R=㉓(\qquad\qquad)\times㉔(\qquad\qquad)\frac{\pi}{3}=㉓(\qquad\qquad)\times㉕(\qquad\qquad)$$

$$=㉖(\qquad\qquad)[\Omega]$$

$$X_L=㉓(\qquad\qquad)\times㉗(\qquad\qquad)\frac{\pi}{3}=㉓(\qquad\qquad)\times㉘(\qquad\qquad)$$

$$=㉙(\qquad\qquad)[\Omega]$$

$$\therefore\dot{Z}=㉖(\qquad\qquad)+\mathrm{j}\,㉙(\qquad\qquad)[\Omega]$$

●RC並列回路の複素合成アドミタンス$\dot{Y}$[S]は$\frac{1}{R}+\mathrm{j}\frac{1}{⑭(\qquad\qquad)}$であり，

その大きさ$|\dot{Y}|$[S]は$\sqrt{\left(\frac{1}{R}\right)^2+㉚(\qquad\qquad)^2}$で表せます。

いま，この回路に流れ込む電流の大きさをI[A]，回路の合成複素インピーダンスの大きさをZ[Ω]とすると，両端電圧の大きさV[V]は

$$V=I\cdot㉛(\qquad\qquad)=\frac{I}{㉜(\qquad\qquad)}=\frac{1}{\sqrt{\left(\frac{1}{R}\right)^2+⑮(\qquad\qquad)^2}}$$

となります。

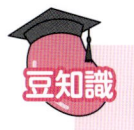

豆知識

- 回路図中の素子記号の処理
  R[Ω]はそのまま　L[H] → $\mathrm{j}\omega\cdot L$[Ω]　または　X_L[Ω] → $\mathrm{j}X_L$[Ω]，
  C[F] → $\frac{1}{\mathrm{j}\omega\cdot C}=-\mathrm{j}\left(\frac{1}{\mathrm{j}\omega\cdot C}\right)$[Ω]　または　X_C[Ω] → $-\mathrm{j}X_C$[Ω]
- ベクトルの大きさを求める計算は次の3種類のいずれか，または各々の10倍
  ①$3^2+4^2=5^2$，②$6^2+8^2=10^2$，③$9^2+12^2=15^2$

5 共振回路,交流回路の電力

4. 医用工学

ねらい
- RLCの直列および並列回路について,「共振条件の違い」を理解しましょう。
- さらに,「共振時の特徴」を整理し,計算問題に対する利用法を身につけましょう。
- 「電力量」と「消費電力」の関係に注意し,「力率」の意味を理解して計算問題に取り組みましょう!!

①RLC直列共振回路

●電圧式と共振条件(電流 $\dot{I}$ が共通)

$$\dot{V} = \dot{V}_R + \dot{V}_L + \dot{V}_C = \dot{Z} \cdot \dot{I} = \left\{R + j\left(\omega \cdot L - \frac{1}{\omega \cdot C}\right)\right\}\dot{I}$$

$\dot{V}_L + \dot{V}_C = 0$ のとき　直列共振

$\omega \cdot L = \dfrac{1}{\omega \cdot C}$ より $f_r = \dfrac{1}{2\pi\sqrt{L \cdot C}}$

図1 RLC直列共振回路とベクトル図

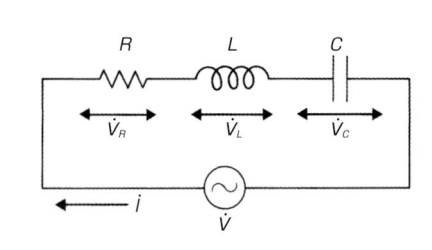

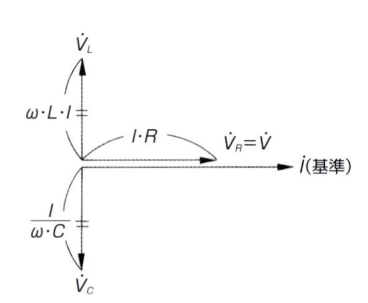

②直列共振時の特徴

- $\dot{I} = \dfrac{\dot{V}}{R}$ および $\dot{V} = \dot{V}_R$ → 直列共振の判定

- $V_L = X_L \cdot I = \omega \cdot L \cdot I$ および $V_C = X_C \cdot I = \dfrac{I}{\omega \cdot C}$

- $\omega = \dfrac{1}{\sqrt{L \cdot C}}$ を適用し,ω を取り除く → 計算の単純化

③RLC並列共振回路

●電流式と共振条件(電圧 $\dot{V}$ が共通)

$$\dot{I} = \dot{I}_R + \dot{I}_L + \dot{I}_C = \dot{Y} \cdot \dot{V} = \left\{\frac{1}{R}\right\}\dot{V} + j\left(\omega \cdot C - \frac{1}{\omega \cdot L}\right) \cdot \dot{V}$$

$\dot{I}_L + \dot{I}_C = 0$ のとき　並列共振

$\omega \cdot C = \dfrac{1}{\omega \cdot L}$ より $f_r = \dfrac{1}{2\pi\sqrt{L \cdot C}}$

図2 RLC並列共振回路とベクトル図

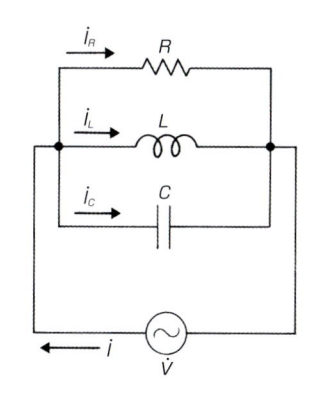

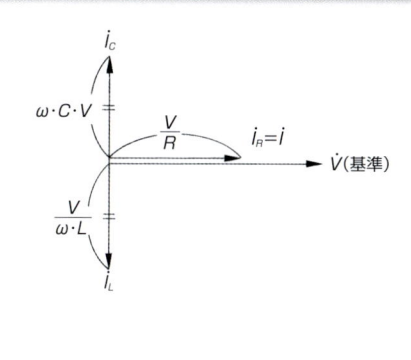

④並列共振時の特徴

- $\dot{I} = \dfrac{\dot{V}}{R}$　および　$\dot{I} = \dot{I}_R$　→　並列共振の判定
- LCループ内を電流 I_L, I_C が循環（互いに逆極性）
- $I_L = \dfrac{V}{X_L} = \dfrac{V}{\omega \cdot C}$　および　$I_C = \dfrac{V}{X_C} = \omega \cdot C \cdot V$
- 直列と並列で同一の共振周波数　→　つなぎ換えても共振

⑤電気エネルギー

- 電力量 $W[\mathrm{J}]$, $[\mathrm{W \cdot s}] = V[\mathrm{V}] \times Q[\mathrm{C}] = V \cdot I \cdot t$
- 消費電力 $P[\mathrm{W}]$, $[\mathrm{J/s}] = \dfrac{W}{t} = V \cdot I = R \cdot I^2 = \dfrac{V^2}{R}$

⑥交流回路の電力

- 電力を消費する（熱エネルギーになる）のは抵抗 R のみ
  → R の両端電圧 V_R と流れる電流 I_R の積：$P[\mathrm{W}] = V_R \cdot I_R$
- RL直列回路（143ページの**図2**参照）

  $V_R = V \cdot \cos\theta$, $I_R = I$ より $P[\mathrm{W}] = V \cdot I \cdot \cos\theta$ （力率：$\cos\theta = \dfrac{V_R}{V} = \dfrac{R}{Z}$）

  ⇒ RL，RCの直列および並列回路で同様の関係式が成り立つ

  なお，$P[\mathrm{W}] = I_R^2 \cdot R$（直列回路）$= \dfrac{V_R^2}{R}$（並列回路）

- 皮相電力 $P_S[\mathrm{V \cdot A}] = V \cdot I$
- 無効電力 $P_q[\mathrm{var}] = V \cdot I \cdot \sin\theta$
- $P_S = \sqrt{P^2 + P_q^2}$,　$\cos\theta = \dfrac{P}{P_S}$

図3 消費電力，皮相電力，無効電力の関係

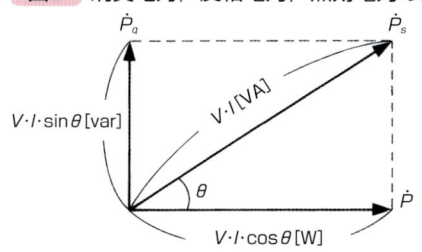

1st stage

「直列共振の特徴」と「計算問題の解き方」を結びつけましょう!!

1st 2nd 3rd

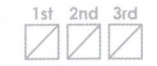

●146ページの図1の回路で$V=100$[V]，$R=5$[Ω]，$L=2$[mH]，$C=0.8$[μF]において共振状態にあるとき，回路に流れる電流I[A]とLの両端電圧V_L[V]を求めなさい※。

直列共振時には，抵抗の両端電圧V_Rは電源電圧Vに❶(　　　)いため，$V_R=$❷(　　　)[V]となります。したがって，回路に流れる電流I[A]は

$$I=\frac{❸(\quad)}{R}=\frac{❷(\quad)}{5}=❹(\quad)[A]$$

また，Lの両端電圧V_Lは$V_L=$❺(　　　)で求められます。ここで，$\omega=\frac{1}{\sqrt{❻(\quad)}}$

の関係を用いると，$V_L=\frac{1}{\sqrt{❻(\quad)}}$

となり，共振周波数f_rの計算は不要となります。したがって，

$$V_L=\frac{❽(\quad)\times❾(\quad)}{\sqrt{❿(\quad)\times⓫(\quad)}}=\frac{⓬(\quad)}{\sqrt{⓭(\quad)}}=\frac{⓬(\quad)}{\sqrt{⓮(\quad)}}$$

$$=\frac{⓯(\quad)}{⓰(\quad)}=⓱(\quad)[V]$$

●複素インピーダンス$\dot{Z}=80+j60$[Ω]の負荷に100[V]の正弦波交流電圧を加えたとき，回路に流れる電流I[A]，負荷の力率，消費電力P[W]を求めなさい※。

$$I=\frac{V}{⓲(\quad)}=\frac{100}{\sqrt{⓳(\quad)+⓴(\quad)}}$$

$$=\frac{100}{㉑(\quad)}=㉒(\quad)[A]$$

$$力率=㉓(\quad)=\frac{㉔(\quad)}{Z}=\frac{㉕(\quad)}{㉑(\quad)}=㉖(\quad)$$

$$P=V\times㉗(\quad)\times㉓(\quad)=100\times㉒(\quad)\times㉕(\quad)$$

$$=㉘(\quad)[W]$$

【別解】：直列回路のため

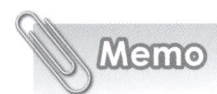

$$P=㉙(\quad)\times R=㉚(\quad)\times80=㉘(\quad)[W]$$

Memo

[答え]

❶等し ❷100 ❸V_R ❹20 ❺$\omega\cdot L\cdot I$ ❻$L\cdot C$ ❼$L\cdot I$ ❽$2\times10^{-3}$ ❾20 ❿2×10^{-3} ⓫0.8×10^{-6} ⓬40×10^{-3} ⓭1.6×10^{-9} ⓮16×10^{-10} ⓯4×10^{-2} ⓰4×10^{-5} ⓱1,000 ⓲Z ⓳80^2 ⓴60^2 ㉑100 ㉒1 ㉓$\cos\theta$ ㉔R ㉕80 ㉖0.8 ㉗I ㉘80 ㉙I^2 ㉚1^2 ㉛R ㉜100 ㉝1 ㉞循環 ㉟$\omega\cdot L$ ㊱$L\cdot C$ ㊲$V\sqrt{L\cdot C}$ ㊳2.5×10^{-3} ㊴100×10^{-6} ㊵25×10^{-8} ㊶5×10^{-4} ㊷200×10^{-1} ㊸20 ㊹V ㊺$\frac{1}{R}$ ㊻$\omega\cdot C$ ㊼$\frac{1}{R}$ ㊽$R\cdot\omega^2\cdot C^2$

2nd stage

「並列回路の特徴」と「計算問題の解き方」を結びつけましょう!!

● 147ページの図2で $V=100[\mathrm{V}]$, $I=1[\mathrm{A}]$, $R=100[\Omega]$, $L=2.5[\mathrm{mH}]$, $C=100[\mu\mathrm{F}]$ のとき, コイルに流れる電流 $I_L[\mathrm{A}]$ を求めなさい※。

並列共振時には電源からは ㉛( )のみに電流が流れます。

$$I = \frac{V}{㉛(\quad)} = \frac{100}{㉜(\quad)} = ㉝(\quad)[\mathrm{A}]$$ より, 回路は共振。

この状態では LC ループ内を電流が ㉞( )しているため, $I_L \neq 0$ となります。

したがって, $I_L = \dfrac{V}{㉟(\quad)}$ となりますが,

$\omega = \dfrac{1}{\sqrt{㊱(\quad)}}$ の関係を用いると

$$I_L = \frac{㊲(\quad)}{L}$$

$$= \frac{100 \times \sqrt{㊳(\quad)} \times ㊴(\quad)}{2.5 \times 10^{-3}}$$

$$= \frac{100 \times \sqrt{㊵(\quad)}}{2.5 \times 10^{-3}}$$

$$= \frac{100 \times ㊶(\quad)}{2.5 \times 10^{-3}} = ㊷(\quad) = ㊸(\quad)[\mathrm{A}]$$

● 143ページの図4に示したRC並列回路の消費電力 $P[\mathrm{W}]$ は, 145ページ下の結果を用いると

$$P[\mathrm{W}] = \frac{㊹(\quad)^2}{R} = \frac{I^2}{R\{㊺(\quad)^2 + ㊻(\quad)^2\}}$$

$$= \frac{I^2}{㊼(\quad)^2 + ㊽(\quad)}$$

で表されます。

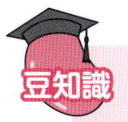

豆知識
- 直列共振時にはLおよびCの両端電圧が電源電圧よりも高くなります。
- $\omega^2 = \to \dfrac{1}{LC}$ の関係を用いて計算処理を単純化することが問題解法に求められます。

Memo

4. 医用工学

6 オペレーションアンプ

ねらい
- 「オペレーションアンプによる演算回路の判定法」を身につけ，入出力の関係式を理解しましょう。
- さらに，この知識をもとに，「各種の計算問題に対する解法」を修得しましょう!!

● オペレーションアンプによる演算回路の判定法

入力の数	入力素子・端子	（－）端子と出力間	演算回路名と入出力の関係
1つ	R_iで（－）端子	負帰還素子：R_f	反転増幅 $V_o = -\left(\dfrac{R_f}{R_i}\right) \cdot V_i$
		負帰還素子：C_f	反転積分 $V_o = -\left(\dfrac{1}{C_f \cdot R_i}\right) \int V_i \, dt$
		負帰還素子：D_f	反転対数変換 $V_o \propto -\log\left(\dfrac{V_i}{R_i}\right)$
	C_iで（－）端子	負帰還素子：R_f	反転微分 $V_o = -(C_i \cdot R_f)\left(\dfrac{dV_i}{dt}\right)$
	直接（－）端子	負帰還素子：R_f	反転電流－電圧変換 $V_o = -R_f \cdot I_i$
	直接（+）端子	負帰還素子：R_f （－）・GND間：R_i	非反転増幅 $V_o = \left\{1 + \left(\dfrac{R_f}{R_i}\right)\right\} \cdot V_i$
		直接接続	電圧ホロワ $V_o = V_i$

図1 演算回路の判定法（入力の数：1つ）

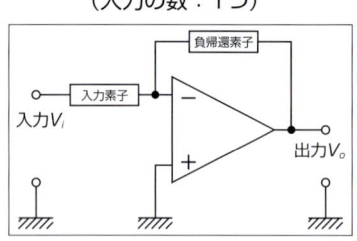

2つ	R_iで両方（－）端子	負帰還素子：R_f	反転加算 $V_o = -\left\{\left(\dfrac{R_f}{R_{i1}}\right) \cdot V_1 + \left(\dfrac{R_f}{R_{i2}}\right) \cdot V_2\right\}$
	R_iで（－）と（+）端子	負帰還素子：R_f （+）・GND間：R_i	反転減算 $V_o = -\left(\dfrac{R_f}{R_i}\right)(V_1 - V_2)$
3つ	R_iですべて（－）端子	負帰還素子：R_f	反転3加算 $V_o = -\left\{\left(\dfrac{R_f}{R_{i1}}\right) \cdot V_1 + \left(\dfrac{R_f}{R_{i2}}\right) \cdot V_2 + \left(\dfrac{R_f}{R_{i2}}\right) \cdot V_3\right\}$

1st stage

「演算回路の判定」と「回路計算の基本」を身につけましょう!!

● 図2の回路の電圧利得が20dBのとき，抵抗R_fの値を求めなさい※。

図2 問の演算回路

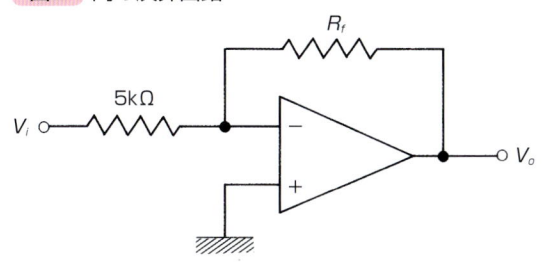

電圧利得 $G_v = 20\,[\text{dB}] = $ ❶(　　　) log ❷(　　　) より

❷(　　　) = ❸(　　　) 倍

❹(　　　) 回路の入出力の式　$V_o = -$ ❺(　　　) $\cdot V_i$　より

$R_f = -$ ❷(　　　) $\cdot R_i$

　　　$= -$ ❸(　　　) $\times$ ❻(　　　) $= -$ ❼(　　　) $[\text{k}\Omega]$

なお，この負記号は「反転」を意味します。

● 図3の回路の出力電圧 $V_o\,[\text{V}]$ を求めなさい※。

図3 問の演算回路

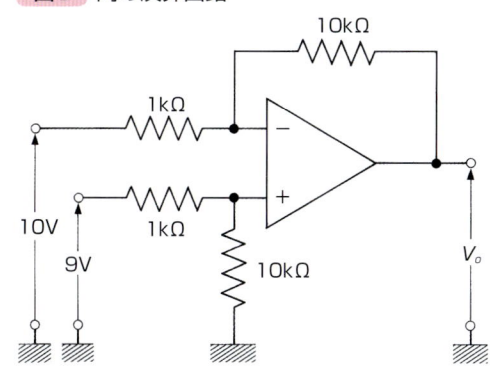

この回路は ❽(　　　) 回路のため，入出力の関係から

$V_o = -\{$ ❾(　　　) $\} \cdot \{$ ❿(　　　) $\}$

　　　$= -\{$ ⓫(　　　) $\} \cdot \{$ ⓬(　　　) $\} = $ ⓭(　　　) $[\text{V}]$

答え
❶20　❷$\dfrac{V_o}{V_i}$　❸10　❹反転増幅　❺$\dfrac{R_f}{R_i}$　❻5　❼50　❽反転減算　❾$\dfrac{R_f}{R_i}$　❿V_1-V_2　⓫$\dfrac{10}{1}$　⓬10-9　⓭-10

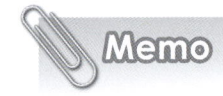

2nd stage

「回路で定義されている記号」に注意して
問題に取り組みましょう!!

1st 2nd 3rd

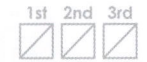

●図4の回路の抵抗Rの値を求めなさい※。

この回路は⑭(　　　　　　　　)回路のため，入出力の関係式は次式となります。

$V_o = -\{$⑮(　　　　　　)$\cdot V_1 +$⑯(　　　　　　)$\cdot V_2\}$に既知を代入する

$$-30 = -R_f \cdot \left\{ \frac{⑰(\qquad)}{⑱(\qquad)} + \frac{⑲(\qquad)}{⑳(\qquad)} \right\}$$

を変形して，

$$R_f = \frac{㉑(\qquad)}{㉒(\qquad)} = ㉓(\qquad)\ [\mathrm{k\Omega}]$$

図4 問の演算回路

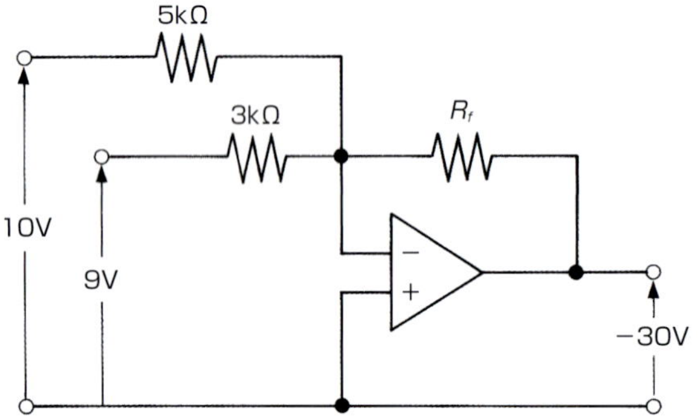

豆知識

・入力電圧V_iが反転入力端子に接続されている場合，出力電圧V_oは反転します。逆に，非反転入力端子に接続されている場合には，出力電圧V_oは反転しません。このように，2つの入力端子には，出力の状態を示す名称がつけられています。

Memo

答え

⑭反転加算　⑮$\frac{R_f}{R_{i1}}$　⑯$\frac{R_f}{R_{i2}}$　⑰10　⑱5　⑲9　⑳3　㉑30　㉒5　㉓6　㉔負帰還抵抗　㉕入力抵抗　㉖反転入力電圧　㉗非反転入力電圧　㉘$\frac{R_1}{R_2}$　㉙V_2　㉚V_1　㉛V_1　㉜V_2

2nd stage

●図5の回路で出力Voを表す式を求めなさい。

素子記号の表示が通常と異なるため，言葉で示すと

$$V_o = -\left\{\frac{㉔(\qquad\qquad)}{㉕(\qquad\qquad)}\right\} \cdot \left\{㉖(\qquad\qquad) - ㉗(\qquad\qquad)\right\} より，$$

回路図中の記号を代入すると，

$$= -\left\{㉘(\qquad)\right\} \cdot \left\{㉙(\qquad) - ㉚(\qquad)\right\}$$

$$= \left\{㉘(\qquad)\right\} \cdot \left\{㉛(\qquad) - ㉜(\qquad)\right\}$$

図5 問の演算回路

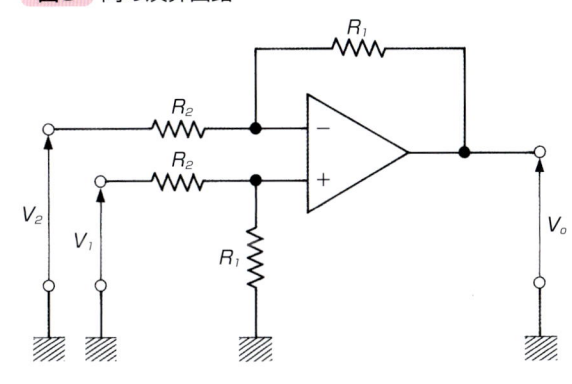

7 半導体の性質, pn接合と整流用ダイオード

4. 医用工学

ねらい
- 電子のエネルギー準位図は電子の自由度を示していることをイメージしよう。
- 真性半導体と不純物半導体のエネルギー準位図の特徴を捉えよう。
- 整流ダイオードの動作の基本となるpn接合について理解しよう!!

①真性半導体

図1 真性半導体のエネルギー準位図

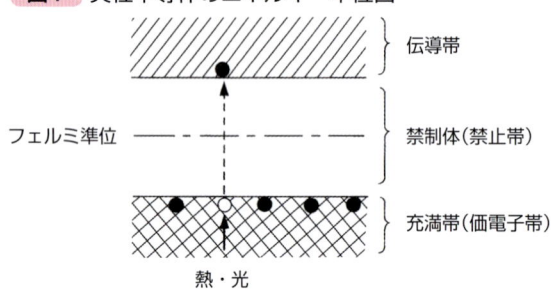

- 不純物濃度は零
- 絶対零度では絶縁体
- 自由電子と正孔は同数存在
- 温度上昇により抵抗値が低下
- フェルミ準位は禁制帯の中央

表1 エネルギー準位図に関する用語

自由電子	原子核に束縛されない電子で,物質中を自由に移動できる
正孔	半導体原子中の軌道電子が欠落した空白部のことで,正の電荷をもつ。他の軌道電子が正孔を介して移動できる
伝導帯	電子が自由に動けるエネルギー帯で,最も高いエネルギー準位
充満帯	原子核に束縛されている軌道電子のエネルギー帯で,最も低いエネルギー準位
禁制帯	電子が存在できないエネルギー帯で,伝導帯と充満帯の中間のエネルギー準位
エネルギーギャップ	充満帯の最上端と伝導帯の最下端との間のエネルギー幅
フェルミ準位	電子の存在確率が1/2となるエネルギー準位
価電子	一番外側の電子軌道に存在する電子で,自由電子になる確率が高い
許容帯	電子が存在できるエネルギー帯(伝導帯および充満帯)

②**不純物半導体**

図2 不純物半導体のエネルギー準位図

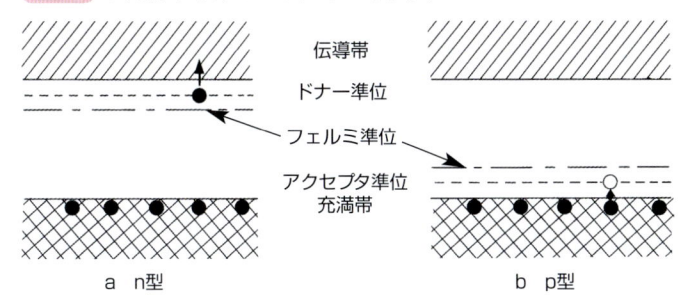

```
         a n型                    b p型
```
（伝導帯／ドナー準位／フェルミ準位／アクセプタ準位／充満帯）

- 不純物が多いほど抵抗値が低下
- n形半導体：ドナー原子（5価：As, P, Sb）を微量に混入
    - → ドナー準位の生成
    - → 不純物の数だけ自由電子が生成
    - → フェルミ準位は禁制帯中の上方
    - → 多数キャリアは自由電子，小数キャリアは正孔
- p形半導体：アクセプタ原子（3価：In, Ga, Al）を微量に混入
    - → アクセプタ準位の生成
    - → 不純物の数だけ正孔が生成
    - → フェルミ準位は禁制帯中の下方
    - → 多数キャリアは正孔，小数キャリアは自由電子

③**pn接合**

図3 pn接合のエネルギー準位図

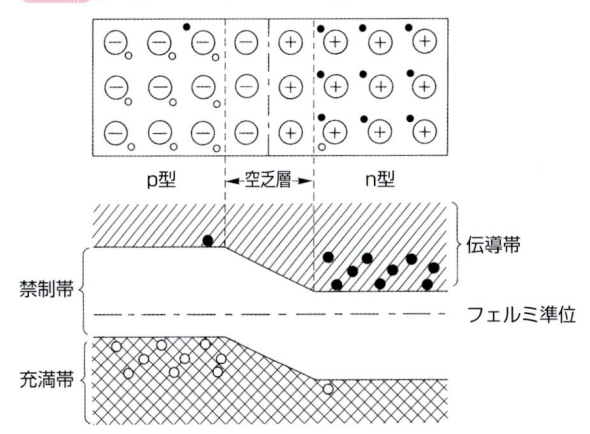

（p型／空乏層／n型／禁制帯／伝導帯／フェルミ準位／充満帯）

- 接合面付近にはキャリアの存在しない空乏層が生成
- 空乏層のドナーイオンとアクセプタイオンによって電位障壁 ϕ [V] が生成
    - → Si ≒ 0.6 [V], Ge ≒ 0.2 [V]
- 各領域の多数キャリアは接合面を通過できない：熱平衡状態
- 熱平衡状態のpn接合には電流は流れない

④整流用ダイオード(図4)

図4 整流用ダイオードの動作

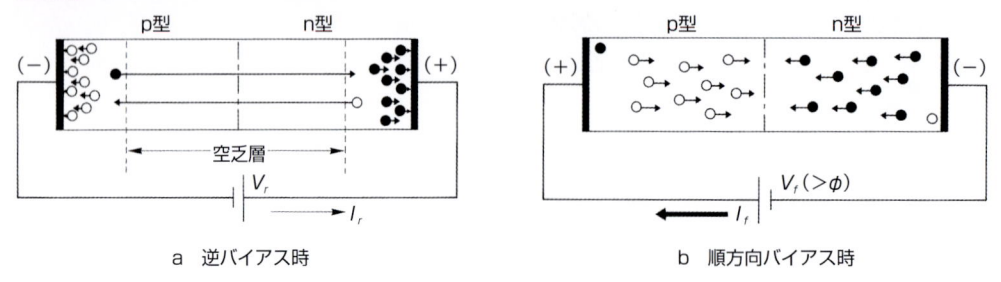

a　逆バイアス時　　　　b　順方向バイアス時

(福士政広 編：診療放射線技師 ブルー・ノート 3rd edition, p.417, メジカルビュー社, 2012. より引用)

- バイアス
  → 半導体を動作状態にするために加える電圧・電流
- バイアスの極性

　　　　逆方向　順方向
n形　（＋）　（－）
p形　（－）　（＋）

- 多数キャリア≫少数キャリア
- 各領域に存在できるキャリアの数は不純物濃度で定まる
- 逆方向バイアスにより空乏層が拡大
  → 小数キャリアがpn接合面を通過・循環 → 逆方向電流は微量
- 順方向バイアスにより多数キャリアがpn接合面を通過・循環 → 順方向電流は多量
- シリコン整流素子はゲルマニウム素子より大電力に適する

⑤特殊半導体素子

- ツェナー(定電圧)ダイオード
  不純物濃度を高くすることで低い逆電圧でツェナー降伏および電子雪崩が発生
  → 一定の逆方向電圧(ツェナー電圧)が得られるため，定電圧回路に使用
- 可変容量(バラクタ)ダイオード
  pn接合の逆方向バイアスにより静電容量が変化
  → 自動周波数制御，FM変調回路に使用
- ショットキーダイオード
  金属と半導体の接触による整流作用(ショットキー効果)を利用
  → 超高速スイッチング，高周波の検波に使用
- エサキ(トンネル)ダイオード
  トンネル効果による負性抵抗特性を利用
  → 高速スイッチング，マイクロ波の増幅・発振に使用
- バリスタ
  正負両方向である電圧以上になると急激に電流が流れる
  → スイッチの火花消去，過電圧の保護回路に使用

1st stage

真性半導体と不純物半導体のエネルギー準位図についてしっかり理解しよう!!

1st 2nd 3rd

- 真性半導体は軌道電子数が4価である高純度の❶（　　　），❷（　　　）で構成され，キャリア（自由電子および正孔）がほとんど存在しないため❸（　　　）は高く，絶対零度では❹（　　　）となります。
- 154ページの図1のように物質中の電子の状態を示した図をエネルギー準位図といい，伝導帯，禁制帯（禁止帯），充満帯（荷電子帯）に分類されます。なお，エネルギー準位とは電子の自由度を意味します。
- 軌道電子に禁制帯を飛び越えるだけの❺（　　　）などのエネルギーが加わると，軌道電子は伝導帯に上がって自由電子となり，軌道電子が抜けた空席は正孔となります。両者は電流の素となるため❻（　　　）とよばれ，❼（　　　）の電子正孔対が生成されます。したがって，温度上昇によってキャリアが増加するため電流は流れやすくなり，抵抗値は低下します。この性質を❽（　　　）特性といいます。また，フェルミ準位は禁制帯の❾（　　　）に位置します。
- 不純物半導体は，真性半導体に❿（　　　）から⓫（　　　）程度の不純物を混入した半導体で，不純物が多いほど⓬（　　　）が増加するため，抵抗率は低下します。
- 軌道電子数が5価の不純物（As［ヒ素］，P［リン］，Sb［アンチモン］）を混入したものをn形半導体といい，混入した不純物を⓭（　　　）原子といいます。共有結合に関与しない軌道電子がひとつ余り，この軌道電子のエネルギー準位は禁制帯中で伝導帯よりわずかに⓮（　　　）位置となり，この準位を⓯（　　　）準位といいます［154ページ図2（a）］。⓯（　　　）準位の軌道電子は，室温程度のわずかな熱エネルギーで伝導帯に上がるため，不純物の数だけ⓰（　　　）が生成されます。なお，真性半導体に比べて自由電子の数が増加するため，フェルミ準位は禁制帯中の⓱（　　　）に移動します。また，n形半導体では自由電子を⓲（　　　）キャリア，正孔を⓳（　　　）キャリアといいます。
- 軌道電子数が3価の不純物（In［インジウム］，Ga［ガリウム］，Al［アルミニウム］）を混入したものをp形半導体といい，混入した不純物を⓴（　　　）原子といいます。陽子とのクーロン力に影響されない正孔が不純物の数だけ生成されますが，この正孔のエネルギー準位は禁制帯中で充満帯よりわずかに㉑（　　　）位置となり，この準位を㉒（　　　）準位といいます［154ページ図2（b）］。㉒（　　　）準位の正孔には，室温程度のわずかな熱エネルギーで軌道電子が入ることができるため，軌道電子の移動に寄与します。なお，真性半導体に比べて正孔の数が増加するため，フェルミ準位は禁制帯中の㉓（　　　）に移動します。また，p形半導体では正孔を㉔（　　　）キャリア，自由電子を㉕（　　　）キャリアといいます。

医用工学

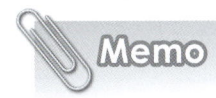

Memo

[答え]

❶Si　❷Ge　❸抵抗率　❹絶縁体　❺熱や光　❻キャリア　❼同数　❽負性抵抗　❾中央　❿100万分の1　⓫1,000分の1　⓬キャリア　⓭ドナー　⓮低い　⓯ドナー　⓰自由電子　⓱上方　⓲多数　⓳小数　⓴アクセプタ　㉑高い　㉒アクセプタ　㉓下方　㉔多数　㉕小数

2nd stage
pn接合の特徴を整理することで，整流ダイオードの動作を理解しよう!!

- 155ページの図3に示すように，ひとつの半導体結晶中でp形とn形がその境を接している状態をpn接合といいます。
- pn接合では，p形およびn形の多数キャリアが相手領域へ拡散することで㉖（　　　　　）は一致します。この拡散によって，接合部付近の正孔と自由電子は再結合して㉗（　　　　　）するため，空乏層とよびます。p形領域の接合面付近には負の㉘（　　　　　）イオンが存在するため，電位は低下し，エネルギー準位は㉙（　　　　　）なります。また，n形領域の接合面付近には正の㉚（　　　　　）イオンが存在するため，電位は上昇し，エネルギー準位は㉛（　　　　　）なります。この結果，正負の電荷密度によりpn接合間に電位差が発生し，この電位差を㉜（　　　　　）とよびます。この値はSiでは㉝（　　　　　）[V]，Geでは㉞（　　　　　）[V]程度となります。この㉜（　　　　　）の作用で，各領域の多数キャリアは接合面を通過できないため電流は流れず，この状態を㉟（　　　　　）といいます。
- 整流用ダイオードは㊱（　　　　　）に電流を流す素子であり，このときにはpn接合面を多数キャリアが通過して循環します。なお，自由電子は正電位，正孔は負電位とのクーロン力に吸引されて移動（ドリフト）します。
- 156ページの図4(a)は逆バイアス電圧V_r[V]を加えたときのキャリアの状態を示しています。多数キャリアはクーロン力によって両極に移動するため，空乏層が㊲（　　　　　）します。そのため，㊳（　　　　　）キャリアはpn接合面を通過できません。しかし，微量の㊴（　　　　　）キャリアが対極とのクーロン力によってpn接合面を通過し，循環するため，微量の逆方向電流I_r[A]が流れます。
- 156ページの図4(b)は電位障壁より大きい順方向バイアスV_f[V]を加えたときのキャリアの状態を示しています。㊵（　　　　　）キャリアが対極とのクーロン力によってpn接合面を通過し，循環するため，大きな順方向電流I_f[A]が流れます。

豆知識
- フェルミ準位の定義は電子の存在確率が1/2となるエネルギー準位ですが，この位置が禁制帯中央の場合は真性半導体，上方の場合はn形半導体，下方の場合はp形半導体となります。また，pn接合時にはキャリアの拡散によってフェルミ準位が一致するため，空乏層のエネルギー状態は傾斜し，電位障壁が発生します。

Memo

答え ㉖フェルミ準位 ㉗消滅 ㉘アクセプタ ㉙高く ㉚ドナー ㉛低く ㉜電位障壁 ㉝0.6 ㉞0.2 ㉟熱平衡状態 ㊱一方向のみ ㊲拡大 ㊳多数 ㊴小数 ㊵多数

Memo

演習問題

4. 医用工学

問題1 X線管に100 mAの電流を0.5秒間流した。
流れた電子の総数はどれか。ただし，電子の電荷は1.6×10^{-19} Cとする。

1. 3.1×10^{17}
2. 1.2×10^{18}
3. 3.1×10^{20}
4. 6.2×10^{20}
5. 1.2×10^{21}

解説

1[A]＝1[C/s]の関係から，100[mA]＝100[mC/s]のため0.5秒では100[mC/s]×0.5[s]＝50[mC]の電荷が移動する。
したがって，流れた電子の総数は$(50 \times 10^{-3})/(1.6 \times 10^{-19}) ≒ 31 \times 10^{16}$個。

1.「○」 2.「×」 3.「×」 4.「×」 5.「×」

（61-52PM：2009年）

解答 1

問題2 4μFと6μFのコンデンサを直列に接続し，100Vの電圧を加えた。
4μFのコンデンサに蓄えられた電荷[C]はどれか。

1. 1.6×10^{-4}
2. 2.4×10^{-4}
3. 4.0×10^{-4}
4. 6.0×10^{-4}
5. 1.0×10^{-3}

解説

コンデンサ直列接続では，その電圧分布は静電容量の逆数に比例する。
ここで，4μFの両端電圧をV_1，6μFの両端電圧をV_2とすると，
$V_1 : V_2 = (1/4) : (1/6) = 3 : 2$
以上から$V_1 = 100 \times \{3/(3+2)\} = 60$[V]
4μFのコンデンサに蓄えられる電荷Q_1は　$Q_1 = C_1 \cdot V_1$　より，
$Q_1 = 4 \times 10^{-6} \times 60 = 240 \times 10^{-6}$[C]

1.「×」 2.「○」 3.「×」 4.「×」 5.「×」

（62-53PM：2010年，本文：138～141ページ参照）

解答 2

問題3 図の回路で45Vの直流電圧を加えると0.5Aの電流が流れた。
45Vの交流電圧を加えた場合の電流は何Aか。

1. 0.18
2. 0.20
3. 0.30
4. 0.38
5. 0.45

解説

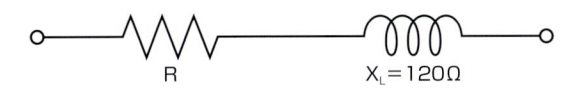

RL直列回路に直流電圧を加えた場合，等価的にはRのみの回路となる。
したがって，$R=V/I=45/0.5=90[\Omega]$
ここで，交流電圧に対する複素合成インピーダンスZは，
　$Z=90+j120[\Omega]$となり，その大きさ$|Z|$は
　$|Z|=(90^2+120^2)^{1/2}=150[\Omega]$
したがって，45[V]の交流電圧を加えたときに流れる電流I[A]は
　$I=V/|Z|=45/150=0.30$[A]

1.「×」　2.「×」　3.「○」　4.「×」　5.「×」

(58-55PM：2006年，本文：142〜145ページ参照)

解答 3

問題4 電圧100Vの直流電源に負荷抵抗を接続して30分間通電したところ，1,800kJのエネルギーを消費した。
この負荷抵抗に流れた電流[A]はどれか。

1. 0.01
2. 5
3. 10
4. 300
5. 600

解説

$W \cdot s[J]=V \times I \times t$ の関係より，
$I=W \cdot s/(V \times t)=1800 \times 10^3/(100 \times 30 \times 60)=10$[A]

1.「×」　2.「×」　3.「○」　4.「×」　5.「×」

(60-53PM：2008年，本文：132〜135ページ参照)

解答 3

📎 **Memo**

問題5 図の回路で電圧増幅度 $\frac{V_0}{V_1}$ はどれか。

1. 10
2. 200
3. 201
4. 2,000
5. 2,001

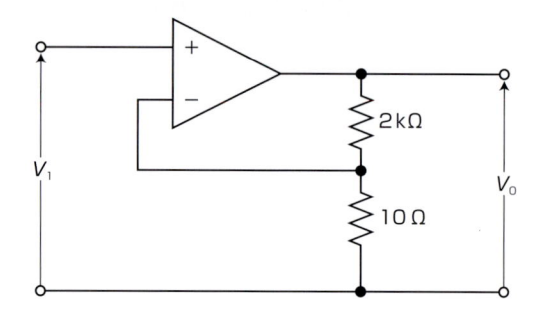

解説

この回路は非反転増幅回路である。
したがって，$V_o/V_i = 1+(R_f/R_i) = 1+2000/10 = 201$

1.「×」 2.「×」 3.「○」 4.「×」 5.「×」

(59-56PM：2007年，本文：150ページ参照)

解答 3

問題6 抵抗率 $2.66 \times 10^{-8}\ \Omega\mathrm{m}$ の導線がある。
断面積が $2\mathrm{mm}^2$，長さが500mであるときの抵抗[Ω]はどれか。

1. 6.65
2. 6.65×10^{-1}
3. 1.06×10^{-2}
4. 6.65×10^{-3}
5. 1.06×10^{-4}

解説

導線の抵抗 $R[\Omega]$ は，抵抗率を $\rho[\Omega\cdot\mathrm{m}]$，長さを $l[\mathrm{m}]$，断面積を $S[\mathrm{m}^2]$ とすると
$R = \rho(l/S) = 2.66 \times 10^{-8} \times 500/2 \times (10^{-3})^2 = 6.65[\Omega]$

1.「○」 2.「×」 3.「×」 4.「×」 5.「×」

(64-52PM：2012年，本文：132，136ページ参照)

解答 1

Memo

Memo

1. 原子の構造・核種

5. 放射化学

ねらい
- 「核種」「同位体」などの基本用語を確実に理解するようにしましょう!!
- 「放射性壊変による原子番号・質量数の変化」についてもしっかり覚えましょう!!

①原子の構造

原子 ─ 原子核 ─ 陽子
    │   └ 中性子
    └ 軌道電子

図1 原子の構造

● 陽子 ○ 中性子 ⊖ 電子

②核種の分類

表1 核種の分類

	原子番号	中性子数	質量数
同位体	○	×	×
同重体	×	×	○
同中性子体	×	○	×
核異性体*	○	○	○

○:等しい,×:等しくない *原子核のエネルギー状態のみが違う

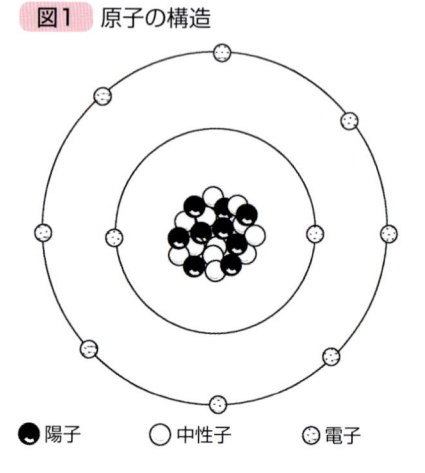

③壊変による質量数(A),原子番号(Z)の変化

表2 壊変による質量数(A),原子番号(Z)の変化

壊変の種類		放出放射線	原子番号(Z)の変化 質量数(A)の変化	国家試験出題例
α壊変 (α)		α線	Z→❶( )* A→❷( )*	^{226}Ra, ^{232}Th
β壊変	β⁻壊変 (β⁻)	β⁻線 中性微子	Z→❸( )* A→❹( )*	^{14}C, ^{32}P, ^{35}S, ^{59}Fe, ^{60}Co, ^{131}I, ^{133}Xe, ^{137}Cs
	β⁺壊変 (β⁺)	β⁺線 中性微子	Z→❺( )* A→❻( )*	^{11}C, ^{13}N, ^{15}O, ^{18}F, ^{68}Ga
	軌道電子捕獲 (EC)	中性微子 オージェ電子	Z→❼( )* A→❽( )*	^{51}Cr, ^{67}Ga, ^{111}In, ^{123}I, ^{125}I, ^{201}Tl
核異性体転移 (IT)		γ線 オージェ電子	Z→❾( )* A→❿( )*	^{81m}Kr, ^{99m}Tc
自発核分裂 (SF)		中性子, γ線, β⁻線	2個の核分裂片	^{235}U

答え ❶Z-2 ❷A-4 ❸Z+1 ❹A ❺Z-1 ❻A ❼Z-1 ❽A ❾Z ❿A ⓫陽子数 ⓬軌道電子数 ⓭陽子数 ⓮中性子数 ⓯陽子 ⓰中性子 ⓱エネルギー準位 ⓲同中性子体 ⓳同位体 ⓴同重体 ㉑核異性体 ㉒核異性体転移 ㉓γ ㉔1 ㉕軌道電子捕獲 ㉖核異性体転移 ㉗0.511 ㉘光子 ㉙消滅放射 ㉚β⁻壊変 ㉛β⁻壊変 ㉜β⁺壊変 ㉝軌道電子捕獲 ⓫⓬,⓭⓮,⓯⓰,㉕㉖,㉛〜㉝順不同

1st stage

各基本事項をしっかり理解し，具体例でわかるようにしておきましょう!!

1st 2nd 3rd

- 原子番号は，⑪（　　　　）*に等しいです。また，中性の原子においては，⑫（　　　　）*も等しいです。
- 質量数とは，⑬（　　　　）*と⑭（　　　　）*の和で表されます。
- 核種とは，⑮（　　　　）*と⑯（　　　　）*の数と原子核の⑰（　　　　）*で規定される原子の種類をさします。
- ^{105}Rhと^{106}Pd，^{12}Cと^{13}Nは，それぞれ互いに⑱（　　　　）です。
- ^{23}Mgと^{24}Mg，^{122}Snと^{124}Sn，^{1}Hと^{2}Hと^{3}Hは，それぞれ互いに⑲（　　　　）です。
- ^{100}Moと^{100}Tc，^{14}Cと^{14}Nは，それぞれ互いに⑳（　　　　）です。
- ^{99m}Tcと^{99}Tcは，互いに㉑（　　　　）です。

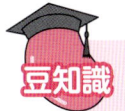

[豆知識] 同余体

- 原子番号が異なり，中性子過剰数が等しい核種を「同余体」といいます。「中性子過剰数」とは，原子核中の陽子数に比べての中性子の過剰数のことです。
- 同余体の例としては，^{60}Co，^{62}Ni，^{64}Cuがあります。

2nd stage

どんな問われ方をされてもわかるように理解を深めておきましょう!!

1st 2nd 3rd

- ^{99m}Tcは，㉒（　　　　）により㉓（　　　　）線を放出します。
- 軌道電子捕獲によって生じる娘核種は，親核種より原子番号が㉔（　　　　）減少します。
- オージェ電子が放出される放射性壊変現象は，㉕（　　　　）や㉖（　　　　）です。
- 陽電子は，消滅するとき㉗（　　　　）MeVの㉘（　　　　）を180°の方向に2本放出します。この現象を㉙（　　　　）といい，このとき放出される放射線を㉙（　　　　）線といいます。
- ^{137}Csおよび^{131}Iは，㉚（　　　　）により^{137m}Baおよび^{131}Xeになります。
- 中性微子を放出する放射性壊変現象は，㉛（　　　　），㉜（　　　　），㉝（　　　　）です。

【注】㉒，㉚は，放射性壊変現象の名称です。

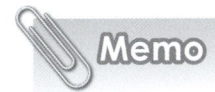

Memo

2. 壊変図式・有効(実効)半減期

5. 放射化学

ねらい
- 「壊変図式」に書かれていることがわかるようにしておきましょう!!
- 放射性核種の放射能と質量の関係を理解し、「放射能⇔質量の計算」ができるようにしましょう!!

①壊変図式に書かれていること

図1 ^{137}Csの壊変図式

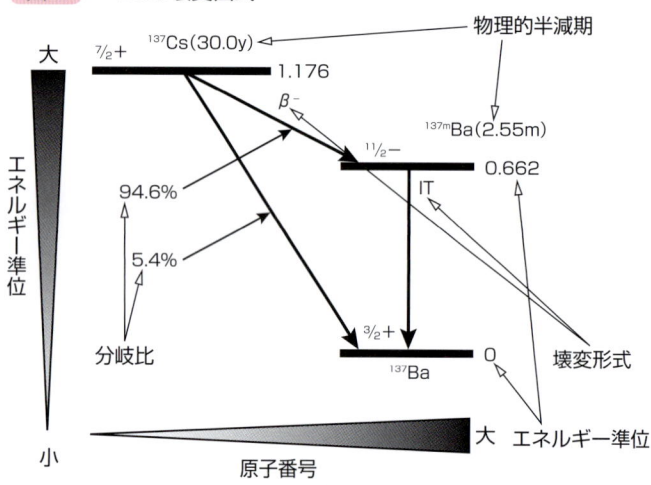

(エネルギー準位: 大←→小、原子番号: 小←→大)

- ^{137}Cs(30.0y) ← 物理的半減期
- $7/2+$、1.176
- β^-
- ^{137m}Ba(2.55m)
- $11/2-$、0.662
- IT
- 94.6%、5.4% ← 分岐比
- $3/2+$
- ^{137}Ba、0 ← 壊変形式
- エネルギー準位

②放射性核種の放射能[Bq]と質量W[g]との関係

$$\text{放射能[Bq]} = \frac{0.693}{T_p[s]} \times \frac{W[g]}{\text{原子量あるいはA}} \times N_A$$

$T_p[s]$：物理的半減期、$W[g]$：質量、A：質量数、N_A：アボガドロ定数(6×10^{23})

③有効(実効)半減期(T_{eff})

〔有効(実効)半減期(T_{eff})、生物学的半減期(T_b)の定義は2章「放射線生物学」(78ページ)を参照してください〕

$$\frac{1}{T_{eff}} = \frac{1}{T_b} + \frac{1}{T_p}$$

T_b：生物学的半減期

ここでは、式 $\frac{1}{T_{eff}} = \frac{1}{T_b} + \frac{1}{T_p}$ は、$T_{eff} = \frac{T_b \times T_p}{T_p + T_b}$、$T_b = \frac{T_{eff} \times T_p}{T_p - T_{eff}}$、$T_p = \frac{T_{eff} \times T_b}{T_b - T_{eff}}$

と変形し、計算ができるようにしてください。

答え
❶β^-壊変 ❷右下方 ❸α壊変 ❹β^+壊変 ❺軌道電子捕獲 ❻左下方 ❼核異性体転移 ❽鉛直下方 ❾電子軌道 ❿娘 ⓫特性X ⓬陽電子 ⓭消滅放射 ⓮γ ⓯始点 ⓰終点 ⓱0.662 ⓲0 ⓳0.662 ⓴10×10^6 ㉑94.6 ㉒9.46×10^6 ㉓10×10^9 ㉔$6 \times 60 \times 60$ ㉕99 ㉖5.1×10^{-8} ㉗2 ㉘8 ㉙8 ㉚2 ㉛2.7

❸〜❺, ㉗・㉘順不同

1st stage

壊変図式のルールを理解し，そこからわかることを確認しておきましょう!!

1st 2nd 3rd

- 壊変図式において原子番号が増える壊変現象❶（　　　　　　　）は，❷（　　　　　　　）への矢印で表します。
- 壊変図式において原子番号が減る壊変現象❸（　　　　　　），❹（　　　　　　　），❺（　　　　　　　）は，❻（　　　　　　　）への矢印で表します。
- 壊変図式において原子番号が変わらない壊変❼（　　　　　　　　　）や，γ線放射の場合は，❽（　　　　　　　）への矢印で表します。
- 軌道電子捕獲する核種は，❾（　　　　　　　）に空位ができるので，❿（　　　　　）核種の⓫（　　　　　）線がでます。
- β^+壊変する核種は，放出された⓬（　　　　　　　）の消滅により⓭（　　　　　　　）線がでます。

豆知識　分岐壊変

- 1つの親核種から2種類以上の娘核種を生じる壊変のことです。
  核種Aの壊変定数λは，それぞれの部分壊変定数の和で表されます。
  $\lambda = \lambda_B + \lambda_C$ ……………………(1)
- T_B，T_Cは「部分半減期」とよばれ，それぞれ $\lambda_B = \dfrac{0.693}{T_B}$，$\lambda_C = \dfrac{0.693}{T_C}$の関係があります。
  したがって，上の(1)は，下の(2)のようになります。
  $\dfrac{1}{T} = \dfrac{1}{T_B} + \dfrac{1}{T_C}$ ……………………(2)

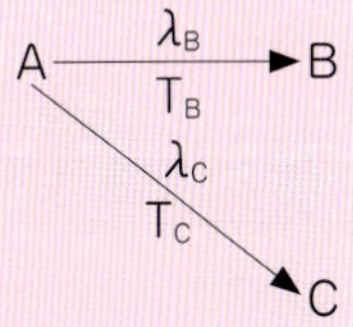

2nd stage

ここで，得た知識から下の4つの計算ができるようにしましょう!!
「放射能⇔質量の計算」ができるようにしましょう!!

1st 2nd 3rd

- 「図1　^{137}Csの壊変図式」中の^{137m}Baの⓮（　　　　　）線のエネルギーは，鉛直下方に引かれた矢印の⓯（　　　　　）側のエネルギー準位の値から，⓰（　　　　　）側のエネルギー準位の値を引いた値がエネルギーとなります※。

  ⓱（　　　　　）－⓲（　　　　　）＝⓳（　　　　　　）[MeV]

- 「図1　^{137}Csの壊変図式」において，^{137}Csの放射能を10MBqとすると，毎秒放出させる光子数は放射能に光子を放出する方の分岐比を掛けた値になります※。

  ⓴（　　　　　　　）×$\dfrac{㉑(\qquad\qquad)}{100}$ ㉒（　　　　　　　）

- 10GBqの^{99m}Tc（半減期6時間）の質量をW[g]とすると，

  ㉓（　　　　　　　）[Bq]＝$\dfrac{0.693}{㉔(\qquad\qquad)[s]}$×$\dfrac{W[g]}{㉕(\qquad\qquad)[s]}$ 6×10^{23}

  より　W[g]＝㉖（　　　　　　　）※

- 物理的半減期8日の標識化合物を投与し，経時的に放射能の体内残存率を測定したところ，2日後は50%でした。これは，有効半減期が2日であることを意味しますので，この標識化合物の生物学的半減期は，

  T_b＝$\dfrac{㉗(\qquad)\times ㉘(\qquad)}{㉙(\qquad)-㉚(\qquad)}$＝㉛（　　　　　）※

3. 放射平衡・^{99}Mo-^{99m}Tcジェネレータ

ねらい ●ジェネレータに応用されている放射平衡をしっかり理解しましょう!!

①放射平衡

●壊変系列(逐次壊変)において**表1**のような条件が調ったとき放射平衡が成立します。(親核種Aの壊変定数,物理的半減期原子数,放射能をそれぞれ λ_A, T_A, N_A, A_A, 娘核種の壊変定数, 物理的半減期原子数, 放射能をそれぞれ λ_B, T_B, N_B, A_B とする)

$$A \xrightarrow[T_A]{\lambda_A} B \xrightarrow[T_B]{\lambda_B}$$

表1 放射平衡成立時の特徴

種類	過渡平衡	永続平衡
成立条件	$\lambda_A < \lambda_B (T_A > T_B)$	$\lambda_A \ll \lambda_B (T_A \gg T_B)$
原子数の比	$\dfrac{N_B}{N_A} = \dfrac{\lambda_A}{\lambda_B - \lambda_A} = \dfrac{T_B}{T_A - T_B}$	$\dfrac{N_B}{N_A} = \dfrac{\lambda_A}{\lambda_B}$
放射能の比	$\dfrac{A_B}{A_A} = \dfrac{\lambda_B}{\lambda_B - \lambda_A} = \dfrac{T_A}{T_A - T_B}$	$\lambda_A N_A = \lambda_B N_B$ $(A_A = A_B)$
親核種と娘核種の関係	親核種Aと娘核種Bの原子数の比は一定となり, 娘核種Bは親核種Aの半減期に従って減少する。	

表2 放射平衡が成立する例

^{62}Zn $\xrightarrow[9.186h]{EC\beta^+}$ ^{62}Cu $\xrightarrow[9.673m]{EC\beta^+}$	^{99}Mo $\xrightarrow[65.94h]{\beta^-}$ ^{99m}Tc $\xrightarrow[6.01h]{IT}$
^{68}Ge $\xrightarrow[270.8d]{EC}$ ^{68}Ga $\xrightarrow[67.63m]{EC\beta^+}$	^{113}Sn $\xrightarrow[115.1d]{EC}$ ^{113m}In $\xrightarrow[1.658h]{IT}$
^{81}Rb $\xrightarrow[4.576h]{EC\beta^+}$ ^{81m}Kr $\xrightarrow[13.1s]{IT}$	^{137}Cs $\xrightarrow[30.07y]{\beta^-}$ ^{137m}Ba $\xrightarrow[2.552m]{IT}$
^{82}Sr $\xrightarrow[25.55d]{EC}$ ^{82}Rb $\xrightarrow[1.273m]{EC\beta^+}$	^{140}Ba $\xrightarrow[12.79d]{\beta^-}$ ^{140}La $\xrightarrow[40.3h]{\beta^-}$
^{87}Y $\xrightarrow[79.8h]{EC\beta^+}$ ^{87m}Sr $\xrightarrow[2.803h]{IT}$	^{226}Ra $\xrightarrow[1,600y]{\alpha}$ ^{222}Rn $\xrightarrow[3.8235d]{\alpha}$
^{90}Sr $\xrightarrow[28.78y]{\beta^-}$ ^{90}Y $\xrightarrow[64.10h]{\beta^-}$	

(福士政広 編:診療放射線技師ブルー・ノート基礎編 3rd edition, p.463, メジカルビュー社, 2012. より引用改変)

●放射平衡については, 3章「放射線物理学」の放射平衡の図(112ページ)を参照してください。

② ^{99}Mo-^{99m}Tcジェネレータ

● 過渡平衡を利用しているため，過渡平衡が成立した後は^{99m}Tcは親核種^{99}Moの半減期と同じ66時間の半減期で減衰します。検定日時は放射平衡に達していると考え，^{99m}Tcの放射能は^{99}Moの放射能にほぼ等しい（約96％）くらいあると考えます。また，^{99m}Tcを分離後48時間経過すれば，ほぼ放射平衡になっているものと考え，やはり^{99m}Tcの放射能は^{99}Moの放射能とほぼ等しい（約96％）くらいあると考えていいでしょう。

図1 ^{99}Moの壊変曲線および^{99m}Tcの生成曲線

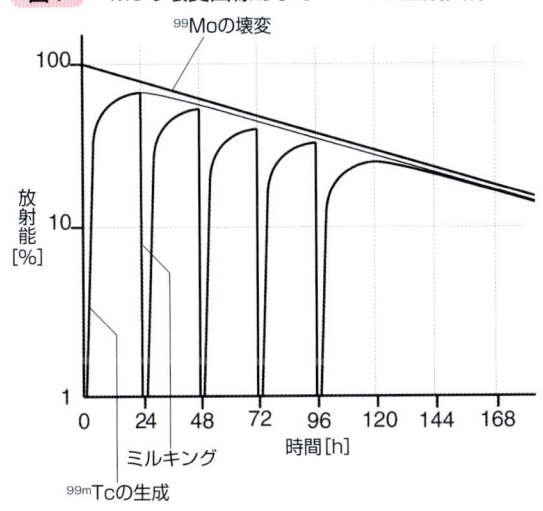

Memo

1st stage

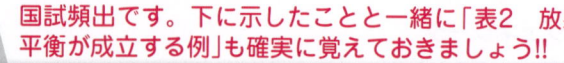

国試頻出です。下に示したことと一緒に「表2　放射平衡が成立する例」も確実に覚えておきましょう!!

1st　2nd　3rd

- 放射平衡とは，❶(　　　　　　)において，娘核種の物理的半減期が親核種の物理的半減期より短く，最初，❷(　　　　　　)は存在せず，かつ❸(　　　　　　)経過したとき，親核種と娘核種の原子数比・放射能比が一定に保たれる状態を指し，❹(　　　　　　)平衡※と❺(　　　　　　)平衡※があります。
- 核種A（壊変定数λ_A）が壊変して核種B（壊変定数λ_B）となるとき，過渡平衡が成立する条件は，❻(　　　　　　)※です。この平衡が成立すると娘核種の放射能は親核種の放射能をこえます【注】。同様に，永続平衡が成立する条件は❼(　　　　　　)※です。この平衡が成立すると親核種の放射能と娘核種の放射能は等しくなります【注】。
- 親核種A（壊変定数λ_A）と娘核種B（壊変定数λ_B）の間に過渡平衡が成立するとき，Aに対するBの原子数比は❽(　　　　　　)※，放射能比は❾(　　　　　　)※です。
- ^{99}Mo-^{99m}Tcジェネレータは，^{99}Moを❿(　　　　　　)として⓫(　　　　　　)※のカラムに吸着してあり，^{99m}Tcは⓬(　　　　　　)※の化学形で⓭(　　　　　　)※により溶出されます。⓮(　　　　　　)タイプと⓯(　　　　　　)タイプがあります。

【注】親核種から娘核種への壊変の分岐比が100%の場合のことです。

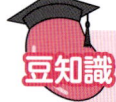

豆知識　テクネチウムの化学

①Mn，Reなどと同じ族に属します。
②Tcは−1価〜+7価までの原子価をもちます。
③$^{99m}TcO_4^-$中の^{99m}Tcは，+7価の原子価（=酸化数）をもっています。
④$^{99m}TcO_4^-$中の^{99m}Tcは最大の酸化数をもっているため，酸化することは不可能です。
⑤有機標識するには$SnCl_2$（塩化第一スズ），SnF_2（フッ化第一スズ），$FeCl_2$（塩化第一鉄）などの還元剤によって還元します。

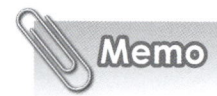

Memo

答え

❶逐次壊変（壊変系列）　❷娘核種　❸十分長い時間　❹過渡　❺永続　❻$\lambda_A < \lambda_B$　❼$\lambda_A \ll \lambda_B$　❽$\frac{\lambda_A}{\lambda_B-\lambda_A}$　❾$\frac{\lambda_B}{\lambda_B-\lambda_A}$　❿モリブデン酸アンモニウム　⓫アルミナ　⓬過テクネチウム酸ナトリウム（$Na^{99m}TcO_4$）　⓭生理食塩水　⓮ドライ　⓯ウェット　⓰$T_B < T_A$　⓱$T_B \ll T_A$　⓲$\frac{T_B}{T_A-T_B}$　⓳$\frac{T_A}{T_A-T_B}$　⓴$\frac{T_B}{T_A}\left(=\frac{\lambda_A}{\lambda_B}\right)$　㉑$-\frac{0.693}{66}\times 48$　㉒−0.504　㉓0.623　㉔62.3　㉕0.504　㉖0.127　㉗$\frac{66}{66-6}$　㉘1.1　㉙60.1

❹❺，⓮⓯順不同

2nd stage

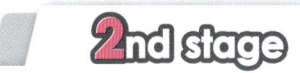

問われ方が違ってもわかるように
理解を深めましょう!!

1st 2nd 3rd

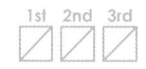

- 核種A（半減期T_A）が壊変して核種B（半減期T_B）となるとき，過渡平衡が成立する条件は⑯(　　　　)※です。同様に，永続平衡が成立する条件は⑰(　　　　)※です。
- 親核種A（半減期T_A）と娘核種B（半減期T_B）の間に過渡平衡が成立するとき，Aに対するBの原子数比は⑱(　　　　)※，放射能比は⑲(　　　　)※です。
- 親核種A（半減期T_A）と娘核種B（半減期T_B）の間に永続平衡が成立するとき，Aに対するBの原子数比は⑳(　　　　)※となり，放射能は等しくなります。
- ^{99}Mo-^{99m}Tcにおいて，^{99}Moの放射能が100［MBq］，^{99m}Tcの放射能が0のとき，48時間後の^{99m}Tcの放射能［MBq］はおおよそいくらでしょうか。ただし，^{99}Moの物理的半減期は66時間，^{99m}Tcは6時間とし，^{99}Moから^{99m}Tcへの分岐比は87.7%とします。

^{99}Moの48時間後の放射能は，$A = A_0 e^{-\lambda t} = A_0 e^{-\frac{0.693}{T}t}$を使って計算すると

100×e^㉑(　　　　) = 100×e^㉒(　　　　) = 100×㉓(　　　　) = ㉔(　　　　)

となります。なお，e^㉒(　　　　)は，

$$e^x = 1 + \frac{1}{1!}x + \frac{1}{2!}x^2$$ より

e^㉒(　　　　) = 1 − ㉕(　　　　) + ㉖(　　　　) = ㉓(　　　　)

と求められます。

^{99m}Tcは，48時間後には，ほぼ放射平衡になっていると考えると，㉔(　　　　)に^{99}Moに対する^{99m}Tcの放射能の比は㉗(　　　　) = ㉘(　　　　)倍と分岐比0.877をかけると

㉔(　　　　)×㉘(　　　　)×0.877 = ㉙(　　　　)MBqとなります。

Memo

放射化学

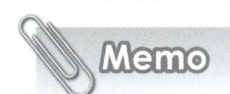

4 天然・人工放射性核種，核反応式

ねらい ▶▶▶ ●ここでは，それぞれ代表的な「核種」を確認しましょう!!

①天然に存在する放射性核種

●**1次放射性核種**：元素創生のときから存在し，半減期が長いため現在も残っている放射性核種です。壊変系列をつくる放射性核種とつくらない放射性核種があります。壊変系列をつくる放射性核種は，下に示す3つの天然放射性壊変系列の最初の核種を指します。

表1 壊変系列をつくる放射性核種

壊変系列	放射性核種（最初の核種）	半減期（y）	最終生成核種
ウラン系列（4n＋2系列）	^{238}U	4.468×10^{9}	^{206}Pb
アクチニウム系列（4n＋3系列）	^{235}U	7.038×10^{8}	^{207}Pb
トリウム系列（4n系列）	^{232}Th	1.405×10^{10}	^{208}Pb
ネプツニウム系列（4n＋1系列）※	^{237}Np	2.14×10^{6}	^{205}Tl

※人工放射性壊変系列

壊変系列をつくらない放射性核種は，かなりの数の放射性核種が存在します。

●**2次放射性核種**：1次放射性核種の壊変によって2次的に生成する放射性核種です。3つの天然の放射性壊変系列の最初の核種と最終生成核種を除いた放射性核種を指します。

●**誘導放射性核種**：自然界で起こる核反応によって常につくり出されている放射性核種です。

●**消滅放射性核種**：元素創生のときは存在していましたが，半減期が十分に長くないため消滅してしまったと考えられる核種です。

②天然に分布する人工放射性核種

●核実験や原子力発電所の事故などで環境にばらまかれた放射性核種のことです。

③核反応式

図1 核反応式

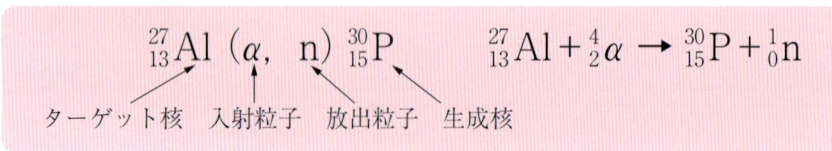

$$^{27}_{13}\mathrm{Al}\ (\alpha,\ \mathrm{n})\ ^{30}_{15}\mathrm{P} \qquad ^{27}_{13}\mathrm{Al} + ^{4}_{2}\alpha \rightarrow ^{30}_{15}\mathrm{P} + ^{1}_{0}\mathrm{n}$$

ターゲット核　入射粒子　放出粒子　生成核

α粒子：$^{2}_{4}\alpha$，中性子：$^{0}_{1}n$，陽子：$^{1}_{1}p$，重陽子：$^{2}_{1}d$，三重陽子：$^{3}_{1}t$，光子：$^{0}_{0}\gamma$

答え
①H ②U ③Tc ④Pm ⑤Bi ⑥U ⑦81 ⑧$^{238}_{92}U$ ⑨$^{235}_{92}U$ ⑩$^{232}_{90}Th$ ⑪$^{40}_{19}K$ ⑫Tc ⑬Pm ⑭超ウラン元素 ⑮$^{237}_{93}Np$ ⑯^{27}Al
⑰α粒子 ⑱^{30}P ⑲中性子 ⑳質量数 ㉑陽子数 ㉒4 ㉓238 ㉔206 ㉕8 ㉖2 ㉗16 ㉘76 ㉙6

⑧〜⑩，⑫〜⑭，⑳㉑，㉕㉖順不同

1st stage

代表的な「天然に存在する放射性核種」を確認しましょう!!

1st 2nd 3rd

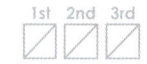

●原子番号1番の❶（　　　　）から92番の❷（　　　　）までの元素は，43番の❸（　　　　）と61番の❹（　　　　）を除き天然に存在しますが，83番の❺（　　　　）から92番の❻（　　　　）までの元素には安定同位体は存在しません。また，天然放射性元素は原子番号❼（　　　　）番以上に多くみられます。

●1次放射性核種のうち，壊変系列をつくって壊変する核種には❽（　　　　），❾（　　　　），❿（　　　　）の3つしか存在しません。また，壊変系列をつくらず，安定同位体に壊変する核種は数多く存在し，われわれの体のなかにも存在する⓫（　　　　）が代表的なものです。

●人工的につくられた元素⓬（　　　　），⓭（　　　　）および⓮（　　　　）は安定同位体が発見されていません。

●人工放射性核種のうち，⓯（　　　　）はネプツニウム系列という壊変系列をつくります。

●「図1　核反応式」に示されている核反応式は，⓰（　　　　）*に⓱（　　　　）*が当たって核反応を起こし，⓲（　　　　）*を生成し⓳（　　　　）*が放出されることを意味しています。核反応式の前後の⓴（　　　　）*および㉑（　　　　）*は保持されています。

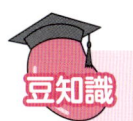

豆知識　^{235}Uの誘導核分裂反応

- ^{235}Uは熱中性子によって誘導核分裂を起こし種々の核分裂生成物を生成します。この核分裂生成物の質量数に着目すると95と140付近に収率の極大があります。
- 核分裂生成物のうち収率の高い代表的な核種
  - ^{131}I　：ホルモンの原料となるため甲状腺に集積，ハロゲン元素
  - ^{90}Sr　：化学的性質がカルシウムに似ているため骨に集積，アルカリ土類金属元素
  - ^{137}Cs：化学的性質がカリウムに似ているため全身・筋肉に集積，アルカリ金属元素

2nd stage

下に示したような簡単な計算ができるようにしましょう!!

1st 2nd 3rd

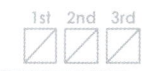

●$^{238}_{92}$Uは$^{206}_{82}$Pbになるまでα壊変および$β^-$壊変をくり返しながら壊変していきます。質量数は，α壊変によってのみ減少するので，両核種の質量数の差を㉒（　　　　）で割ることによりα壊変の回数が求められます。したがって，α壊変を

$$\frac{㉓(\quad\quad) - ㉔(\quad\quad)}{㉒(\quad\quad)} = ㉕(\quad\quad)$$回行います。

この㉕（　　　　）回のα壊変によって，原子番号は「㉕（　　　　）×㉖（　　　　）＝㉗（　　　　）」減少することになりますので，ウランの原子番号92から㉗（　　　　）を引くと㉘（　　　　）になります。$β^-$壊変は原子番号が1増える壊変ですので，この㉘（　　　　）と鉛の原子番号82の差が，$β^-$壊変の回数ということになります。したがって，$β^-$壊変を㉙（　　　　）回行うことになります。

5. 放射化学

放射性核種の分離

ねらい ●各方法に関係する重要な用語を確実に覚えましょう!!

①放射性核種の分離法に関する重要用語

表1 放射性核種の分離法と重要用語

放射性核種の分離法		重要用語
共沈法		担体, 捕集剤, 分配係数, スカベンジャ
電気化学的分離法(内部電解法)		金属元素, イオン化傾向
(有機)溶媒抽出法		エチルエーテル, 分配係数(の差), 有機溶媒, クロロホルム, 無担体放射性同位元素
イオン交換法		イオン交換樹脂カラム, (イオン)交換基, 有機高分子, 樹脂, pH
クロマトグラフィ	クロマトグラフ法	移動度の差, ペーパーストリップ
	薄層クロマトグラフ法	展開液, 展開溶媒, Rf値(移動比), 吸着剤
	ろ紙クロマトグラフ法	ろ紙, 展開液(展開溶媒), Rf値(移動比)
	(ろ紙)電気泳動法	電解液, 電解質溶液
	ラジオガスクロマトグラフ法	キャリアガス
ラジオコロイド法		トレーサー濃度, 極微濃度, 極微量放射性核種
蒸留法		揮発性化合物, 蒸気圧
ジラード・チャルマーズ(Szilard-Chalmers)法		ホットアトム, 反跳原子

②イオン交換法

図1 イオン交換樹脂

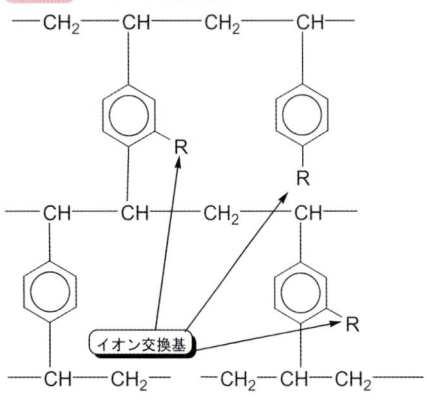

陽イオン交換樹脂　　R(交換基)　　名称
強酸性　　−SO_3H　　❶(　　　　)
弱酸性　　−COOH　　❷(　　　　)

陰イオン交換樹脂　　R(交換基)　　名称
強塩基性　　−$CH_2N^+R_3OH^-$　　❸(　　　　)
弱塩基性　　−NH_2　　❹(　　　　)
　　　　　　=NH　　❺(　　　　)

b　イオン交換基

a　イオン交換樹脂の骨格
　スチレン・ジビニルベンゼンの共重合体の例
　(アクリル酸・ジビニルベンゼン共重合体なども用いられている)

答え ❶スルホン酸 ❷カルボン酸 ❸第四級アンモニウム基 ❹アミノ基(第一級アミン基) ❺イミノ基 ❻微量元素 ❼有機溶媒(エチルエーテル, クロロホルムなど) ❽分配比(分配係数) ❾クロマト管 ❿カラム ⓫pH ⓬分布係数 ⓭イオン交換カラムクロマトグラフィ ⓮短時間処理 ⓯電解質(電解液) ⓰泳動速度 ⓱ろ紙電気泳動 ⓲移動度 ⓳ろ紙 ⓴展開溶媒 ㉑Rf値 ㉒薄層板 ㉓超低濃度(トレーサー濃度) ㉔イオン化傾向 ㉕内部電解 ㉖揮発性化合物 ㉗蒸気圧 ㉘ホットアトム(反跳原子) ㉙高比放射能 ㉚捕集剤 ㉛スカベンジャ ㉜陽イオン交換樹脂 ㉝陰イオン交換樹脂

1st stage

国試頻出!!
「各方法の重要用語」を確実に覚えましょう!!

1st 2nd 3rd

- 共沈法：適当な担体を加え，沈殿反応を利用して❻（　　　　　　　）※の分離を行います。
- 溶媒抽出法：放射性核種の水溶液とこれと混じり合わない❼（　　　　　　　）※との間の❽（　　　　　　　）※の差を利用して分離します。
- イオン交換法：通常，イオン交換樹脂を❾（　　　　　　　）につめ❿（　　　　　　　）とし，⓫（　　　　　　　）などを変化させた溶離液を流し，⓬（　　　　　　　）の差を利用して分離を行います。この方法を⓭（　　　　　　　）ともいい⓮（　　　　　　　）は難しい方法です。
- 電気泳動法：⓯（　　　　　　　）溶液中のイオンの⓰（　　　　　　　）の差を利用するものです。支持体としてろ紙を用いる場合を⓱（　　　　　　　）※法といいます。
- クロマトグラフィ：固定相と移動相との間の分配の差が，⓲（　　　　　　　）の差となって現れます。
- ペーパークロマトグラフィ：固定相が⓳（　　　　　　　）※，移動相が⓴（　　　　　　　）※の場合で，㉑（　　　　　　　）※を比較することで純度の検定や物質の同定を行います。同様に薄層クロマトグラフィは，㉒（　　　　　　　）が固定相となります。
- ラジオコロイド法：放射性核種が㉓（　　　　　　　）※で存在するときコロイド様の挙動を示すことを利用して分離する方法です。
- 電気化学的分離法：試料に外部から電圧をかけて酸化還元反応を起こし放射性核種を分離する方法と，金属元素の㉔（　　　　　　　）※の差を利用して分離する電気化学的置換法および㉕（　　　　　　　）法があります。
- 蒸留法：揮発性の放射性核種や㉖（　　　　　　　）を㉗（　　　　　　　）の差を利用して分離する方法です。
- ジラード・チャルマーズ(Szilard-Chalmers)法(ホットアトム法)：㉘（　　　　　　　）※を利用し，㉙（　　　　　　　）核種を得る分離法です。

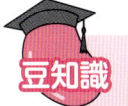

[豆知識] **同位体の分離**

- 同位体効果によって生じる性質の相違を利用して行われる同位体どうしの分離。主な方法の名称をあげます。
  ①蒸留法，②電解法，③ガス(気体)拡散法，④熱拡散法，⑤化学交換法，⑥遠心分離法

2nd stage

もう一歩踏み込んで「重要用語の意味・内容」も確認しましょう!!

1st 2nd 3rd

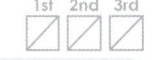

- 目的とする放射性同位体を沈殿させるのに用いる担体は，㉚（　　　　　　　）です。また，不要な放射性同位体を沈殿させる担体は，㉛（　　　　　　　）です※。
- 核分裂生成物の分離に㉜（　　　　　　　）が用いられています※。
- 錯体を形成する金属イオンは，㉝（　　　　　　　）に吸着します※。

6 オートラジオグラフィ

ねらい ▶▶▶ ●「オートラジオグラフィ」については，ここでしっかりと確認しておきましょう!!

①オートラジオグラフィ

●「放射性試料」と「感光乳剤」を接触させ，試料中の放射性物質の分布と存在量を検出する手段です。得られたオートラジオグラムを肉眼的に観察するのがマクロオートラジオグラフィ，顕微鏡下に観察するのがミクロオートラジオグラフィ，電子顕微鏡下に観察するのが超ミクロオートラジオグラフィです。

図1 オートラジオグラフィの種類

- オートラジオグラフィ
  - マクロオートラジオグラフィ
  - ミクロオートラジオグラフィ
    - ミクロオートラジオグラフィ
    - 飛跡(トラック)オートラジオグラフィ
  - 超ミクロオートラジオグラフィ

②解像力

●試料中の2つの点線源の存在を，オートラジオグラム上で2点として区別できる最小の距離として表されます。

表1 解像力に影響する因子

影響する因子	よくする方向
試料と乳剤の密着	❶(　　　　)く*
試料の厚さ	❷(　　　　)く*
乳剤層の厚さ	❸(　　　　)く*
露出時間	❹(　　　　)く*
放射性核種の種類	❺(　　　　)*エネルギー
乳剤の種類	❻(　　　　)*
現像時間	短

③オートラジオグラフィ用試料調製法

●試料と感光乳剤との密着をよくし，解像力をよくするために種々の方法(コンタクト法，マウント法など)が考案されています。

答え
❶良 ❷薄 ❸薄 ❹短 ❺低 ❻微粒子 ❼記録 ❽保存 ❾半永久 ❿放射能測定装置 ⓫高 ⓬定量的評価 ⓭種類 ⓮エネルギー ⓯細か ⓰下 ⓱X線フィルム ⓲マウント ⓳スミア ⓴乳剤塗布(ディップ) ㉑ストリップ ㉒インバート ㉓マクロ ㉔定量的評価 ㉕暗室内 ㉖くり返し ㉗解像力 ㉘ミクロ

❼❽，⓭⓮，⓲〜㉒順不同

1st stage

国試頻出!!「どのようにすれば解像度がよくなるか」確認しましょう!!

1st 2nd 3rd

- オートラジオグラフィは，放射能の分布状態を❼（　　　　）※，❽（　　　　）※でき，測定結果は❾（　　　　）※的に保存できます。また，❿（　　　　）※を必要とせず，放射性物質の検出能力が⓫（　　　　）い※という特徴があります。結果は，多くの場合，数分以内に得られることはなく，⓬（　　　　）※がしにくいです。
- 解像度をよくする方法として，試料が❷（　　　　）く※，試料と感光乳剤の密着が❶（　　　　）く※，トレーサーとしてβ線のエネルギーの❺（　　　　）い※ものを使うと解像力はよくなります。また，感光乳剤は❻（　　　　）※で，露出時間はできるだけ❹（　　　　）く※，乳剤膜は❸（　　　　）い※ほど解像力がよくなります。
- 感度は，放射線の⓭（　　　　）および⓮（　　　　）に依存し，乳剤のハロゲン銀粒子が⓯（　　　　）いほど⓰（　　　　）がります。

[豆知識] **カブリの防止**

- 一般に，目的の放射線以外による黒化を「カブリ」といい，化学物質にふれることによる「カブリ」を「化学カブリ」とよびます。そして，このカブリが解像力を下げる原因となります。
- オートラジオグラフィの場合，解像力をよくするためには試料と乳剤の密着が望ましいのですが，これが「化学カブリ」を起こす原因となる場合があります。そこで，試料と乳剤が，直に接することをさけるため，防湿セロハンなどのプラスチック膜で試料を覆うか，セロイジン処理[注]を行ってから密着させます。

【注】試料をセロイジンのアルコール・エーテル溶液中に浸せき，乾燥しセロイジンの被膜を作る操作のことです。

2nd stage

「試料調製法」について確認しておきましょう!!

1st 2nd 3rd

- マクロオートラジオグラフィには，一般にコンタクト法が用いられ[注]，感光材料として⓱（　　　　）が多く使用されます。
- オートラジオグラフィ用試料調製法のうち⓲（　　　　）法，⓳（　　　　）法，⓴（　　　　）法，㉑（　　　　）法および㉒（　　　　）法は，ミクロオートラジオグラフィの試料調製に使用されます。
- ⓱（　　　　）より数十倍の放射線検出感度をもつイメージングプレートが開発されたことにより，イメージングプレートがオートラジオグラフィに用いられるようになりました。これをイメージングプレート法とよびます。イメージングプレート法の試料調製法は，㉓（　　　　）オートラジオグラフィ用の試料調製法とほぼ同様に行えます。この方法の特徴として，㉔（　　　　）※が可能であること，㉕（　　　　）※での作業が不要であること，㉖（　　　　）※使用できるなどがあげられます。また，イメージングプレートは，⓱（　　　　）より㉗（　　　　）※が低いので，㉘（　　　　）※オートラジオグラフィには適していません。

【注】コンタクト法はミクロオートラジオグラフィに用いられることもあります。

放射化学

7 標識化合物

5. 放射化学

ねらい ●最近，国試での出題が増えています。「標識化合物の合成方法の概略」および「標識方法と標識核種」を確実に覚えましょう!!

①標識化合物
●化合物の構成元素の1つ以上を放射性核種で置換することを標識といいます。また，構成元素に放射性核種をもっている化合物を標識化合物といい，医療分野では，放射性医薬品がこれにあたります。

②標識化合物の合成法の分類
●以下の4つの方法に大別できます。
 ①**化学的合成法**：化学反応を利用して合成する方法
 ②**生合成法**：生物の新陳代謝を利用して合成する方法
 ③**同位体交換法**：同位体交換反応を利用して合成する方法
 ④**反跳合成法**：核反応による反跳を利用する方法

③標識化合物の合成法各論
 ①**スズ還元法**：ジェネレータから溶出した過テクネチウム酸ナトリウムを塩化第一スズで還元して，テクネチウム標識を行う方法
 ②**ウィルツバッハ（Wilzbach）法**：トリチウムガスと有機化合物を密封して，トリチウム標識を行う方法
 ③**グリニャール反応**：グリニャール試薬と放射性の二酸化炭素の反応により放射性炭素標識カルボン酸が生成
 ④**蛋白質のヨウ素標識**
 • **直接標識**：*I$^-$を酸化剤で酸化し*I$^+$とし，蛋白質のチロシン，ヒスチジン残基にヨウ素標識を行う方法
   【注】*Iは放射性のヨウ素を表します。

表1 蛋白質のヨウ素標識・直接標識法

名称	試薬(酸化剤)	特徴
クロラミンT法	クロラミンT	最も一般的な方法
酵素法 (ラクトペルオキシダーゼ法)	ラクトペルオキシダーゼ	クロラミンT法より緩和な方法
ヨードゲン法	ヨードゲン	・非標識物に影響を与えにくい ・反応を制御しやすい

 • **間接標識**：ヨウ素標識試薬ボルトン-ハンター試薬を用いる方法でリジン残基に標識を行う方法

④標識化合物の分解

表2 標識化合物の分解と保存

分解様式	分解の要因	保存方法
壊変による分解	構成原子の壊変	防ぐ方法なし
自己の放射線による分解（1次分解）	放射線エネルギーが分子に吸収	差し支えない程度に比放射能を低くする
2次分解	1次分解により生成したラジカル	ラジカルスカベンジャを添加
化学的な分解	・酸化反応 ・加水分解反応 ・光酸化反応 ・微生物	・脱酸素，低温保存 ・脱水，低温保存 ・遮光，低温保存 ・殺菌剤を添加，低温保存

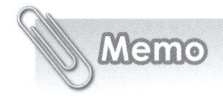

Memo

1st stage

「標識方法の特徴」と「標識核種」を確認しましょう!!　1st 2nd 3rd

●化学的合成法は，❶(　　　　　)※の高い製品を，❷(　　　　　)※収率で得ることができます。また，❸(　　　　　)※，❹(　　　　　)※の指定ができ，構成元素を2カ所以上標識する❺(　　　　　)※標識も可能です。さらに，❻(　　　　　)※時間で標識でき，❼(　　　　　)※半減期のラジオアイソトープの標識に適しています。

●生合成法は，生物の❽(　　　　　)※を利用する方法で，❾(　　　　　)※の指定ができず，❿(　　　　　)※の合成に適し，主に⓫(　　　　　)※の標識に利用されます。

●同位体交換法は，⓬(　　　　　)や⓭(　　　　　)の標識に利用されます。

●反跳合成法は，⓮(　　　　　)の高いものは得にくく，⓯(　　　　　)法ともよばれます。

●スズ還元法は，⓰(　　　　　)の標識，ウィルツバッハ法は⓱(　　　　　)の標識に用いられます※。

●蛋白質のヨウ素標識法・直接標識法には，⓲(　　　　　)※法，⓳(　　　　　)※法，⓴(　　　　　)※法などがあります。また，ヨウ素標識法・間接標識法には㉑(　　　　　)※法があります。

豆知識　その他標識法

①**グリニャール試薬の加水分解**：グリニャール試薬を利用する標識方法で，炭素や水素の標識に用いられます。トリチウム水で加水分解することでトリチウム標識炭化水素が生成します。

②**ICl（一塩化ヨウ素）法**：IClとNa*Iの同位体交換反応で得た*IClから生成する$^{*}I^{+}$で蛋白質を標識します。放射性ヨウ素標識法・直接標識法の一種です。

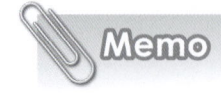

Memo

答え

❶比放射能　❷高　❸標識核種　❹標識位置　❺多重　❻短　❼短　❽新陳代謝　❾標識位置　❿複雑な化合物　⓫炭素　⓬ハロゲン　⓭水素（トリチウム）　⓮比放射能　⓯ホットアトム　⓰テクネチウム　⓱トリチウム　⓲クロラミンT　⓳酵素（ラクトペルオキシダーゼ）　⓴ヨードゲン　㉑ボルトン-ハンター　㉒チロシン　㉓ヒスチジン　㉔リジン　㉕酸化剤　㉖時間がかかり　㉗高比放射能　㉘比放射能　㉙放射能濃度　㉚少量　㉛他の強い放射線源　㉜低温　㉝溶存酸素　㉞微生物　㉟フェノール　㊱遮光　㊲緩衝（溶）液

❸❹，⓬⓭，⓲～⓴，㉒㉓，㉘㉙順不同

2nd stage

「蛋白質のヨウ素標識」について方法の概略，その特徴を確認しておきましょう!!

- 放射性ヨウ素標識法・直接標識法は，蛋白質中の❷(　　　　)※残基や❸(　　　　)※残基に直接放射性ヨウ素を導入する方法です。直接標識法によって蛋白質の活性が失われたり，❷(　　　　)残基や❸(　　　　)残基がない場合は，❷(　　　　)法のような間接標識法を❷(　　　　)※残基に対して行います。
- 放射性ヨウ素標識法・直接標識法は，❷(　　　　)※を使うため，間接標識法に比べ蛋白質の活性が失われやすい欠点があります。一方，間接標識法である❷(　　　　)法は，直接標識法に比べ標識に❷(　　　　)，❷(　　　　)の標識化合物ができない欠点があります。
- 標識化合物の保存は，❷(　　　　)や❷(　　　　)※を低くし，❸(　　　　)※ずつ❸(　　　　)※から離して，❸(　　　　)※で保存します。
- 標識化合物の化学的な分解は，❸(　　　　)※が多いときや❸(　　　　)※の混入があるときなどに促進されます。このようなときは，それぞれ，脱酸素や❸(　　　　)※のような殺菌剤の添加が有効です。また，酸化に対しては❸(　　　　)※，加水分解に対しては❸(　　　　)※の添加も有効です。

Memo

5. 放射化学

8 放射化学的純度

ねらい ●放射性核種を用いる検査や実験に用いる純度について明確に理解しましょう!!

●標識化合物は，時間の経過にともなって種々の分解（p.179 ④標識化合物の分解）がおこり，その結果，不純物が生成するので注意をする必要があります。
そこで標識化合物の純度として重要となるのが，次の2つの純度です。

①放射性核種純度

$$放射性核種純度(\%) = \frac{着目している放射性核種の放射能}{全放射能} \times 100$$

②放射化学的純度

$$放射化学的純度(\%) = \frac{特定の化学形化合物の着目している放射性核種の放射能}{着目している放射性核種の全放射能} \times 100$$

Memo

答え ❶着目している放射性核種 ❷全放射能 ❸化学形 ❹着目している放射性核種 ❺半減期 ❻β線エネルギー ❼γ線スペクトロメトリー ❽ペーパークロマトグラフィ ❾薄層クロマトグラフィ ❿電気泳動法 ⓫同位体希釈分析逆希釈法
❽〜❿順不同

1st stage
放射性核種純度と放射性核種純度の定義を確実に理解しましょう!!

- 放射性核種純度とは❶（　　　　　　　　　　）の放射能が，❷（　　　　　　　）の何%を占めるかを表す純度です。
- 放射化学的純度とは着目している放射性核種がいくつかの異なる❸（　　　　　　）で共存する場合に，特定の❸（　　　　　　　）による着目している放射性核種の放射能が，❹（　　　　　　　　　　　　）の全放射能の何%を占めるかを表す純度です。特に，標識化合物では重要な純度です。

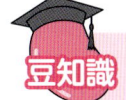

豆知識　化学的純度
- 着目している化合物の量が試料全体の量の何%を占めるかを表す純度であり，通常の化学における物質の純度と同じ意味で用います。

$$化学的純度(\%) = \frac{着目している化合物の量}{全体の量} \times 100$$

- 化学的純度の検定には，物理定数の測定や分光学的手法が用いられます。

2nd stage
放射性核種純度，放射性核種純度の検定方法を確認しておきましょう!!

- 放射性核種純度の検定には，核種の同定が可能な，❺（　　　　　　　　　　）の測定や❻（　　　　　　　　　　）の測定，あるいは❼（　　　　　　　　　　　）などが行われます。
- 放射化学的純度の検定には，化学形の違いによって分離が可能な❽（　　　　　　　　　　），❾（　　　　　　　　　　），❿（　　　　　　　　　　）などのほか，標識化合物の定量が可能な⓫（　　　　　　　　　　　）などが行われます。

Memo

5. 放射化学

9 放射性核種の化学分析への利用

ねらい ●「放射性核種を化学分析に利用する方法」を理解しましょう!!

①**放射化学分析**
●放射能測定によって❶(　　　　　　)試料中の放射性物質の存在量を求める方法。

②**放射分析**
●放射性試薬または指示薬を用い放射能測定によって❷(　　　　　　)試料中の成分分析を行う方法。

③**放射化分析**
●分析すべき❸(　　　　　)試料に❹(　　　　　)や❺(　　　　　)などを衝撃して核反応によって放射化し、放射能測定によってその成分分析を行う方法。
●放射化(核反応)によって生成する放射能Aは以下の式で表されます。

$$A = \sigma N f (1 - e^{-\lambda t}) = \sigma N f \left\{ 1 - \left(\frac{1}{2}\right)^{\frac{t}{T}} \right\}$$

σ：核反応断面積, N：ターゲットの原子数, f：線束密度,
λ：生成核の壊変定数, T：生成核の半減期, t：照射時間

④**同位体希釈分析**
●試料に一定量の放射性または非放射性の同一化合物を添加し、その前後の比放射能の変化から存在量を求める方法。

図1 同位体希釈分析(直接希釈法)の計算

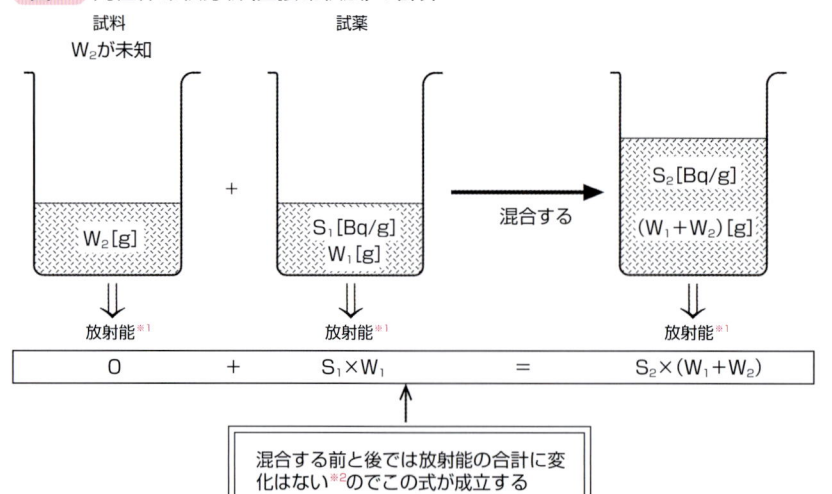

試料　　　　　　試薬
W_2が未知

[W_2[g]] + [S_1[Bq/g]　W_1[g]] →混合する→ [S_2[Bq/g]　(W_1+W_2)[g]]

⇓放射能※1　　⇓放射能※1　　　　　　⇓放射能※1
0　　　　+　　$S_1 \times W_1$　　=　　$S_2 \times (W_1+W_2)$

↑
混合する前と後では放射能の合計に変化はない※2のでこの式が成立する

※1 放射能[Bq]＝比放射能[Bq/g]×重量[g]
※2 寿命の長い放射性核種を用いるので放射能の減衰(経時変化)は考えなくてよい。

1st stage

ねらいにある「放射化学分析」,「放射分析」,「放射化分析」, このよく似た名称の分析法の違いを確認しておきましょう!!

- 放射性同位体をトレーサーとして用いる場合, ❻(　　　　　), ❼(　　　　　), ❽(　　　　　)に注意する必要があります。
- 放射滴定は, ❾(　　　　　)分析の原理を滴定に応用したものです。
- 同位体希釈分析には, 直接希釈法, ❿(　　　　　)※法, ⓫(　　　　　)※法, ⓬(　　　　　)※法, ⓭(　　　　　)※法があります。
- 同位体希釈分析は, 比放射能の測定, すなわち放射能と⓮(　　　　　)の測定が必要ですが, ⓯(　　　　　)法は常に一定不足量を分離する方法なので⓮(　　　　　)測定が必要ありません。

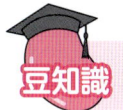

豆知識　アクチバブルトレーサー法とPIXE法

①アクチバブルトレーサー法（後放射化分析法）
- 非放射性物質（Eu：ユウロピウム, Sm：サマリウム, Gd：ガドリニウムなど）をトレーサーとして用い, 実験終了後にサンプリングした試料を放射化分析し, 放射能測定をして非放射性物質の定量を行う方法。

②PIXE法（荷電粒子励起蛍光X線分析）
- 陽子, α粒子などの重荷電粒子を加速器で数MeVのエネルギーに加速して試料に照射して, 発生する特性X線を測定して, 元素分析（NaからUまで）する方法。多元素を同時に分析できます。

Memo

答え
❶放射性　❷非放射性　❸非放射性　❹中性子　❺荷電粒子　❻同位体効果　❼放射線効果　❽ラジオコロイドの存在　❾放射　❿逆希釈　⓫二重希釈　⓬不足当量　⓭アイソトープ誘導体　⓮重量　⓯不足当量

※❹❺, ❻〜❽, ❿〜⓭順不同

2nd stage

「放射化分析，同位体希釈分析の計算問題」を解けるようにしましょう!!

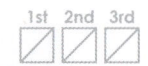

1st 2nd 3rd

- 放射化分析は，⑯(　　　　)※が高く，微量分析が可能ですが，⑰(　　　　)※は低く，放射化が少ないほど分析精度が下がります。γ線スペクトロメトリーを利用すると⑱(　　　　)※分析，⑲(　　　　)【注】※分析が可能です。元素の⑳(　　　　)※に依存せず，放射化後の㉑(　　　　)※は影響せず，目的以外の核種が放射化されることがあります。他の分析法に比べて原子炉や加速器を利用するため，実験室内で簡単に行うことが㉒(　　　　)です。
- 試料中の炭素原子を含む有機酸RCOOHの重量W[mg]を求めるため，試料800mgに[I]^{14}Cで標識したR^{14}COOH(比放射能3.9×10^5[Bq/mg])を50[mg]添加した後よく混合しました。[II]混合物から一部のRCOOHを純粋に分離した後，その比放射能を測定したところ6×10^4[Bq/mg]でした。

アンダーライン[I]より，添加した標識化合物の放射能[Bq]は，

㉓(　　　　)[Bq/mg]×㉔(　　　　)[mg]　………(2)

アンダーライン[II]より，混合物中には有機酸が㉕(　　　　)[mg]含まれているので放射能[Bq]は，

㉖(　　　　)[Bq/mg]×㉕(　　　　)[mg]　………(3)

混合する前後で放射能は等しいので，式(2)＝式(3)となり試料中のRCOOHの重量Wは，㉗(　　　　)[mg]です※。

^{23}Naに熱中性子を照射して^{24}Na(半減期15時間)を生成するとき，30時間照射したときの放射能をA_{30}，同一条件で15時間照射したときの放射能をA_{15}とすると，

式(1)よりA_{30}＝㉘(　　　　)，A_{15}＝㉙(　　　　)となります。

$\frac{A_{30}}{A_{15}}$を計算すると㉚(　　　　)になります。したがって，30時間照射したときの放射能は15時間照射したときの放射能の㉚(　　　　)倍になります※。

【注】化学分離をせず放射化した試料をそのまま測定器で測定する方法のことです。

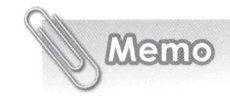

Memo

答え
⑯検出感度　⑰精度　⑱多元素同時　⑲非破壊　⑳化学的性質　㉑試薬の混入　㉒困難　㉓3.9×10^5　㉔50　㉕(W＋50)　㉖6×10^4　㉗275　㉘$\sigma Nf\{1-(\frac{1}{2})^{\frac{30}{15}}\}$　㉙$\sigma Nf\{1-(\frac{1}{2})^{\frac{15}{15}}\}$　㉚1.5

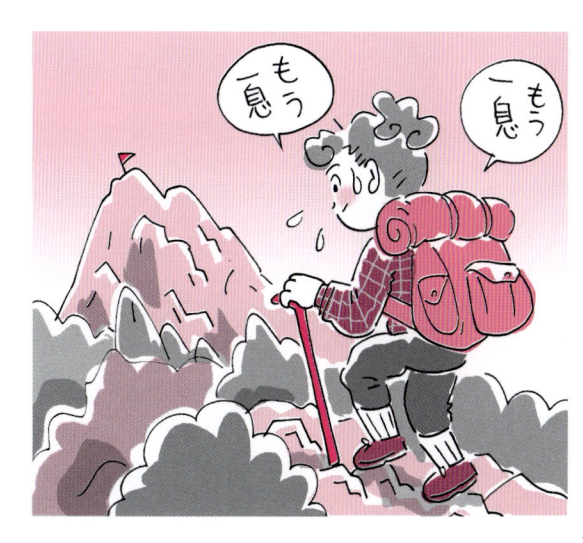

Memo

5. 放射化学

放射化学

問題1 親核種X，娘核種Yおよび孫核種Zの間の放射平衡を示す図で正しいのはどれか。

a. XとYとは永続平衡の状態にある。
b. 親核種の半減期は約40時間である。
c. 娘核種の半減期は約350時間である。
d. 曲線Aは全体の放射能の推移を示す。
e. 曲線Bは生成する娘核種の生成と減衰とを示す。

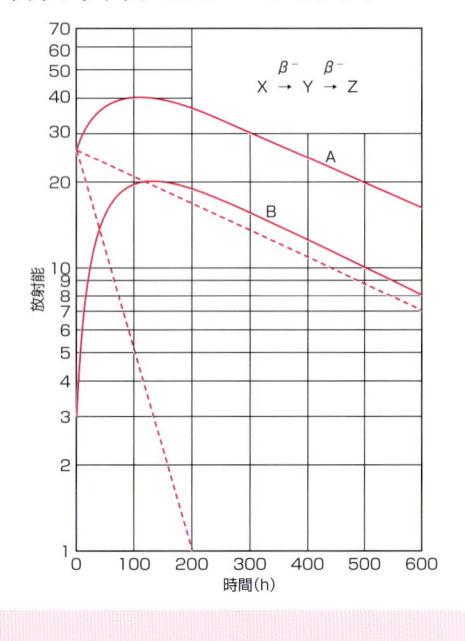

1. a, b
2. a, e
3. b, c
4. c, d
5. d, e

解説

a. 過渡平衡の状態であることを示す図なので「×」
b. 下図に示したbの直線が親核種の放射能を表している。約350時間と読み取れるので「×」
c. 下図に示したc直線が娘核種の放射能を表している。約40時間と読み取れるので「×」
d. 正しい。曲線Aは全体の放射能の推移を示すので「○」
e. 正しい。曲線Bは生成する娘核種の生成と減衰とを示すので「○」

よって，d, eが正しいので，選択肢5が正解。

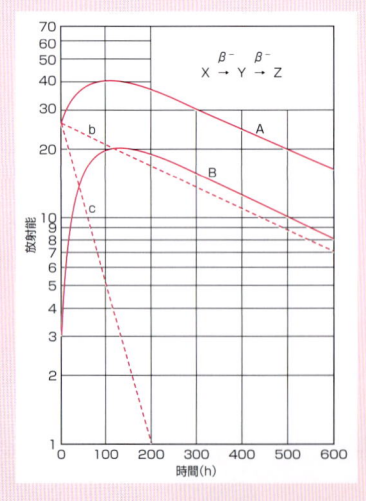

(59-AM8：2007年，本文：168～171ページ参照)

解答 5

問題2 ある元素M（原子量m）は同位体^{60}M8%と^{60}M92%から構成されている。
この元素（質量数w[g]）を原子炉（中性子フルエンス率f[cm^{-2}・s^{-1}]）で生成核の半減期の2倍時間照射した。
(n, γ)反応で生成する^{61}Mの照射終了時における放射能[Bq]はどれか。
ただし、^{60}M(n, γ)^{61}Mの核反応断面積はσ[cm^2]、アボガドロ数をN_Aとする。

1. $\dfrac{m \times N_A \times \sigma}{50 \times w \times f}$

2. $\dfrac{3 \times m \times N_A \times f}{50 \times w \times \sigma}$

3. $\dfrac{w \times N_A \times f \times \sigma}{50 \times m}$

4. $\dfrac{w \times N_A \times f \times \sigma}{m}$

5. $\dfrac{3 \times w \times N_A \times f \times \sigma}{50 \times m}$

解説

問題文中の「質量数w[g]」は、「質量w[g]」の誤りであると考えて解く。

核反応による生成する放射能A[Bq]は、$A = \sigma N f \left\{1-\left(\dfrac{1}{2}\right)^{\frac{t}{T}}\right\}$で表される。

ここでsは核反応断面積[cm^2]、Nはターゲット核の原子数、fは照射粒子、この問題では原子炉の中性子フルエンス率[cm^{-2}・s^{-1}]、tは照射時間[s]、Tは生成核の半減期[s]である。

Nについては直接与えられてないため、$N = \dfrac{w}{m} \times N_A$で計算することになるが、これは元素Mの原子数である。問題よりターゲット核は同位体存在比8%の^{60}Mということが分かるので、これに$\dfrac{8}{100}$をかけて^{60}Mの原子数に換算すると$N = \dfrac{w}{m} \times N_A \times \dfrac{8}{100}$となる。

さらに飽和係数$\left\{1-\left(\dfrac{1}{2}\right)^{\frac{t}{T}}\right\}$中の$\dfrac{t}{T}$は、問題文に「生成核の半減期の2倍時間照射した」とあることから、$\dfrac{t}{T} = 2$となり飽和係数は$\left\{1-\left(\dfrac{1}{2}\right)^{\frac{t}{T}}\right\} = \left\{1-\left(\dfrac{1}{2}\right)^2\right\} = \left(1-\dfrac{1}{4}\right) = \dfrac{3}{4}$となる。

これらをまとめると、$A = \sigma \times \dfrac{w}{m} \times N_A \times \dfrac{8}{100} \times f \times \dfrac{3}{4}$となり

解答は、$\dfrac{3 \times w \times N_A \times f \times \sigma}{50 \times m}$となる。

1.「×」 2.「×」 3.「×」 4.「×」 5.「○」

(61-AM7：2009年、本文：184ページ参照)

解答 5

Memo

問題3 ^{99}Mo-^{99m}Tcジェネレータで正しいのはどれか。**2つ選べ。**

1. 溶出に蒸留水を使用する。
2. ^{99m}TcO$_4^+$の形で溶出される。
3. ^{99}Moの半減期は^{99m}Tcの半減期よりも長い。
4. ミルキング後13時間で再び放射平衡に達する。
5. ^{99}Moと^{99m}Tcとの間に過渡平衡が成立している。

解説
1. 溶出には，生理食塩水を使用するので「×」
2. ^{99m}TcO$_4^-$の形で溶出されるので「×」
3. 正しい。親核種^{99}Moの半減期は，66時間，娘核種^{99m}Tcの半減期6時間よりも長いので「○」
4. ミルキング後約72時間で再び放射平衡に達するので「×」
5. 正しい。3. より，^{99}Moと^{99m}Tcとの間に過渡平衡が成立するので「○」

(62-AM3：2010年，本文：170ページ参照)

解答 3と5

問題4 正しいのはどれか。**2つ選べ。**

1. 比放射能は無担体状態で最高となる。
2. 同位体は2つの核種間で質量数が等しい。
3. スカベンジャは目的の放射性同位体を沈殿させる。
4. 放射性同位体の自己吸収は同位体担体を添加すると減少する。
5. ^{140}Ba-^{140}Laの^{140}La分離には保持担体としてBa^{2+}を添加する。

解説
1. 正しい。比放射能は無担体状態で最高となるので「○」
2. 同位体は互いに原子番号が等しいので「×」
3. スカベンジャは不要な放射性同位体を沈殿させる役割をする担体なので「×」
4. 放射性同位体の自己吸収は同位体担体を添加することで増加するので「×」
5. 正しい。^{140}Ba-^{140}Laの^{140}La分離には^{140}Baを溶液にとどめておくために保持担体としてBa^{2+}を添加するので「○」

(63-AM4：2011年，本文：164〜165，174〜175ページ参照)

解答 1と5

Memo

問題5 ⁹⁰Srと¹³⁷Csに共通するのはどれか。**2つ選べ。**

1. γ線放出体である。
2. 放射性の娘核種をもつ。
3. アルカリ金属元素である。
4. 骨に集まりやすい核種である。
5. ²³⁵Uの熱中性子による核分裂で高収率に生成される。

解説

1. ⁹⁰Srはγ線を放出しない核種なので「×」
2. 両核種とも放射性の娘核種をもち，その娘核種との間に放射平衡が成立するので「○」
3. ⁹⁰Srはアルカリ土類金属元素，¹³⁷Csはアルカリ金属元素なので「×」
4. ⁹⁰Srは骨に集まりやすく，¹³⁷Csは全身に分布する核種なので「×」
5. ²³⁵Uの熱中性子による核分裂では，質量数95と140付近の核種が高収率に生成される。核分裂収率は，⁹⁰Srは5.78％，¹³⁷Csは6.19％で両核種ともに高収率に生成されるので「○」

(64-AM3：2012年)

解答 2と5

問題6 標識化合物と合成法の組合せで正しいのはどれか。**2つ選べ。**

1. ³H標識化合物 ──── グルニヤール反応
2. ¹⁴C標識化合物 ──── 生合成法
3. ¹⁸F標識化合物 ──── 間接標識法
4. ⁹⁹ᵐTc標識化合物 ──── クロラミンT法
5. ¹²⁵I標識化合物 ──── ボルトンハンター法

解説

1. グルニヤール反応はグリニャール反応とよばれることが多い。グリニャール反応はグリニャール試薬を用いて放射性炭素の標識を行う反応なので「×」
2. 正しい。生合成は放射性炭素の標識に用いられるので「○」
3. 間接標識法は，タンパク質の放射性ヨウ素標識法の間接標識法を指していると思われるので「×」
4. クロラミンT法は，タンパク質の放射性ヨウ素標識法の直接標識法の名称なので「×」
5. 正しい。ボルトンハンター法は，タンパク質の放射性ヨウ素標識法の間接標識法の名称なので「○」

(64-AM6：2012年，本文：178～181ページ参照)

解答 2と5

Memo

1 放射線の量と単位

ねらい

- 放射線の量と単位の組合せと同時に，対象となる放射線や定義物質を理解しましょう!!
- 線量計測量の定義式も覚えておきましょう!!

表1 放射線の量と単位のまとめ

	量		単位		対象放射線および定義物質
	名称	記号	SI	特別名称	
放射線場の量	フラックス	$\dot{N}$	s^{-1}		
	エネルギーフラックス	$\dot{R}$	W		
	フルエンス	Φ	m^{-2}		
	エネルギーフルエンス	Ψ	$J \cdot m^{-2}$		
	フルエンス率	$\dot{\Phi}$	$m^{-2} \cdot s^{-1}$		
	エネルギーフルエンス率	$\dot{\Psi}$	$J \cdot m^{-2} \cdot s^{-1}$ $(W \cdot m^{-2})$		
相互作用関係量	断面積	σ	m^2		
	質量減弱係数	μ/ρ	$m^2 \cdot kg^{-1}$		非荷電粒子線
	質量エネルギー転移係数	μ_{tr}/ρ	$m^2 \cdot kg^{-1}$		非荷電粒子線
	質量エネルギー吸収係数	μ_{en}/ρ	$m^2 \cdot kg^{-1}$		非荷電粒子線
	質量阻止能	S/ρ	$J \cdot m^2 \cdot kg^{-1}$		荷電粒子線
	線エネルギー付与	L_Δ	$J \cdot m^{-1}$		荷電粒子線
	W値	W	J		荷電粒子線
	放射線化学収量	$G(x)$	$mol \cdot J^{-1}$		
線量計測量	吸収線量	D	$J \cdot kg^{-1}$	Gy	すべての放射線，すべての物質
	カーマ	K	$J \cdot kg^{-1}$	Gy	非荷電粒子線，すべての物質
	シーマ	C	$J \cdot kg^{-1}$	Gy	一次荷電粒子線，すべての物質
	照射線量	X	$C \cdot kg^{-1}$		X線，γ線，物質：乾燥空気
	吸収線量率	$\dot{D}$	$J \cdot kg^{-1} \cdot s^{-1}$	$Gy \cdot s^{-1}$	
	カーマ率	$\dot{K}$	$J \cdot kg^{-1} \cdot s^{-1}$	$Gy \cdot s^{-1}$	
	シーマ率	$\dot{C}$	$J \cdot kg^{-1} \cdot s^{-1}$	$Gy \cdot s^{-1}$	
	照射線量率	$\dot{X}$	$C \cdot kg^{-1} \cdot s^{-1}$		
放射能関係量	放射能	A	s^{-1}	Bq	
	壊変定数	λ	s^{-1}		
	空気カーマ率定数	Γ_δ	$m^2 \cdot J \cdot kg^{-1}$	$Gy \cdot m^2 \cdot Bq^{-1} \cdot s^{-1}$	

答え

❶m^{-2} ❷$J \cdot m^{-2}$ ❸非荷電粒子線 ❹$m^2 \cdot kg^{-1}$ ❺荷電粒子線 ❻$J \cdot m^2 \cdot kg^{-1}$ ❼荷電粒子線 ❽$J \cdot m^{-1}$ ❾荷電粒子線 ❿J ⓫$mol \cdot J^{-1}$ ⓬$100eV^{-1}$ ⓭吸収線量 ⓮カーマ ⓯シーマ ⓰Gy ⓱Sv ⓲すべての放射線 ⓳非荷電粒子線 ⓴一次荷電粒子線 ㉑X線・γ線 ㉒$C \cdot kg^{-1}$ ㉓乾燥空気 ㉔s^{-1} ㉕Bq ㉖$m^2 \cdot J \cdot kg^{-1}$ ㉗$Gy \cdot m^2 \cdot Bq^{-1} \cdot s^{-1}$ ㉘密度(ρ) ㉙N_A/A ㉚原子番号(Z) ㉛線衝突阻止能 ㉜$D=\Psi\left(\frac{\mu_{en}}{\rho}\right)$ ㉝$K=\Psi\left(\frac{\mu_{tr}}{\rho}\right)$ ㉞$X=\Psi\left(\frac{\mu_{en}}{\rho}\right)\left(\frac{e}{W}\right)$ ㉟壊変した数

⓭～⓯，㉜～㉞順不同

1st stage

放射線の量と単位を覚え，その量の対象放射線や定義物質について理解しましょう!!

1st 2nd 3rd

- フルエンスの単位は❶(　　　　)*，エネルギーフルエンスの単位は❷(　　　　)*です。
- 質量減弱係数，質量エネルギー転移係数，質量エネルギー吸収係数は❸(　　　　)*を対象とした量であり，その単位は❹(　　　　)*です。
- 質量阻止能は❺(　　　　)*を対象とした量であり，その単位は❻(　　　　)*です。
- 線エネルギー付与は❼(　　　　)*を対象とした量であり，その単位は❽(　　　　)*です。
- W値は❾(　　　　)*を対象とした量であり，その単位は❿(　　　　)*です。
- 放射線化学収量の単位は⓫(　　　　)*であり，G値の単位は⓬(　　　　)*です。
- 単位が$J \cdot kg^{-1}$となる物理量には，⓭(　　　　)*，⓮(　　　　)*，⓯(　　　　)*があり，その特別名称は⓰(　　　　)*です。防護量には実効線量，等価線量があり，その特別名称は⓱(　　　　)*です。
- 吸収線量は⓲(　　　　)*，カーマは⓳(　　　　)*，シーマは⓴(　　　　)*を対象とした量です。
- 照射線量は㉑(　　　　)*を対象とした量であり，その単位は㉒(　　　　)*です。また，定義物質は㉓(　　　　)*です。
- 放射能の単位は㉔(　　　　)*であり，その特別名称は㉕(　　　　)*です。
- 空気カーマ率定数の単位は㉖(　　　　)*であり，その特別名称は㉗(　　　　)*です。

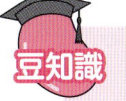

[豆知識] 放射線の量と単位

- 放射線の量と単位は国際放射線単位測定委員会（ICRU）で報告されています。最新の報告書はICRU Report 85aとして2011年に出版されました。また，「SI単位」とはフランス語の「国際単位系（Le Système de International d'Unités）」の略称であり，7つの“基本単位”（時間[s]，長さ[m]，質量[kg]，電流[A]，熱力学温度[K]，物質量[mol]，光度[cd]）とそれらを組み合わせた“組立単位”および“補助単位”（平面角[rad]，立体角[sr]）からなります。

2nd stage

「線量計測量の定義式や放射能の定義」を正しく覚えておきましょう!!

1st 2nd 3rd

- 質量減弱係数は線減弱係数を㉘(　　　　)*で除したものです。また，原子減弱係数は質量減弱係数を㉙(　　　　)*（N_A：アボガドロ定数，A：質量数）で除したもので，電子減弱係数は原子減弱係数を㉚(　　　　)*で除したものです。
- 線エネルギー付与は荷電粒子の飛跡を中心とした半径⊿の微小領域内における単位長さ当たりのエネルギー損失量です。この半径を無限大とした場合，この線エネルギー付与は㉛(　　　　)*と等しくなります。
- 吸収線量，カーマ，照射線量の定義式はそれぞれ㉜(　　　　)*，㉝(　　　　)*，㉞(　　　　)*です。
- 放射能の定義は放射性核種が単位時間当たりに㉟(　　　　)*であり，放出した放射線の数，種類，エネルギーとは直接関係がありません。

放射線計測学

2. 電離箱線量計

6. 放射線計測学

ねらい
- 電離箱の材質や構造による分類を整理し覚えましょう!!
- 空洞部分で起こっている電離を理解し，測定原理から照射線量を計算できるようにしましょう!!

図1 気体の電離における印加電圧と収集イオン数の関係

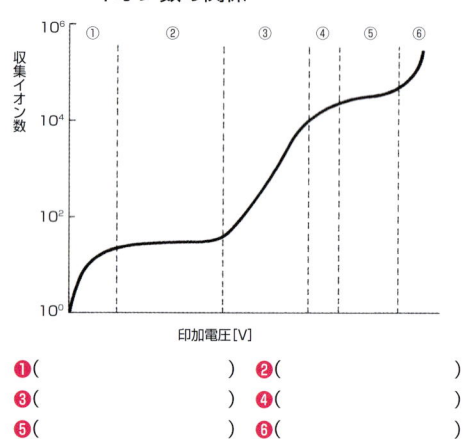

❶( ) ❷( )
❸( ) ❹( )
❺( ) ❻( )

図2 自由空気電離箱の構造

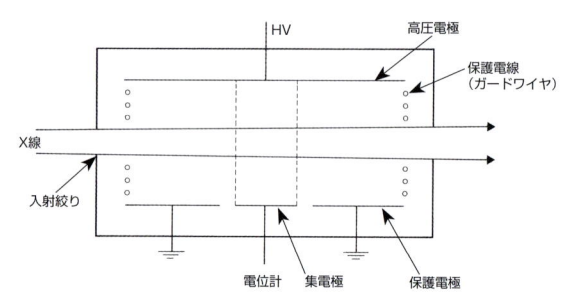

電離部分に壁がなく，外部と空気で通じている平行平板型の電離箱です。

●空洞電離箱の材質による分類

❼( )電離箱：壁も気体も空気と等価。エネルギー依存性なし。
❽( )電離箱：壁を組織と等価な物質で作り，空洞内の気体を空気とした電離箱。
❾( )電離箱：壁も気体も組織と等価な物質の電離箱。

●空洞電離箱の構造による分類

図3 円筒型（ファーマ型）電離箱

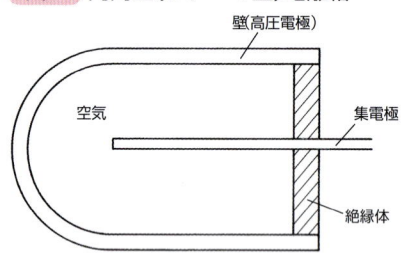

深部線量測定用。気体を囲んだ固体の外壁により生じた2次電子による電離電荷を測定します。

図4 シャロー型電離箱

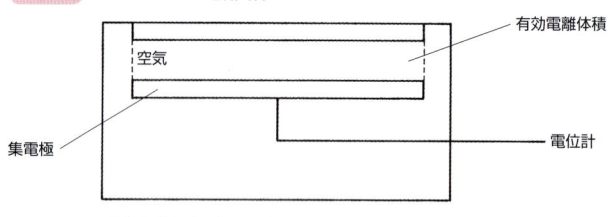

平行平板型電極。電極間隔は変えられません。
電子線測定に用いられます。

答え ❶再結合領域 ❷電離箱領域 ❸比例計数管領域 ❹境界領域 ❺GM計数管領域 ❻連続放電領域 ❼空気等価 ❽組織壁 ❾組織等価 ❿300 ⓫絶対 ⓬Q ⓭s ⓮L ⓯p ⓰$273+T$ ⓱273 ⓲101.3 ⓳P ⓴固体の外壁 ㉑空気 ㉒表面近傍 ㉓印加電圧 ㉔高圧電極 ㉕空洞内前壁 ㉖0.6r線源側 ㉗パルス ㉘連続 ㉙X ㉚W ㉛e ㉜$1.6×10^{-19}$ ㉝組織と等価 ㉞空気 ㉟シャロー型

⓭〜⓯順不同

1st stage

各電離箱の使用方法や適用を学び，「照射線量算出法」を身につけましょう!!

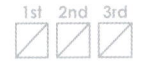

1st 2nd 3rd

- 自由空気電離箱は⑩(　　　)kV程度※のX線の照射線量の⑪(　　　)測定ができます。
- 自由空気電離箱でX線量を測定し，1秒間に2×10^{-8}Cの電荷Qが収集されました。照射線量率C[$\mathrm{kg^{-1}min^{-1}}$]はいくらでしょうか※。ただし，電離箱の入射窓の面積sは6 cm^2，集電極の長さLは5 cm，気温Tは25℃，気圧Pは99 kPaとします。電離箱内の空気の密度ρは1.293 kgm^{-3}とします。

$$X=\frac{⑫(\quad)}{⑬(\quad)\times⑭(\quad)\times⑮(\quad)}\cdot\frac{⑯(\quad)}{⑰(\quad)}\cdot\frac{⑱(\quad)}{⑲(\quad)}=3.456\times10^{-2}$$

- 空洞電離箱は⑳(　　　)から生じた2次電子で㉑(　　　)※を電離させて測定します。
- シャロー型電離箱は，㉒(　　　)の線量測定※に用いられます。
- 電離箱線量計のイオン再結合補正係数は，電極間の㉓(　　　)※が関係します。

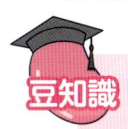

豆知識　自由空気電離箱の構造

- 電極から2次電子が発生しないようにするために，X線が電極に衝突してはなりません。
- 制動放射や3次電子の発生を防ぐため，2次電子が電極に達しないように距離を保ちます。

2nd stage

各電離箱の構造から実務での設置方法を理解し，「線量とエネルギー算出」ができるようになりましょう!!

1st 2nd 3rd

- 自由空気電離箱の集電極と㉔(　　　)との間隔は2次電子の飛程2倍以上必要です。
- シャロー型電離箱の実効中心は㉕(　　　)※です。
- 半径rのファーマ型電離箱の実効中心は㉖(　　　)※です。
- 電離箱線量計のイオン再結合※の確率は㉗(　　　)放射線よりも㉘(　　　)放射線の方が高くなります。
- 空中の照射線量Xを測定したところ10 C/kgでした。この空気1 gに放出されたエネルギーD※は何Jでしょうか。ただし，空気のW値は33.7 eVとします。

$$D=㉙(\quad)\cdot\frac{㉚(\quad)}{㉛(\quad)}\ [\mathrm{eV}]$$

$$=㉙(\quad)\cdot\frac{㉚(\quad)}{㉛(\quad)}\cdot㉜(\quad)=0.337\,[\mathrm{J}]$$

- 組織壁電離箱の壁は㉝(　　　)であり，空洞内の気体は㉞(　　　)です。
- 極性効果補正係数※は，㉟(　　　)電離箱の場合に特に重要です。

Memo

放射線計測学

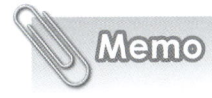

3 比例計数管

6. 放射線計測学

ねらい
- 比例計数管の構造を確認し，管内で起こっている現象を理解しましょう!!
- 検出効率や各分解能を他の検出器と比較して覚え，測定原理を忘れないようにしましょう!!

●**比例計数管**：ガス増幅による電子数が1次電離による電子数に比例した状態で使用します。
- 1個の電子が増幅されてn個の電子が作られ「電子なだれ」となります。
- 励起状態の分子が基底状態に戻るときに光子を放出し，確率rで「光電子」を放出します。
- ガス増幅が行われ，全電子数Mは

$$M = n + n^2 r + n^3 r^2 + \cdots n^{m+1} r^m = n\frac{1-(nr)^m}{1-nr}$$

となります。

- $m \gg 1$, $1 > nr > 0$なら $\quad M ≒ \dfrac{n}{1-nr}$

- 光子による❶(　　　　　)の発生が無視できる($nr \ll 1$)*と$M ≒ n$となり，❷(　　　　　)は❸(　　　　　)に比例します。この状態で使用するのが「比例計数管」です。

*$nr \ll 1$：光電子を放出する確率が非常に低いことを表します。

図1 円筒型比例計数管

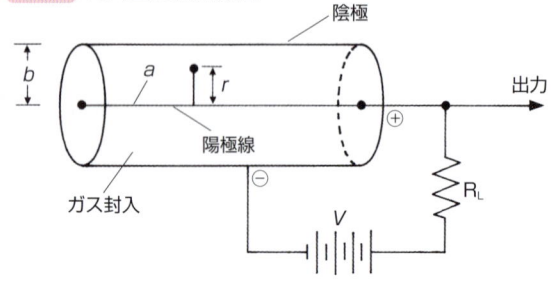

半径bの円筒型の陰極と半径aの陽極からなります。印加電圧をVとすると，電界の強さ$\varepsilon(r)$は，

$$\varepsilon(r) = \frac{V}{r \cdot \ln\dfrac{b}{a}}$$

(三枝健二ほか：放射線基礎計測学, 医療科学社, 2001.より改変引用)

●流しているガス分子が電離され「電子なだれ」を起こします。

図2 2πガスフロー型比例計数管

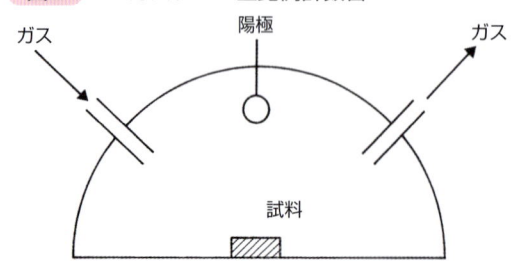

答え
❶光電子 ❷2次電子数 ❸1次電子数 ❹気体分子 ❺ガス増幅 ❻比例 ❼PRガス ❽高 ❾幾何学的効率 ❿高 ⓫良 ⓬短 ⓭悪 ⓮エネルギー分析 ⓯分子 ⓰電子なだれ ⓱タングステン ⓲大き ⓳β線 ⓴α線 ㉑5% ㉒^{10}B(n, α)^{7}Li ㉓中性子 ㉔BF$_3$比例計数管

1st stage

管内での現象を理解し，「幾何学的構造と諸特性」を覚えましょう!!

1st 2nd 3rd

- 入射放射線によって生成した電子は，❹(　　　　)をイオン化し2次電子を作ります。
- 2次電子が加速されて，さらに電離を行うことを❺(　　　　)※といいます。
- 生成される2次電子数は1次電子数に❻(　　　　)※します。
- 使用される気体は❼(　　　　)※(90%アルゴン＋10%メタン)などです。
- 円筒型比例計数管はガス増幅率※が❽(　　　　)くなります。
- ガスフロー型比例計数管は測定試料を管内に入れるので❾(　　　　)※がよくなります。
- 使用電圧は電離箱よりも❿(　　　　)く，検出感度※は⓫(　　　　)くなります。
- 分解時間※はGM計数管に比べて⓬(　　　　)く，エネルギー分解能※は電離箱より⓭(　　　　)くなります。
- 出力パルス波高は入射放射線エネルギーに比例するため，⓮(　　　　)※ができます。

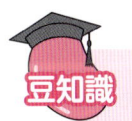

豆知識　エネルギー分解能と出力電圧

- 電極電圧の変動や陽極表面の不均一性が原因で，エネルギー分解能は電離箱より悪くなります。
- 出力電圧はGM管などに比べると小さいため，前置増幅器や比例増幅器が必要となります。

2nd stage

より詳細な構造や特性を覚え，測定対象となる「線質」について学びましょう!!

1st 2nd 3rd

- イオン化された⓯(　　　　)により発生する光子による光電子の発生は無視できる程度です。
- 分解時間が短いのは，1次電離の起こった近くでの⓰(　　　　)※に限局され，イオンの移動が速やかに終わるためです。
- 集電電極は，電界強度を高くするために約50μmφの⓱(　　　　)※細線を使用しています。
- 2πガスフロー型比例計数管においてα線とβ線の分離測定※ができるのは，α線の方が比電離が⓲(　　　　)いからです。
- β線のエネルギー分布は広いため，この⓳(　　　　)プラトーは⓴(　　　　)プラトーより平坦ではありません。
- プラトーの傾斜※は，㉑(　　　　)/100V以内が望ましいといわれています。
- 管内にBF_3ガスを封入し，㉒(　　　　)※の核反応で生じたα粒子とLi核の電離を利用すると㉓(　　　　)※の測定ができます。これを㉔(　　　　)※といいます。

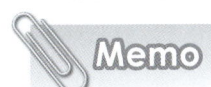

Memo

4 GM計数管

ねらい
- GM計数管内で起こっている①「電子なだれ」，②「ガス増幅」，③「ガイガー放電」を理解し測定原理を学びましょう!!
- 計数値から真の計数値や各偏差を計算できるようにしましょう!!

GM計数管

- 励起ガス分子から放出する光子により光電子が発生し「ガイガー放電」が起こります。
- 収集される陽イオンの移動速度は遅く，電場が弱められガイガー放電が止まります。これにより放射線の種類やエネルギーに関係なく出力パルスは一定波高となります。

図1　GM計数管の出力パルス波形

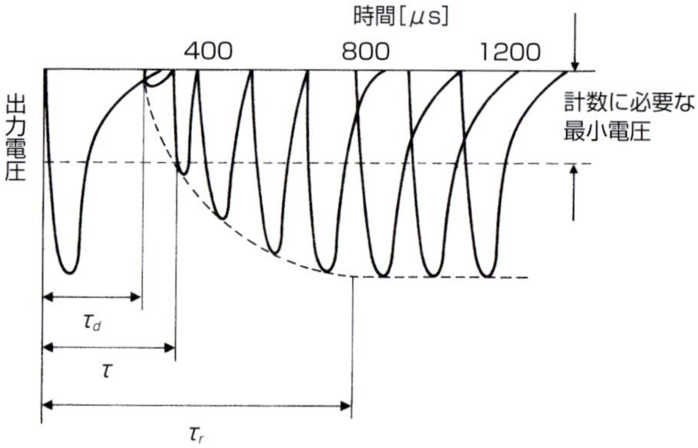

❶(　　　　　　)(τ_d)：電場が回復するまでの時間。
❷(　　　　　　)(τ)：計数に必要な最小電圧になるまでの時間。
❸(　　　　　　)(τ_r)：電場が回復し，もとの波高のパルスが生じるまでの時間。

計数の数え落とし補正

- 真の計数率　N：計数率[cps]　τ：分解時間[s]　$N=\dfrac{n}{(1-n\tau)}$

計数率の標準偏差

- t秒間にnカウントであった場合の標準偏差は，　$\dfrac{n}{t}\pm\dfrac{\sqrt{n}}{t}$
- 相対標準偏差(相対誤差)％ は，　$\dfrac{1}{\sqrt{n}}\times 100$

自然計数を差し引くときの標準偏差

- 測定値をn，自然計数をn_bとすると，標準偏差は，　$(n-n_b)\pm\sqrt{n+n_b}$
- nをt秒間で測定したときの計数率をR，n_bをt_b秒間で測定したときの計数率をR_bとすると標準偏差は，

$$(R-R_b)\pm\sqrt{\frac{R}{t}+\frac{R_b}{t_b}}$$

答え
❶不感時間　❷分解時間　❸回復時間　❹電子なだれ　❺ガイガー放電　❻一定　❼エネルギー　❽持続放電　❾外部消去法　❿内部消去法　⓫アルゴン　⓬アルコール　⓭有機多原子　⓮ハロゲン　⓯100　⓰1　⓱R　⓲R_b　⓳R　⓴t　(21)R_b　(22)t_b　(23)n　(24)t　(25)n_0　(26)n　(27)$n\tau$　(28)n　(29)0.99　(30)τ

❾ ❿順不同

1st stage
管内で起きている現象を理解します。
「測定原理と諸特性」を学びましょう!!

- 印加電圧をさらに高くすると ❹( )※がさらに増大し，2次イオンが陽極全体を包むようになります。これを ❺( )※といいます。
- 放射線の種類やエネルギーに関係なく出力パルスは ❻( )波高※となるため，❼( )分析はできません※。
- 電子なだれの後，陽イオンが壁に衝突して2次電子を出し再び電子なだれがくり返されることを ❽( )※といい，これを止める方法は ❾( )※と ❿( )※があります。
- ❽( )の消滅気体は，⓫( )やヘリウムを主体として，少量の ⓬( )やメタンなどを入れた ⓭( )ガス※です。または，⓮( )ガス※（塩素，臭素など）を使用します。
- β線に対して ⓯( )%※に近い計数効率を示しますが，X，γ線には，⓰( )%以下※となります。

豆知識 最適測定時間と標準偏差の選定

$$\frac{t}{t_b} = \sqrt{\frac{R}{R_b}}$$

- $(R-R_b)$の標準偏差があれば$(t+t_b)$の時間を最小にできます。
- $(t+t_b)$の全測定時間があれば$(R-R_b)$に対する標準偏差は最小になります。

2nd stage
計算問題が解けるようにしましょう!!

- 試料の計数値Rが10分間(t)で35,000カウント，バックグランドR_bが10分間(t_b)で5,000カウントでした。正味の計数率は何cpmでしょうか※。

$$(⓱( ) - ⓲( )) \pm \sqrt{\frac{⓳( )}{⓴( )} = \frac{㉑( )}{㉒( )}} = 3000 \pm 20$$

- 100分間(t)測定したところ，10,000カウント(n)を得ました。このときの標準偏差は何cpmでしょうか※。

$$\frac{\sqrt{㉓( )}}{㉔( )} = 1$$

- 分解時間による数え落としが1%であるときGM計数管の計数率n[cps]はいくらでしょうか※。ただし，分解時間(τ)は250 μsとし，真の計数率をn_0とします。

$$㉕( ) = \frac{㉖( )}{1-㉗( )} \qquad ㉘( ) = \frac{1-㉙( )}{㉚( )} = 40$$

Memo

6. 放射線計測学

5 半導体検出器

ねらい
- 半導体素子の特性を理解しましょう!!
- pn接合に逆電圧を印加することで生じる空乏層の厚さで測定できる放射線が決まることを覚えましょう!!

●**半導体検出器**：pn接合面の空乏層(真性半導体領域)での電離作用を利用した検出器。

図1 半導体接合と逆電圧の印加

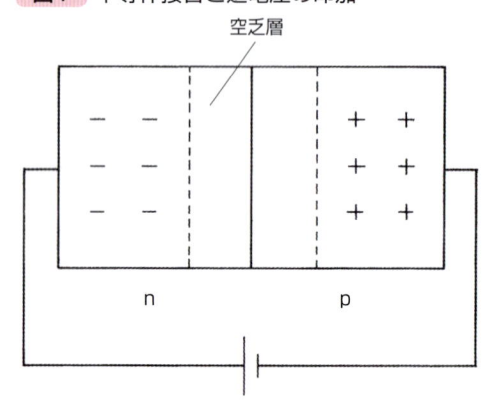

- 代表的な半導体はSiやGeです(真性半導体)。
- PやAs(ドナー)を微量入れると電子が多いn型半導体。
- BやGa(アクセプタ)を微量入れると正孔が多いp型半導体。
- pn接合に逆電圧を印加すると空乏層ができます。
- 放射線により空乏層に生じた電子と正孔が電極に移動します。

●**特徴**
①エネルギー分解能がよくなります。
- 空乏層でイオン対を生成するのに，Siで約3.6 eV，Geで約2.8 eV(約30 eVの気体の1/10)。

②応答が速く，分解時間が短くなります。
- 半導体中の電子と正孔の移動速度(Siで2.8：1，Geで2：1)は，気体中の電子とほぼ同じ。
- しかし，電極までの距離は半導体の方が短いので，短時間で電荷を収集できます。

③高い検出効率(検出感度が高い)
- 電子と正孔の再結合が少ないため，検出効率がよくなります。

●**種類**
①**pn接合型**：厚さ3〜4 mmの空乏層。β線の測定に適します。
②**表面障壁型**：厚さ1 mm以下の空乏層。重荷電粒子，α線，陽子線の測定に適します。
③**リチウムドリフト型**：厚さが数cmの空乏層。X，γ線の測定に適します。常時冷却します。
④**高純度ゲルマニウム型**：X，γ線の測定に適します。使用時のみ冷却します。

答え ❶伝導電子 ❷正孔 ❸逆電圧 ❹空乏層 ❺3 ❻高 ❼良 ❽短 ❾速 ❿良 ⓫γ線 ⓬高 ⓭大き ⓮pn接合型 ⓯表面障壁型 ⓰リチウムドリフト型 ⓱高純度ゲルマニウム型 ⓲P ⓳n型半導体 ⓴B ㉑p型半導体 ㉒3〜4 ㉓β線 ㉔酸化被膜 ㉕1 ㉖重荷電粒子 ㉗α線 ㉘陽子線 ㉙120〜160 ㉚40〜50 ㉛数 ㉜X，γ線 ㉝常時 ㉞X，γ線 ㉟使用
⓮〜⓱，㉖〜㉘順不同

1st stage

半導体全般に関することを学び，測定原理を理解しましょう!!

1st 2nd 3rd

- n型半導体は❶(　　　　　)により電荷が運ばれ，p型半導体は❷(　　　　　)により電荷が運ばれます*。
- 半導体に❸(　　　　　)を印加してできる❹(　　　　　)*で起こる電離を利用した検出器です。
- 1イオン対生成に必要な平均エネルギーは約❺(　　　　)eV*であり，気体に比べて検出効率は❻(　　　　)くなります。
- 小さなエネルギーで電荷が作れるためエネルギー分解能が❼(　　　　)く*，分解時間が❽(　　　　)くなります。
- 電子と正孔の移動速度が❾(　　　　)く，電子と正孔の再結合が少なく検出効率が❿(　　　　)く*なります。
- ゲルマニウム(Ge)は，シリコン(Si)より高原子番号であるため⓫(　　　　　)の検出に適しています*。
- 検出器は固体であるため気体に比べて密度が⓬(　　　　)く*，吸収エネルギーは⓭(　　　　)くなります。
- ⓮(　　　　　　)，⓯(　　　　　　)，⓰(　　　　　　)，⓱(　　　　　　)があります*。

豆知識　半導体素子

- 半導体とは比抵抗が良導体と絶縁体の間にあるもので，電気抵抗率が「10^{-6}～10^{8} [Ωm]」のものです。
- 温度を上げると抵抗率は減少します。また，金属に比べて温度変化率が大きくなります。

2nd stage

「半導体検出器の種類ごとの測定原理」および特徴を覚えましょう!!

1st 2nd 3rd

- ドナーとして⓲(　　　　)やAsを微量入れると電子が多く存在する⓳(　　　　　)*が生成され，アクセプタとして⓴(　　　　)やGaを微量入れると正孔が多く存在する㉑(　　　　　)が生成されます。
- pn接合型*の空乏層は厚さ㉒(　　　　)mmであり，㉓(　　　　　)の測定*に適します。
- 表面障壁型*は，n型のSiの表面を酸化させて金の㉔(　　　　　)を作り，これがp型となります。
- 表面障壁型の空乏層は厚さ㉕(　　　　)mm以下であり，㉖(　　　　　)，㉗(　　　　)，㉘(　　　　)の測定*に適します。
- リチウムドリフト型*は，pn接合にSiで㉙(　　　　　)℃，Geで㉚(　　　　　)℃の温度で逆電圧を印加することにより数日かけて空乏層を作ります。その厚さは㉛(　　　　)cmになり㉜(　　　　　)の測定*に適します。
- リチウムドリフト型は室温ではLiの分布が崩れるため，㉝(　　　　　)冷却*が必要です。
- 高純度ゲルマニウム型はLiの拡散が必要なく，空乏層が広いため㉞(　　　　　)の測定*に適します。
- 高純度ゲルマニウム型*は電気抵抗値が低いので，㉟(　　　　　)時*に冷却する必要があります。

6 シンチレーション検出器

ねらい ●シンチレーション検出器は発光現象を利用しており，光の検出には光電子増倍管が用いられています。各種シンチレータの特徴と光電子増倍管について理解しましょう!!

①無機シンチレータの構成（図1）※

図1 シンチレーション検出器の構成

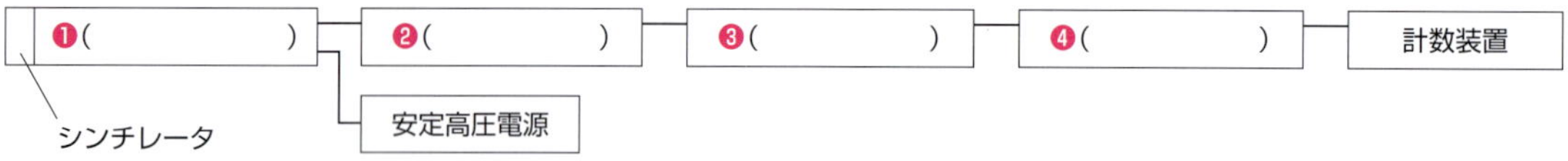

❶（　　　）
❷（　　　）
❸（　　　）
❹（　　　）
計数装置
安定高圧電源
シンチレータ

●シンチレータに荷電粒子が入射すると励起し，吸収エネルギーに比例した可視光を放出します。

●❶（　　　　　　）の❺（　　　　　　）で光電子に変換し，❻（　　　　　　）で増幅します。一般的に増幅率は❼（　　　　）※倍程度です。

●❷（　　　　　）で取り扱いが容易な電圧パルスに変換し，❸（　　　　　）で波高分析が可能な大きさのパルスに直線的に増幅，波形整形します。

●❹（　　　　　）※でパルス波高値を選別し，計数装置で集計結果を表示，記録します。

②液体シンチレータの構成（図3）※

●光電陰極面から放出する熱電子起因のノイズと放射線の入射による信号とを区別するため❽（　　　）※本の❾（　　　　　　）※と❿（　　　　　　）※が必要です。

図2 光電子増倍管の構造

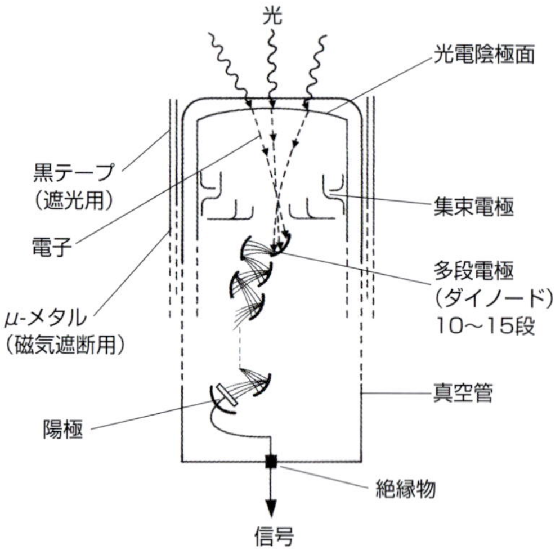

光
光電陰極面
黒テープ
（遮光用）
電子
集束電極
多段電極
（ダイノード）
10～15段
μ-メタル
（磁気遮断用）
真空管
陽極
絶縁物
信号

図3 液体シンチレーション検出器の構成

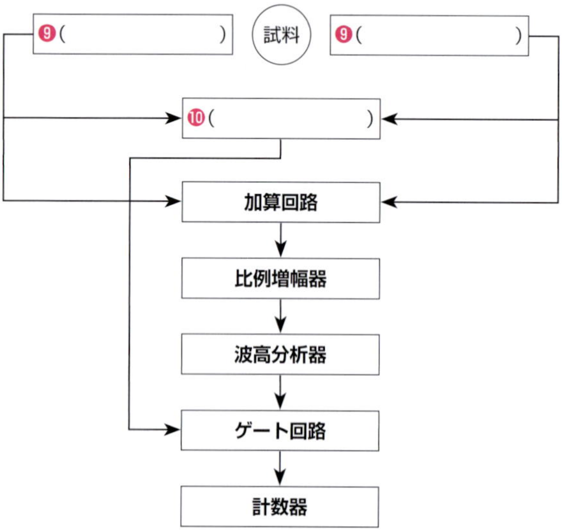

❾（　　　）
試料
❾（　　　）
❿（　　　）
加算回路
比例増幅器
波高分析器
ゲート回路
計数器

答え
❶光電子増倍管 ❷前置増幅器 ❸比例増幅器 ❹波高分析器 ❺光電陰極面 ❻多段電極（ダイノード） ❼$10^6$ ❽2 ❾光電子増倍管 ❿同時計数回路 ⓫潮解性 ⓬γ ⓭γ ⓮α ⓯γ ⓰熱中性子 ⓱γ ⓲1/10 ⓳低エネルギーβ ⓴α ㉑α ㉒β ㉓α ㉔β ㉕短 ㉖PPO ㉗POPOP ㉘波長シフタ ㉙クエンチング ㉚化学クエンチング ㉛酸素クエンチング ㉜色クエンチング ㉝濃度クエンチング ㉞計数効率 ㉟効率トレーサ ㊱外部標準線源チャネル比

⓯⓰，⓳⓴，㉑㉒，㉓㉔，㉚～㉝，㉟㊱順不同

1st stage

「シンチレータの種類と測定対象放射線」について理解しましょう!!

1st 2nd 3rd

- NaI(Tl)シンチレータには⑪(　　　　)*があるため，一方をガラスの窓にしたAlケースに封入しています。α線やβ線の測定には向きませんが⑫(　　　)*線の測定に用いられます。
- CsI(Tl)シンチレータは⑬(　　　)*線やα線の測定に用いられます。
- ZnS(Ag)シンチレータは結晶が不透明で厚くすることができないため⑭(　　　)*線の測定に用いられます。
- LiI(Eu)シンチレータは⑮(　　　)*線や⑯(　　　　)*の測定に用いられます。
- BGOシンチレータは⑰(　　　)*線の測定に用いられますが，発光効率はNaI(Tl)シンチレータの⑱(　　　)*程度です。
- 液体シンチレータは⑲(　　　　　)*線や⑳(　　　)*線，高速中性子の測定に用いられます。
- プラスチックシンチレータは㉑(　　　)*線や㉒(　　　)*線，高速中性子の測定に用いられます。
- アントラセンは現在あまり使用されませんが，㉓(　　　)線や㉔(　　　)線，高速中性子の測定が可能です。
- 有機シンチレータは無機シンチレータよりも発光減衰時間が㉕(　　　)く*なります。

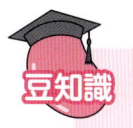

豆知識　PET(Positron Emission Tomography)用検出器

- 現在，BGO($Bi_4Ge_3O_{12}$)が用いられていますが，発光効率が低く，発光減衰時間が長い(300 nsec程度)のが欠点です。現在，発光効率が高く，発光減衰時間が短いLSO(Lu_2SiO_5：Ce)やGSO(Gd_2SiO_5：Ce)シンチレータが開発され，普及しつつあります。

2nd stage

「液体シンチレータの欠点とその補正方法」について理解しましょう!!

1st 2nd 3rd

- 液体シンチレータは，トルエンやキシレンなどの溶媒と発光体である㉖(　　　　)*などの第1溶質と㉗(　　　　)*などの第2溶質からなります。また，第2溶質は㉘(　　　　)*ともよばれます。
- 液体シンチレータの欠点として㉙(　　　　)*があります。
- ㉙(　　　　)*の種類には，㉚(　　　　)*，㉛(　　　　)*，㉜(　　　　)*，㉝(　　　　)*があり，㉞(　　　　)*の低下の原因となっています。
- ㉙(　　　　)*の補正方法には，㉟(　　　　)*法，㊱(　　　　)*法，外部標準線源法，内部標準線源法，試料チャネル比法があります。

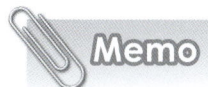

Memo

6. 放射線計測学

7 熱ルミネセンス線量計，蛍光ガラス線量計，光刺激ルミネセンス線量計，化学線量計

ねらい
- 個人被ばく線量計としても使用されている熱ルミネセンス線量計や蛍光ガラス線量計，光刺激ルミネセンス線量計の特徴の違いを理解しましょう!!
- 大線量領域の測定で使用される化学線量計の原理を理解しましょう!!

図1 熱ルミネセンス線量計の発光モデル

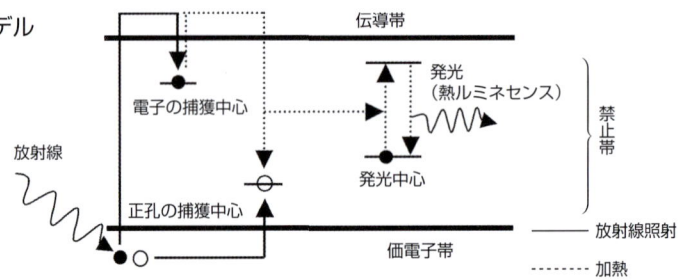

図2 蛍光ガラス線量計の発光モデル

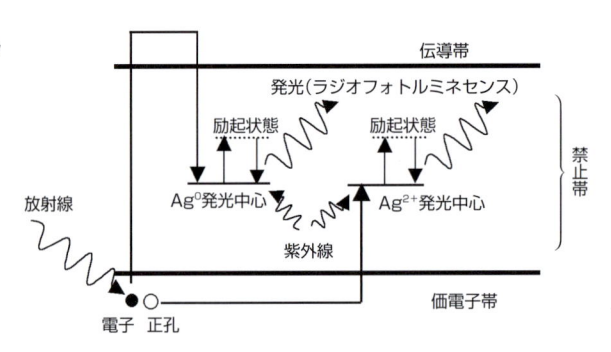

①熱ルミネセンス線量計の発光原理（図1）
- 放射線の入射によって価電子帯で電子・正孔対が生成されます。
- 電子と正孔はそれぞれの捕獲中心に捕獲されます。
- 加熱によって電子と正孔が再結合し，そのエネルギーが発光中心に与えられ発光（熱ルミネセンス）します。

②蛍光ガラス線量計の発光原理（図2）
- 放射線の入射によって価電子帯で電子・正孔対が生成されます。
- 電子が銀イオン（Ag^+）に捕獲されることによってAg^0発光中心を形成します。
- 正孔が銀イオン（Ag^+）に捕獲されることによってAg^{2+}発光中心を形成します。
- これらの発光中心は紫外線による刺激を受けて励起状態となり，もとの状態に戻るときに発光（ラジオフォトルミネセンス）します。

答え
❶吸収線量 ❷加熱処理 ❸紫外線 ❹可視光 ❺光電子増倍管 ❻熱ルミネセンス線量計 ❼蛍光ガラス線量計 ❽光刺激ルミネセンス線量計 ❾吸収線量 ❿絶対 ⓫フリッケ ⓬セリウム ⓭酸化 ⓮還元 ⓯アニーリング ⓰加熱処理 ⓱可視光照射 ⓲フェーディング ⓳小さ ⓴小さ ㉑グロー曲線 ㉒加熱温度 ㉓相対発光量 ㉔機械的刺激 ㉕トリボルミネセンス ㉖ビルドアップ ㉗プレドーズ ㉘3次元画像情報
❼❽順不同

1st stage

「各種線量計の測定原理」について理解しましょう!!

1st 2nd 3rd

- 熱ルミネセンス線量計や蛍光ガラス線量計，光刺激ルミネセンス線量計の発光量は❶(　　　　)※に比例します。
- 熱ルミネセンス線量計は素子を❷(　　　　)※，蛍光ガラス線量計は素子に❸(　　　　)※を照射，光刺激ルミネセンス線量計は素子に❹(　　　　)※を照射することによって発光します。
- 発光量は❺(　　　　)※で検出し電気信号に変換します。発光現象を利用した検出器には❺(　　　　)※が必要です。
- ❻(　　　　)※はくり返し読み取ることができませんが，❼(　　　　)※や❽(　　　　)※はくり返し読み取ることが可能です。
- 化学線量計は❾(　　　　)※の❿(　　　　)※測定が可能であり，⓫(　　　　)※線量計や⓬(　　　　)※線量計などがあります。
- ⓫(　　　　)※線量計は$Fe^{2+} \rightarrow Fe^{3+}$の⓭(　　　　)※反応，⓬(　　　　)※線量計は$Ce^{4+} \rightarrow Ce^{3+}$の⓮(　　　　)※反応を利用しています。

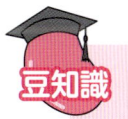

[豆知識] **吸収線量の絶対測定**

- 化学線量計のほかに熱量計(カロリーメータ)は吸収線量の絶対測定が可能です。
- 熱ルミネセンス線量計や蛍光ガラス線量計，光刺激ルミネセンス線量計の発光量は吸収線量に比例しますが，直接，吸収線量が求まるわけではありません。校正によって発光量から間接的に吸収線量を求めるため絶対測定はできません。

2nd stage

「各種線量計の特性」を理解しましょう!!

1st 2nd 3rd

- 素子を初期状態に戻す処理を⓯(　　　　)※といい，熱ルミネセンス線量計や蛍光ガラス線量計は⓰(　　　　)，光刺激ルミネセンス線量計は⓱(　　　　)します。
- 時間の経過とともに発光量が低下していく現象を⓲(　　　　)※といい，蛍光ガラス線量計や光刺激ルミネセンス線量計は極めて⓳(　　　　)い※です。
- 熱ルミネセンス線量計や蛍光ガラス線量計，光刺激ルミネセンス線量計の線量率依存性は⓴(　　　　)い※です。
- ㉑(　　　　)※は熱ルミネセンス線量計の素子の特性を示し，横軸に㉒(　　　　)，縦軸に㉓(　　　　)をとったグラフです。
- 熱ルミネセンス線量計は㉔(　　　　)※に弱く，素子の種類によっては㉕(　　　　)があります。
- 蛍光ガラス線量計は発光の㉖(　　　　)※があるため，プレヒート(70℃で30分程度の前加熱処理のこと)を行うか室温で24時間以上放置後に読み取りを行います。
- 蛍光ガラス線量計には㉗(　　　　)※があるため，照射後の値から差し引く必要があります。
- 光刺激ルミネセンス線量計はイメージングフィルタを併用することで㉘(　　　　)が得られます。

8 放射能の測定

6. 放射線計測学

ねらい ●放射能の「絶対測定法」と「相対測定法」について理解しましょう!!

①放射能の絶対測定

- 放射能の絶対測定法とは壊変の度に放出される放射線を計測し，必要な補正を加えることで，定義に基づいた放射能の決定を行う方法です。
- 端窓型GM計数管を用いた定位立体角測定法※

$$A = \frac{N}{\eta \cdot G \cdot f_W \cdot f_s \cdot f_b \cdot f_\tau \cdot f_m}$$ から求めます。

η：検出器の固有効率

G：❶(　　　　　　　　)　　$G = \frac{1}{2}\left(1 - \frac{d}{\sqrt{d^2+r^2}}\right)$

f_W：計数管の❷(　　　　　)や❸(　　　　　)での吸収に対する補正係数

f_s：線源の❹(　　　　　)に対する補正係数

f_b：試料台での❺(　　　　　)に対する補正係数

f_τ：GM計数管の❻(　　　　　)に対する補正係数

f_m：多重係数に対する補正係数

図1 定位立体角測定法の幾何学的配置

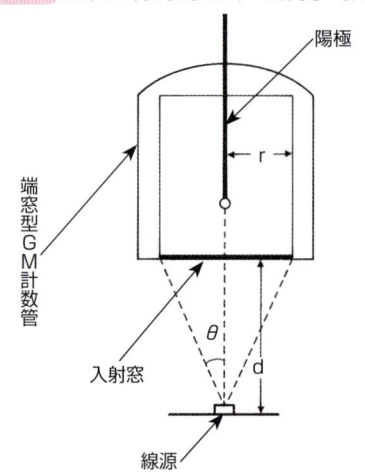

②放射能の相対測定

- 未知試料と同形状で放射能が既知の標準線源を用います。
- すべて同じ条件で未知試料と標準線源を測定し，得られた測定値を比較することによって放射能を決定します。

③核医学における放射能の測定

- 放射性医薬品の放射能の測定にはウェル型電離箱(キュリーメータ)が用いられます。
- *in vitro*検査においては，ウェル型NaI(Tl)シンチレーション検出器が用いられます。
- ウェル型電離箱やウェル型NaI(Tl)シンチレーション検出器の幾何学的効率は優れています。

答え ❶幾何学的効率 ❷入射窓 ❸空気層 ❹自己吸収 ❺後方散乱 ❻分解時間 ❼定位立体角測定法 ❽β-γ同時測定法 ❾ガスフロー計数管 ❿液体シンチレーション検出器 ⓫同時計数回路 ⓬0.5 ⓭1.0 ⓮クエンチング ⓯溶液量 ⓰試料の位置 ⓱試験管の材質 ⓲N ⓳η ⓴4,220 ㉑20 ㉒60 ㉓70 ㉔0.7 ㉕100 ㉖3,020 ㉗20 ㉘3,000 ㉙1,020 ㉚20 ㉛1,000 ㉜100
❷❸, ⓯～⓱順不同

1st stage

放射能の絶対測定法について理解するとともに，「ウェル型NaI（Tl）シンチレーション検出器による放射能測定」について理解しましょう!!

1st 2nd 3rd

- 絶対測定法には，7（　　　　）*，8（　　　　）*，9（　　　　）*や10（　　　　）*を用いた方法などがあります。
- 8（　　　　）*は β 線と γ 線を同時に放出する核種の測定に用いられ，β 線用検出器と γ 線用検出器を相対的に配置し11（　　　　）*に接続されます。
- 9（　　　　）*を用いた方法の幾何学的効率は，2π 型では12（　　　　）*，4π 型では13（　　　　）*です。
- 10（　　　　）*を用いた方法では，7（　　　　）で必要とした補正項目の大部分が省略されますが，14（　　　　）*の補正が必要です。
- ウェル型NaI(Tl)シンチレーション検出器を用いた試料の放射能測定では，15（　　　　）*，16（　　　　）*，17（　　　　）*が異なることによって計数率が変化します。

[豆知識] 体内放射能の測定

- 人体内の放射能測定には「ホールボディカウンタ」（「ヒューマンカウンタ」ともよばれる）が用いられます。大型のNaI(Tl)シンチレーション検出器や高純度Ge半導体検出器などが検出器として使用されます。原子力施設で事故が起こった際に，大気中に放出された放射性核種の吸入や放射性核種によって汚染された食品の経口摂取による内部被ばく線量の評価，体内の^{40}K測定による体脂肪率の評価など保健物理学分野で利用されています。

2nd stage

放射能を求める計算問題が解けるようになりましょう!!

1st 2nd 3rd

- 放射能をA[Bq]，正味計数率をN[cps]，計数効率をηとすると，A＝18（　　　　）/19（　　　　）で求められます*。
- 計数効率が70％のウェル型NaI（Tl）シンチレーション検出器を用いてある試料を1分間測定したところ4,220カウントを得ました。また，バックグランドの測定を1分間行ったところ20カウントでした。この試料の放射能は何Bqでしょうか*。

$$N=\frac{20(\quad)-21(\quad)}{22(\quad)}=23(\quad)\text{[cps]}\qquad A=\frac{23(\quad)}{24(\quad)}=25(\quad)\text{[Bq]}$$

- 相対測定によって未知試料の放射能を求めたいとき，標準線源の放射能が300 Bq，計数率が3,020 cpm，未知試料の計数率が1,020 cpm，バックグランドが20 cpmでした。未知試料の放射能は何Bqでしょうか*。
  - 標準線源の正味計数率＝26（　　　　）－27（　　　　）＝28（　　　　）[cpm]
  - 未知試料の正味計数率＝29（　　　　）－30（　　　　）＝31（　　　　）[cpm]
  - 300 Bqの放射能で正味計数率が28（　　　　）cpmなので，未知試料の正味計数率が31（　　　　）cpmのときの未知試料の放射能Aは，
    300：28（　　　　）＝A：31（　　　　）より，32（　　　　）Bqとなります。

9 エネルギー測定

ねらい
- 各種放射線のエネルギー測定に使用される測定器を覚えましょう!!
- γ線エネルギースペクトルで観測されるピークについて理解しましょう!!

γ線エネルギースペクトルで観測されるピーク

①全エネルギー吸収ピーク(光電ピーク)

- γ線エネルギーが検出器内ですべて失ったときにみられます。
- 入射γ線エネルギーに対応しており，核種同定に用いられます。

②コンプトン端

- コンプトン散乱の結果放出される反跳電子に関係しています。
- 散乱角が180°のときの反跳電子のエネルギーに対応しています。
- $E_e = \dfrac{E}{1+\dfrac{m_0c^2}{2E}}$ で計算することができます。

ここで，Eは入射γ線エネルギー[MeV]，m_0c^2は0.511MeVです。

③後方散乱ピーク

- γ線が遮蔽体などでコンプトン散乱した結果，放出される散乱光子に関係しています。
- 散乱角が180°のときの散乱光子のエネルギーに対応しています。
- $E' = \dfrac{E}{1+\dfrac{2E}{m_0c^2}}$ で計算することができます。

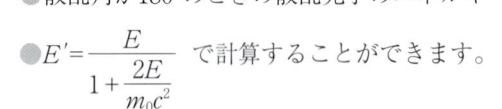

図1 γ線スペクトルの例

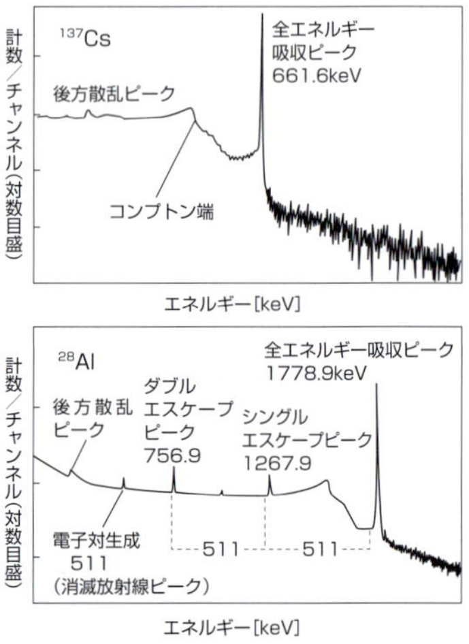

(Gordon Gilmore, John D Hemingway:実用ガンマ線測定ハンドブック. p.38, 日刊工業新聞社, 2002.より改変引用)

- コンプトン端と後方散乱ピークの和は入射γ線エネルギーと等しくなります。

④シングルエスケープピーク

- 電子対生成によって生じた陽電子は，陽電子消滅によって0.511 MeVのエネルギーをもった2本の消滅放射線を180°方向に放出します。
- 2本の消滅放射線のうち1本が検出器から逸脱した場合にE－0.511 MeVにみられます。

⑤ダブルエスケープピーク

- 2本の消滅放射線のうち2本とも検出器から逸脱した場合にE－1.022 MeVにみられます。

⑥サムピーク

- 2本以上のγ線をほぼ同時に放出するような核種(^{60}Coなど)では，そのエネルギーの和に対応したところにみられます。

答え

❶表面障壁型半導体検出器 ❷グリッド電離箱 ❸ガスフロー型比例計数管 ❹液体シンチレータ ❺Si(Li)半導体検出器 ❻プラスチックシンチレータ ❼液体シンチレータ ❽Al吸収板 ❾NaI(Tl) ❿BGO($Bi_4Ge_3O_{12}$) ⓫CsⅠ(Tl) ⓬高純度Ge ⓭エネルギー分解能 ⓮100 ⓯50 ⓰実効エネルギー ⓱管電圧 ⓲フィルタ ⓳管電圧波形 ⓴ターゲット物質 ㉑硬 ㉒第二 ㉓第一 ㉔0.511 ㉕2×1.78 ㉖1.56 ㉗2×1.78 ㉘0.511 ㉙0.22 ㉚0.511 ㉛1.27 ㉜1.022 ㉝0.76

❶～❹，❺～❼，❾～⓫，⓱～⓴順不同

1st stage

「各種放射線エネルギーの測定器とX線の半価層測定法」を覚えましょう!!

1st 2nd 3rd

- α線のエネルギー測定には，❶(　　)*，❷(　　)*，❸(　　)*，❹(　　)*などが用いられます。
- β線のエネルギー測定には，❺(　　)*，❻(　　)*，❼(　　)*などが用いられます。また，❽(　　)を利用して最大エネルギーを求める方法もあります。
- X線やγ線のエネルギー測定には，❾(　　)*，❿(　　)*，⓫(　　)*などの無機シンチレータや⓬(　　)*，Ge(Li)，CdTeなどの半導体検出器が用いられます。
- 半導体検出器はシンチレーション検出器と比べて⓭(　　)*に優れています。
- X線の半価層測定の幾何学的配置は，X線管と測定器の距離を⓮(　　)*cm，X線管と吸収板の距離を⓯(　　)*cmとします。半価層から入射X線の⓰(　　)*を求めることができます。

豆知識 エネルギー分解能

- エネルギー分解能は放射線のエネルギー測定における精度の指標となり，全エネルギー吸収ピークから求めます。
- ピークの最高値の半分の高さにおける分布の幅を半値幅（エネルギーやチャネル数で表される）といい，半値幅をピークの中央値（エネルギーやチャネル数）で割ることによって求めることができます。
- エネルギー分解能の数値が小さいほど，お互いに隣接したエネルギーをもつ2本以上の放射線を区別する能力に優れています。半導体検出器が最も優れています。

2nd stage

X線の線質について理解し，γ線エネルギースペクトルで観測されるピークのエネルギー計算ができるようにしましょう!!

1st 2nd 3rd

- 連続X線の線質に影響を与える因子には，⓱(　　)，⓲(　　)，⓳(　　)，⓴(　　)などがあります。
- 吸収体を厚くしていくと線質が㉑(　　)くなるので，㉒(　　)半価層の方が㉓(　　)半価層よりも厚くなります。
- 1.78 MeVのγ線エネルギーが検出器に入射したときに得られるエネルギースペクトルで，コンプトン端と後方散乱ピークは何MeVでしょうか*。

$$E_e = \cfrac{1.78}{1 + \cfrac{㉔(\quad)}{㉕(\quad)}} = ㉖(\quad)\,[\mathrm{MeV}] \qquad E' = \cfrac{1.78}{1 + \cfrac{㉗(\quad)}{㉘(\quad)}} = ㉙(\quad)\,[\mathrm{MeV}]$$

- 1.78 MeVのγ線エネルギーが検出器に入射したときに得られるエネルギースペクトルでシングルエスケープピークとダブルエスケープピークは何MeVでしょうか*。
  - シングルエスケープピーク＝1.78－㉚(　　)＝㉛(　　)[MeV]
  - ダブルエスケープピーク＝1.78－㉜(　　)＝㉝(　　)[MeV]

放射線計測学

10 中性子の測定

ねらい

●中性子の測定で重要な相互作用と検出器について理解しましょう!!

●中性子場では (n, γ) 反応により必ずγ線と中性子が混在するため，中性子計測ではγ線の弁別が重要になります。

●荷電粒子放出反応法や核分裂反応法，放射化法は低速中性子の測定に用いられます。

●反跳陽子法は高速中性子の測定に用いられます。

表1 中性子の主な検出方法

検出方法	検出原理	相互作用	測定器
反跳陽子法	高速中性子と水素原子との弾性衝突の結果生じた反跳陽子を測定する	$^{1}H(n, n)^{1}p$	ガス入り反跳比例計数管 反跳陽子シンチレータ (有機シンチレータを使用)
荷電粒子放出反応法	核反応によって放出する荷電粒子を測定する	$^{10}B(n, \alpha)^{7}Li$ $^{3}He(n, p)^{3}H$ $^{6}Li(n, \alpha)^{3}H$	BF_3比例計数管 ^{3}He比例計数管 LiI(Eu)シンチレータ LiF(TLD)
核分裂反応法	核分裂反応の結果生じた核分裂片を測定する	$^{235}U(n, f)$	核分裂計数管 核分裂電離箱
放射化法	中性子を吸収することによる物質の放射化反応によって生成した放射性核種を測定する	$^{197}Au(n, \gamma)^{198}Au$	金箔検出器

(日本放射線技術学会 監修：放射線技術学シリーズ 放射線計測学, p.50, オーム社, 2003.より一部改変引用)

答え

❶BF_3比例計数管 ❷(n, α) ❸α粒子 ❹熱中性子 ❺ホウ素被膜比例計数管 ❻^{3}He比例計数管 ❼(n, p) ❽陽子 ❾LiI(Eu)シンチレータ ❿LiF ⓫(n, α) ⓬核分裂計数管 ⓭核分裂電離箱 ⓮(n, f) ⓯ロングカウンタ ⓰ガス入り反跳比例計数管 ⓱弾性衝突 ⓲反跳陽子 ⓳高速中性子 ⓴有機シンチレータ ㉑金箔検出器 ㉒(n, γ) ㉓γ ㉔中性子フルエンス率 ㉕固体飛跡検出器 ㉖飛跡 ㉗エッチング ㉘光学顕微鏡 ㉙原子核乾板 ㉚フルエンス

❾❿，⓬⓭順不同

1st stage

中性子の測定器と核反応を覚えましょう!!

1st 2nd 3rd

- ❶（　　　　）※は比例計数管内にBF_3ガスを封入したものであり，^{10}B❷（　　　　）※^7Li反応によって発生した❸（　　　　）が比例計数ガスを電離します。❹（　　　　）※の測定に用いられます。
- ❺（　　　　）は固体ホウ素を比例計数管の内壁面に被膜したものです。^{10}B❷（　　　　）※^7Li反応を利用しており，❹（　　　　）※の測定に用いられます。
- ❻（　　　　）※は比例計数管内に^3Heガスを封入したものであり，^3He❼（　　　　）※^3H反応によって発生した❽（　　　　）が比例計数ガスを電離します。❹（　　　　）※の測定に用いられます。
- ❾（　　　　）※や❿（　　　　）※は^6Li⓫（　　　　）※^3H反応を利用して❹（　　　　）※の測定に用いられます。
- ⓬（　　　　）や⓭（　　　　）は電極に濃縮ウランを塗布することで大きな出力信号が得られ，γ線との弁別が容易になります。^{235}U⓮（　　　　）反応を利用して❹（　　　　）の測定に用いられます。
- ⓯（　　　　）は❶（　　　　）のまわりをパラフィンで覆うことで高速中性子を減速させて測定します。広いエネルギー領域で感度が均一です。
- ⓰（　　　　）は水素ガスやメタンガスなどを直接，比例計数管内に封入し，⓱（　　　　）※によって発生した⓲（　　　　）※を利用して，⓳（　　　　）の測定に用いられます。
- ⓴（　　　　）※は水素を含んでいるので⓲（　　　　）※を利用して⓳（　　　　）※の測定に用いられます。

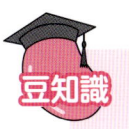

豆知識 その他の中性子検出器

- 「Hurst型比例計数管」は，人体組織に実効原子番号が近いポリエチレンやパラフィンなどを計数管内に被膜したり置いたりすることによって組織吸収線量の測定に用いられます。
- 「ホニャックボタン」は「ZnS(Ag)粉末」と「ルサイト」を混ぜ合わせたものです。ルサイトは含水素物質であるので，弾性衝突によって発生した反跳陽子がZnS(Ag)シンチレータを発光させます。
- 中性子が物質に当たった際の散乱を「アルベド」といい，これを利用した線量計を「アルベド型線量計」といいます。高速中性子が人体で散乱し，それを熱ルミネセンス線量計などで検出します。高速中性子による被ばく線量の測定に利用されます。

2nd stage

「放射化と飛跡を利用した検出器」について理解しましょう!!

1st 2nd 3rd

- ㉑（　　　　）※は放射化を利用した検出器であり，^{197}Au㉒（　　　　）※^{198}Au反応によって発生した㉓（　　　　）線を計測することで㉔（　　　　）を求めます。
- ㉕（　　　　）※は固体中で発生した核分裂片による㉖（　　　　）※を検出することで㉔（　　　　）を求めます。検出器は㉗（　　　　）処理され，㉘（　　　　）で観測されます。
- ㉙（　　　　）※は，乳剤中の水素原子核との弾性衝突によって発生した反跳陽子や核反応の結果生じた陽子の㉖（　　　　）※を検出することで高速中性子や熱中性子の㉚（　　　　）を求めます。

6. 放射線計測学

放射線計測学

問題1 正しい組合せはどれか。**2つ選べ。**

1. 光　子 ——— シーマ
2. 電　子 ——— 阻止能
3. 陽　子 ——— 質量エネルギー吸収係数
4. 中性子 ——— カーマ
5. 重荷電粒子 —— 照射線量

解説

1. シーマは一次荷電粒子のみに定義された量なので「×」
2. 正しい。阻止能は荷電粒子のみに定義された量なので「○」
3. 質量エネルギー吸収係数は非荷電粒子のみに定義された量なので「×」
4. 正しい。カーマは非荷電粒子のみに定義された量なので「○」
5. 照射線量は光子のみに定義された量なので「×」

また，照射線量の定義物質は乾燥空気である。

(61-59PM：2009年，本文：192〜193ページ参照)

解答 2と4

問題2 図はガスを封入した放射線検出器の印加電圧に対する収集イオン数の変化である。放射線のエネルギーに比例したイオン数を計測できる領域はどれか。**2つ選べ。**

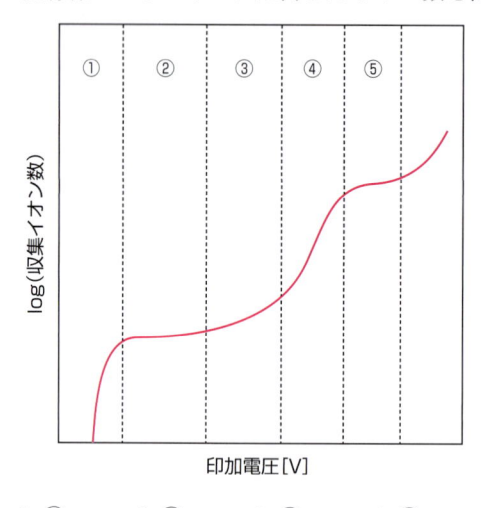

1. ①　　2. ②　　3. ③　　4. ④　　5. ⑤

> **解説**
> 1. 再結合領域でありイオンが再結合するため「×」
> 2. 正しい。電離箱領域であり1次電離による飽和電離電流が計測されるため「○」
> 3. 正しい。比例計数管領域であり1次電離に比例したイオンが計測されるため「○」
> 4. 境界領域であり比例性が失われるため「×」
> 5. GM計数管領域であり一定波高のパルスが計測されるため「×」
>
> (60-PM62:2008年,本文:194ページ参照)　　　　　　　　　　解答 2と3

問題3 ある放射性試料の10分間測定の結果は35,000カウントであった。バックグラウンドのみ20分間測定の結果は20,000カウントであった。
この試料の正味の計数率の標準偏差[cpm]はどれか。

1. 17
2. 20
3. 50
4. 67
5. 74

> **解説**
> $$\sqrt{\frac{R}{t}+\frac{R_b}{t_b}}=\sqrt{\frac{\frac{35000}{10}}{10}+\frac{\frac{20000}{20}}{20}}=20$$
>
> 1.「×」 2.「○」 3.「×」 4.「×」 5.「×」
>
> (61-PM63:2009年,本文:198〜199ページ参照)　　　　　　　解答 2

問題4 GM計数管で正しいのはどれか。**2つ選べ。**

1. β線の検出が可能である。
2. 放射線エネルギーの分析が可能である。
3. 分解時間内に入射してきた放射線が計数される。
4. 出力パルスの大きさは一次イオン対数に比例する。
5. 連続放電を停止させるために,クエンチングガスを用いる。

> **解説**
> 1. 正しい。内部気体をβ線が直接電離することで検出されるので「○」
> 2. 出力パルスは一定波高になるため「×」
> 3. 分解時間内では計数に必要な最小電圧を超えていないので「×」
> 4. 出力パルスは一定波高になるため「×」
> 5. 正しい。連続放電停止のクエンチングとして有機ガスやハロゲンガスを用いるため「○」
>
> (64-PM62:2012年,本文:198〜199ページ参照)　　　　　　　解答 1と5

問題5 ^{24}Naは1壊変当たり1.37MeV及び2.75MeVのγ線をそれぞれ100%及び99.9%の割合で放出する。^{24}Naのγ線スペクトルをNaI(Tl)シンチレーション検出器で測定したところ，次のような5本の顕著なピークが現れた。

  A. 1.37MeV γ線の全エネルギー吸収ピーク
  B. 2.75MeV γ線の全エネルギー吸収ピーク
  C. 陽電子消滅放射線の全エネルギー吸収ピーク
  D. 2.75MeV γ線のシングルエスケープピーク
  E. 2.75MeV γ線のダブルエスケープピーク

上記の5本のピークでエネルギーの小さい順に並べた場合，正しいのはどれか。

1. ACDEB
2. CAEDB
3. CEADB
4. EACDB
5. ECADB

解説

A. 1.37 MeV γ線の全エネルギー吸収ピークは1.37 MeVにみられる。
B. 2.75 MeV γ線の全エネルギー吸収ピークは2.75 MeVにみられる。
C. 陽電子消滅放射線の全エネルギー吸収ピークは0.511 MeVにみられる。
D. 2.75 MeV γ線のシングルエスケープピークは2.24 MeVにみられる。シングルエスケープピークは全エネルギー吸収ピークから0.511 MeV低いエネルギーにみられる。
E. 2.75 MeV γ線のダブルエスケープピークは1.73 MeVにみられる。ダブルエスケープピークは全エネルギー吸収ピークから1.02 MeV低いエネルギーにみられる。

したがって，A〜Eのピークのなかでエネルギーの小さい順に並べると，CAEDBとなる。

1.「×」 2.「○」 3.「×」 4.「×」 5.「×」

(58-67PM：2006年，本文：208〜209ページ参照)

解答 2

Memo

問題6 放射線検出器に関する組合せで正しいのはどれか。**2つ選べ**。

1. 電離箱 ──────── シンチレーション
2. CR-39 ──────── 黒化度
3. NaI(Tl) ──────── 潮解性
4. GM計数管 ──────── 電子なだれ
5. 蛍光ガラス線量計 ── グロー曲線

> **解説**
>
> 1. 電離箱は気体の電離現象を利用しているので「×」
>   また、放射線の入射によってシンチレーション光を放出するのはシンチレーション検出器である。
> 2. CR-39は固体飛跡検出器であり、重荷電粒子や中性子の入射によってできた飛跡を検出しているので「×」
>   また、黒化度を測定しているのはフィルムであり、黒化度と吸収線量が比例する範囲の線量測定で利用されている。
> 3. 正しい。NaI(Tl)シンチレータには潮解性があるので「○」
> 4. 正しい。GM計数管は荷電粒子の入射による電子なだれを利用しているので「○」
> 5. 蛍光ガラス線量計とグロー曲線とは関係がないので「×」
>   グロー曲線は熱ルミネセンス線量計の素子の特性を示しており、加熱温度と相対発光量との関係を表している。
>
> (64-60PM：2012年、本文：194, 198, 202〜205, 211ページ参照)　　　**解答 3と4**

Memo

索引

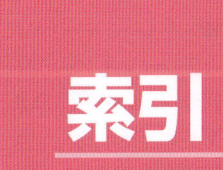

和文・欧文

あ

- アイソトープ誘導体法 ―― 185
- アキレス腱 ―― 11
- 悪液質 ―― 65
- 悪性黒色腫 ―― 65, 94
- 悪性腫瘍 ―― 65
- 悪性新生物 ―― 63
- 悪性リンパ腫 ―― 65, 74, 94
- 悪玉コレステロール ―― 35
- アクチバブルトレーサ法 ―― 185
- アダムのリンゴ ―― 17
- 亜致死損傷 ―― 83
- アドミタンス ―― 143
- アニーリング ―― 205
- アミノ基 ―― 174
- アランチウス管 ―― 37
- アルドステロン症 ―― 53
- アルブミン ―― 34
- アルベド ―― 211
- アルミナ ―― 170
- アレルギー ―― 49
- 鞍関節 ―― 12
- アンドロゲン ―― 52
- アンペールの法則 ―― 128
- アンモニウム基 ―― 174

い

- 胃 ―― 22, 70
  - ――炎 ―― 86
  - ――潰瘍 ―― 23
  - ――癌 ―― 94
  - ――小区 ―― 22
  - ――動脈 ―― 76
- イオン化傾向 ―― 175
- イオン交換法 ―― 174
- 移行上皮 ―― 3
- 一塩化ヨウ素法 ―― 180
- 一定波高 ―― 199
- 遺伝的影響 ―― 82, 90
- イミノ基 ―― 174
- イレウス ―― 25, 87
- 印加電圧 ―― 195
- インスリン ―― 28, 52
  - ――非依存性糖尿病 ―― 63
- 咽頭 ―― 16
  - ――浮腫 ―― 86

う

- ウィリス動脈輪 ―― 39
- ウイルス ―― 66
  - ――性肝炎の感染経路 ―― 67
- ウィルツバッハ法 ―― 178
- ウイルムス腫瘍 ―― 94
- 烏口突起 ―― 8
- 右房室弁 ―― 33
- 運動エネルギー ―― 105
- 運動神経 ―― 55
- 運動量 ―― 104
  - ――保存則 ―― 117

え

- 永久不妊 ―― 85
- 永続平衡 ―― 112, 170
- 栄養血管 ―― 21, 76
- 液体シンチレーション検出器 ―― 207
- 液体シンチレータ ―― 202, 209
- エサキダイオード ―― 156
- エストロゲン ―― 52
- 壊疽 ―― 63
- エネルギー ―― 104
  - ――ギャップ ―― 154
  - ――準位 ―― 109, 122, 165
    - ――図 ―― 154
  - ――測定 ―― 208
  - ――分解能 ―― 197, 209
    - ――と出力電圧 ―― 161
  - ――分析 ―― 197
- 質量――吸収係数 ―― 192, 212
- 質量――転移係数 ―― 192
- 全――吸収ピーク ―― 208
- 線――付与(LET) ―― 97, 192
- 低――β線 ―― 203
- 運動―― ―― 105
- 光子―― ―― 125
- 静止―― ―― 105
- 静電―― ―― 138
- 電気―― ―― 147
- 発生―― ―― 135
- 臨界―― ―― 120
- 演算回路の判定法 ―― 150
- 遠心分離法 ―― 175
- 延髄 ―― 57
- 円柱上皮 ―― 3
- 円筒型電離箱 ―― 194

お

- 横隔膜 ―― 23
  - ――貫通 ―― 23
- 横行結腸 ―― 24
- 黄色靱帯 ―― 69
- 黄疸 ―― 29
- 横突起 ―― 8
- オージェ収率 ―― 115
- オージェ電子 ―― 115
- オッジ括約筋 ―― 25
- オートラジオグラフィ ―― 176
- オペレーションアンプ ―― 150
- オームの法則 ―― 142
- 親核種 ―― 188
- 温熱療法 ―― 101

か

- ガイガー・ヌッタルの法則 ―― 110
- ガイガー放電 ―― 198
- 解像力に影響する因子 ―― 176
- 外側口 ―― 61
- 外側溝 ―― 57
- 回腸 ―― 25
- 外転神経 ―― 54
- 海馬 ―― 77
- 灰白質 ―― 57
- 回復 ―― 94
  - ――期 ―― 89
- 外部標準線源チャンネル比 ―― 203
- 壊変 ―― 164
  - ――系列 ―― 170
  - ――図式 ―― 166
  - ――定数 ―― 192
- 解剖学的結合線 ―― 11
- 外膜 ―― 22
- 潰瘍性大腸炎 ―― 25, 77
- 化学カブリ ―― 177
- 化学交換法 ―― 175
- 下顎神経 ―― 54
- 化学線量計 ―― 204
- 化学的合成法 ―― 178
- 科学的純度 ―― 183
- 下関節突起 ―― 8
- 核異性体転移 ―― 167

角運動量 — 109	カルシトシン — 52	関節突起(突起) — 6
殻構造 — 108	カルボン酸 — 174	烏口 — 8
核酸 — 3	カロリーメータ — 205	横 — 8
核磁気共鳴 — 122	川崎病 — 41	下 — 8
角質層の放射線感受性 — 85	癌 — 63	棘 — 8
核種 — 164	胃 — 94	茎状 — 5, 8
確定的影響 — 88	肝臓 — 90	剣状 — 8
核破壊 — 121	甲状腺 — 86, 90	後床 — 8
核反応式 — 172	子宮頸 — 87	鉤状 — 8
核分裂 — 109, 113	小細胞 — 75	歯 — 7
――反応法 — 210	腎 — 94	上 — 8
角膜炎 — 86	腺 — 75	前床 — 8
角膜潰瘍 — 86	大細胞 — 75	乳頭 — 7
核融合 — 109	大腸 — 94	乳様 — 5, 8
確率的影響 — 88	乳 — 94	副 — 7
下行結腸 — 24	肺 — 75, 90, 94	翼状 — 8
下肢 — 10	発 — 90	ルシュカ — 7
骨 — 10	皮膚 — 90	肋骨 — 7
可視光 — 205	扁平上皮 — 23, 75, 94	感染症 — 66
ガス(気体)拡散法 — 175	卵巣 — 94	肝臓(肝) — 26
下垂体 — 53	感覚神経 — 55	――炎 — 73
――門脈 — 46	間期死 — 81	――管 — 26, 28
ガス増幅 — 197	還元反応 — 205	――硬変 — 27
ガスフロー型比例計数管 — 209	幹細胞 — 85	――静脈 — 44
加速多分裂照射法 — 95	干渉性散乱 — 116	――腎陥凹 — 31
下大静脈 — 42	冠状動脈 — 33	――癌 — 90
下大動脈 — 30	――洞 — 44	――門脈 — 46
肩関節 — 9	冠状縫合 — 4	固有――動脈 — 26
下腸間膜静脈 — 47	関節 — 12	脂肪 — 27
下腸間膜動脈 — 40	――突起 — 6	乾燥空気 — 193
滑車神経 — 54	――リウマチ — 49	環椎 — 7
滑膜性連結 — 13	鞍 — 12	管電圧 — 115
カテコラミン — 72	肩 — 9	眼動脈 — 54
価電子 — 154	球 — 12	間脳 — 57
荷電粒子 — 97	後椎間小 — 7	顔面神経 — 54
――線 — 193	鉤椎 — 7	眼輪筋 — 14
――の相互作用 — 120	股 — 11	
――放出反応法 — 210	車軸 — 12	**き**
――励起蛍光X線分析 — 185	手 — 9	
過渡平衡 — 112, 170	楕円 — 12	幾何学的効率 — 197
加熱処理 — 205	蝶番 — 12	気管 — 18
カブリの防止 — 177	半 — 12	――支 — 18, 70
可変容量ダイオード — 156	膝 — 11	――炎 — 19
カーマ — 192, 212	肘 — 9	――収縮 — 71
カラム — 175	平面 — 12	――喘息 — 19
顆粒球 — 85	ルシュカ — 7	――動脈 — 75
顆粒細胞の放射線感受性 — 85	間接作用 — 79	――囊胞 — 74
ガリレイ変換 — 105	――による変化分子数 — 78	――分岐部 — 23

器官形成期	90
奇静脈	43, 75
寄生虫	66
気体（ガス）拡散法	175
基底層の表皮細胞の放射線感受性	85
起電力	136
──をもつ閉路	133
軌道電子	108
──数	165
──捕獲	167
機能血管	21, 76
逆希釈法	185
球関節	12
吸気	21
吸収線量	192, 205
──の絶対測定	205
──率	192
嗅神経	54
急性障害（急性）	88
──甲状腺炎	86
──硬膜外血腫	61
──硬膜下血腫	61
──障害型組織	95
──脳浮腫	86
──放射線症	89
橋	57
胸郭	8
胸鎖乳突筋	14
胸神経	59
胸髄	59
胸腺腫	21, 74, 94
胸椎	6
胸部大動脈	38, 40
境界領域	213
共振回路	146
RLC直列	146
RLC並列	146
狭心症	33
共沈法	174
強皮症	49
棘下筋	14
棘突起	8
棘孔	54
局所制御率	95
極性効果補正係数	195
極大値（放射能の）	113
距骨	11
巨視的磁化	123

巨人症	53
許容帯	154
距離分解能	123
キルヒホッフの電圧則	136
キルヒホッフの法則	132
禁制帯	154
筋層	22, 24
筋組織	3
筋肉（筋）	14
オッジ括約	25
眼輪	14
胸鎖乳突	14
棘下	14
広背	14
口輪	14
三角	14
斜角	15
笑	14
上腕二頭	14
上腕三頭	14
前鋸	14
前頭	14
僧帽	14
大円	14
大胸	14
大腿二頭	14
大腿四頭	14
大殿	14
大腰	15
半腱様	14
腹直	14
縫工	14
梨状	15
金箔検出器	211

く

クイノー分類	27
空気カーマ率定数	192
空腸	25
クエンチング	203
クッシング症候群	53
組換え修復	79
クモ膜顆粒	61
クモ膜下腔	61
クラミジア	66
グリッド電離箱	209
グリニヤール試薬の加水分解	180

グリニヤール反応	178
クリプト	87
グルカゴン	28, 52
グルタチオン	79
グロー曲線	205
クーロンの法則	128
クローン病	25
グロブリン	35
クロマト管	175
クロマトグラフ法	174
クロラミンT法	178

け

頸静脈孔	54, 71
頸神経	59
頸髄	59
頸椎	6
頸動脈	54
頸膨大	59
蛍光ガラス線量計	204
経口感染	27
蛍光収率	115
経口摂取	93
茎状突起	5, 8
計数管	196
ガスフロー型比例	207, 209
比例	196
GM	198, 213
Hurst型比例	211
係数効率	203
血圧下降	71
血液	34
──感染	27
──凝固	34
──脳関門	57
──の構成	34
──の循環	36
──分配（安静時）	41
結核	77
血管炎症症候群	49
血球	34
血漿	34
楔状骨	11
月状骨	9
血小板	34
血清総蛋白量	35

血清総ビリルビン値 ――― 35	癌 ――― 86, 90	距 ――― 11
結石とX線画像 ――― 50	――機能低下症 ――― 87	楔状 ――― 11
結節性多発動脈炎 ――― 49	――腫 ――― 21, 74	月状 ――― 9
結腸 ――― 25, 70	後床突起 ――― 8	坐 ――― 11
――半月ヒダ ――― 25	鉤状突起 ――― 8	三角 ――― 9
――膨起 ――― 25	項靱帯 ――― 69	膝蓋 ――― 15
血糖量 ――― 29	高速中性子 ――― 211	舟状 ――― 9, 11
結膜炎 ――― 86	光速度不変の原理 ――― 104	手根 ――― 69
ゲロタ筋膜 ――― 31	酵素法 ――― 178	種子 ――― 15
原子核 ――― 109, 117	後大脳動脈 ――― 40	踵 ――― 11
――乾板 ――― 211	好中球 ――― 68	小菱形 ――― 9
――のクローン障壁 ――― 110	後椎間小関節 ――― 7	足根 ――― 10, 69
――の構造と性質 ――― 108	鉤椎関節 ――― 7	側頭 ――― 4
原子減弱係数 ――― 118	光電効果 ――― 116, 118	大菱形 ――― 9
原子質量単位 ――― 108	光電子増倍管 ――― 202, 205	恥 ――― 11
原子の構造 ――― 108, 164	喉頭 ――― 16	腸 ――― 11
原子番号 ――― 115	――蓋 ――― 17	椎 ――― 6
減弱係数 ――― 119	――隆起 ――― 17	頭蓋 ――― 4
――の一覧表 ――― 118	口内炎 ――― 87	豆状 ――― 9, 15
検出感度 ――― 186	口内乾燥 ――― 87	有鉤 ――― 9
検出器 ――― 200	高尿酸血症 ――― 63	有頭 ――― 9
液体シンチレーション ――― 207	広背筋 ――― 14	立方 ――― 11
金箔 ――― 211	後方散乱ピーク ――― 208	古典散乱 ――― 118
固体飛跡 ――― 211	後放射化分析法 ――― 185	コホート研究 ――― 91
シンチレーション ――― 202	効率トレーサ ――― 203	コメット様エコー ――― 29
中性子 ――― 211	交流回路 ――― 146	固有肝動脈 ――― 26
半導体 ――― 200	口輪筋 ――― 14	ゴルジ装置 ――― 2, 68
表面障壁型半導体 ――― 209	股関節 ――― 11	ゴルジ体 ――― 2
PET用 ――― 203	呼気 ――― 21	コレステロール ――― 35
剣状突起 ――― 8	黒体 ――― 107	コンデンサ ――― 138, 160
原虫 ――― 66	固体飛跡検出器 ――― 211	――の充電回路 ――― 139
	個体レベルの放射線の影響 ――― 88	――の並列回路 ――― 138
こ	骨 ――― 4	コンプトン散乱 ――― 116, 118, 125
	――壊死 ――― 86	コンプトン端 ――― 116, 208
高LET放射線 ――― 79	――格 ――― 4	
交感神経 ――― 30, 54, 71	――芽細胞 ――― 86	**さ**
膠原病 ――― 49, 73	――腫瘍 ――― 90	
後交通動脈 ――― 40	――性連結 ――― 13	最外包 ――― 56
向骨性核種 ――― 93	――肉腫 ――― 65, 94	再吸収 ――― 50
好酸球 ――― 68	――の連結 ――― 13	細菌 ――― 66
光子 ――― 104	――盤 ――― 10	再結合領域 ――― 213
――エネルギー ――― 125	向――性核種 ――― 93	サイコイドーシス ――― 21
高脂血症 ――― 63	鎖――下動脈 ――― 38	歳差運動 ――― 123
鉱質コルチコイド ――― 52	篩――洞 ――― 17	再酸素化 ――― 94
後縦靱帯 ――― 69	総腸――動脈 ――― 38, 40	再生 ――― 94
高純度ゲルマニウム型 ――― 200	総腓――静脈 ――― 42	再増殖 ――― 94
高純度Ge ――― 209	多発性――髄腫 ――― 94	最適測定時間 ――― 199
甲状腺 ――― 53, 86	下肢 ――― 10	再分布 ――― 94

細胞―――2	紫外線―――205	集合管―――50
――死―――79, 83, 95	磁界の単位―――130	十字靱帯―――13, 69
――周期―――80, 98	痔核―――47	重症筋無力症―――49
――生存率曲線―――98	磁気―――128	舟状骨―――9, 11
――の回復―――82	――モーメント―――123	重層上皮―――2
――分裂―――83	色素沈着―――85	自由電子―――117, 154
――膜―――2	支給―――50	十二指腸―――25, 30, 87
――――損傷―――95	子宮筋腫―――65	終脳―――57
――レベルの放射線の影響―――80	子宮頸癌―――87	修復―――94
顆粒――の放射線感受性―――85	糸球体―――51	充満帯―――154
基底層の表皮――の放射線感受性	磁極―――130	自由誘導信号―――123
―――85	軸椎―――7	手関節―――9
小――癌―――75	シグモイド型―――80	主紅斑―――85
神経芽――腫―――94	試験管の材質―――207	手根骨―――8, 69
大――癌―――75	篩骨洞―――17	種子骨―――15
幹―――――85	自己免疫疾患―――49	出力電圧―――152, 197
骨芽―――――86	支持組織―――3	腫瘍―――64
精原―――――85	視床―――57, 77	――の放射線感受性―――94
生殖―――――91	矢状縫合―――4	――マーカー―――75
腺窩―――――87	視神経管―――5, 54	悪性―――65
晩期反応性―――――95	シスチン結石―――50	ウイルムス―――94
卵母―――――85	膝蓋骨―――15	骨―――90
A（α）―――――28	疾患―――21	上皮性―――65
B（β）―――――28	自己免疫―――49	神経原性―――21
NK―――――68	心―――63	非上皮性―――65
T―――――68	脳血管―――――63	良性―――65
サイロキシン―――52, 72	慢性閉塞性肺―――――21	消化管―――86
坐骨―――11	室間孔―――61	上顎神経―――54
鎖骨下動脈―――38	実効半減期―――92, 166	上顎洞―――17
左心耳―――33	失明―――63	消化酵素―――29
左心室―――33	質量―――104	松果体―――53
左房室弁―――33	――エネルギー吸収係数	上眼窩裂―――54
サムピーク―――208	―――192, 212	上眼神経―――54
産科学的結合線―――11	――エネルギー転移係数―――192	上関節突起―――8
三角筋―――14	――欠損―――108	笑筋―――14
三角骨―――9	――減弱係数―――118, 192	上行結腸―――24
酸化剤―――181	――阻止能―――192	上行大動脈―――38, 40
酸化反応―――205	歯突起―――7	踵骨―――11
三叉神経―――54	脂肪肝―――27	小細胞癌―――75
酸素効果―――79	死亡統計―――62	上肢―――8
酸素増感比―――97	シーマ―――192, 212	照射線量―――192, 212
酸素分圧―――97	斜角筋―――15	常時冷却―――201
三電子生成―――116, 118	車軸関節―――12	上大動脈―――33, 44, 75
	シャロー型電離箱―――194	上大静脈―――42
	縦隔―――20	――症候群―――44
し	――洞陰影―――23	小腸―――24, 87
シェーグレン症候群―――49	重荷粒子線―――120, 127, 201	――円―――86
ジェネレータ―――168, 190	自由空気電離箱―――195	上腸間膜静脈―――47

上腸間膜動脈	40
小児の死亡統計	63
小脳	57
上皮性腫瘍	65
上皮組織	2
小胞体	2
漿膜	24
静脈	37
──管	37
──血	37
頸──孔	54, 71
食道──瘤	47
腹部──血栓症	45
腹壁──怒張	47
下大──	42
下腸間膜──	47
肝──	44
奇──	43, 75
上大──	42
上腸間膜──	47
腎──	42, 44
総腓骨──	42
体循環の──	42
中硬膜動──	54
内頸──	54
肺──	75
半奇──	44
脾──	47
副半奇──	44
肋間──	43
消滅放射性核種	172
蒸留法	174
小菱形骨	9
上腕三頭筋	14
上腕二頭筋	14
初期一時的紅斑	85
食道	18, 22, 70
──アカラシア	23
──潰瘍	86
──静脈瘤	47
──粘膜炎	87
──裂孔部	23
ショットキーダイオード	156
ジラード・チャルマーズ法	174
自律神経	55
シルヴィウス孔	61
真菌	66
心筋梗塞	33
シングルエスケープピーク	208
神経	54
──芽細胞腫	94
──原性腫瘍	21
──膠腫	94
──症	63
──鞘腫	74
──組織	3
運動──	55
外転──	54
下顎──	54
滑車──	54
感覚──	55
顔面──	54
嗅──	54
胸──	59
頸──	59
交感──	54
三叉──	54
視──	54
上顎──	54
上眼──	54
自律──	55
舌咽──	54
舌下──	54
中枢──	55
動眼──	54
内耳──	54
脳──	55
副──	54
末梢──	55
迷走──	54
腰──	59
人口動態	62
人工放射性核種	172
心疾患	63
真性半導体	154
心臓	32
腎臓(腎)	30
──盂・尿管移行部	50
──炎	86
──癌	94
──筋膜	31
──症	63
──小体	50
──静脈	42, 44
──動脈	38, 40
──不全	63

靭帯	6
黄色──	69
後縦──	69
項──	69
十字──	13, 69
側副──	13, 69
身体的影響	82
シンチレーション検出器	202
シンチレータ	202
液体──	202, 209
プラスチック──	209
無機──	202
有機──	211
心拍数減少	71

す

膵臓	28, 30, 53
──炎	29
水素原子モデル	106
髄膜	60
頭蓋骨	4
スズ還元法	178
スピロヘータ	66
スピン-格子緩和時間	123
スピン-スピン緩和時間	123
スペクトル	115
スルホン酸	174

せ

正円孔	5, 54, 71
生活習慣病	62, 77
精原細胞	85
正弦波交流電圧	142
正弦波交流波形の位相差	142
正孔	154
性行為感染症	67
生合成法	178
静止エネルギー	105
静止質量	124
精上皮腫	94
生殖器	50
生殖細胞	91
生殖腺	84
成人型糖尿病	63
性腺	53
精巣	53

正中口 — 61	熱ルミネセンス — 204	—炎 — 86
成長ホルモン — 52	光刺激ルミネセンス — 204	—癌 — 94
静電エネルギー — 138	線量-線量率効果係数 — 91	大殿筋 — 14
静電荷 — 130		大動脈 — 18
静電容量 — 138	**そ**	—炎症候群 — 41
制動X線 — 114		—弓 — 33, 38, 40
制動放射線 — 124	臓器の影響 — 84	—交叉部 — 23
生物学的効果比 — 97	総頸動脈 — 38	—窓 — 32
生物学的半減期 — 92	造血組織 — 84	—弁 — 33
生物効果 — 96	相互作用 — 111	—下 — 30
生理食塩水 — 170	—関係量 — 192	—胸部 — 38, 40
生理的狭窄部位 — 23	臓側漿膜 — 70	—上行 — 38, 40
整流用ダイオード — 154, 156	相対性理論 — 104	—上 — 33, 44, 76
脊髄 — 55, 58	総腸骨動脈 — 38, 40	—腹部 — 30, 38, 40
脊柱 — 6	総腓骨静脈 — 42	胎内被ばく — 90
舌咽神経 — 54	僧帽筋 — 14	体内放射能の測定 — 207
舌下神経 — 54	足根骨 — 10, 69	大脳基底核 — 57
赤血球 — 34, 85	側頭骨 — 4	大腰筋 — 15
接続放電 — 199	側脳室 — 61	大菱形骨 — 9
セリウム線 — 205	側副循環 — 37	唾液腺機能低下 — 86
セロイジン処理 — 177	側副靱帯 — 13, 69	楕円関節 — 12
線維性連結 — 13	素子記号の処理 — 145	ダグラス窩 — 31, 51
線維素原 — 34	組織の影響 — 84	多形核白血球 — 49
線維肉腫 — 94	阻止能 — 212	多元素同時分析 — 186
全エネルギー吸収ピーク — 208	ソマトスタチン — 28, 72	脱水症状 — 87
線エネルギー付与(LET) — 97, 192		多発性筋炎 — 49
腺窩 — 87	**た**	多発性骨髄腫 — 94
—細胞 — 87		ダブルエスケープピーク — 208
腺癌 — 75	体液 — 34	多分割照射 — 95
前鋸筋 — 14	大円筋 — 14	胆管 — 28
前駆期 — 89	ダイオード — 154	タングステン — 197
線減弱係数 — 118	エサキ — 156	単色X線の減弱 — 119
前交通動脈 — 40	可変容量 — 156	弾性衝突 — 211
線質の表し方 — 118	ショットキー — 156	胆石 — 50
前障 — 56	整流用 — 154, 156	—症 — 29
前床突起 — 8	ツェナー — 156	炭素 — 121
全身性エリテマトーデス — 49	大胸筋 — 14	淡蒼球 — 56, 77
仙髄 — 59	大後頭孔 — 54	単相交流回路 — 142
仙椎 — 6	大細胞癌 — 75	単層上皮 — 2
前頭筋 — 14	胎児期 — 90	胆嚢 — 28
前頭洞 — 17	胎児循環 — 36	蛋白質 — 34
潜伏期 — 89	大十二指腸乳頭 — 24	—のヨウ素標識 — 178
泉門 — 5	体循環 — 36	蛋白尿 — 51
線量計 — 194	—の静脈 — 42	断面積 — 192
—測量 — 192	—の動脈 — 38	
—化学 — 204	大腿四頭筋 — 14	
—蛍光ガラス — 204	大腿二頭筋 — 14	
—電離箱 — 194	大腸 — 24	

ち

- チアノーゼ ─ 33
- チェルノブイリ原発事故 ─ 87
- 逐次壊変 ─ 170
- 恥骨 ─ 11
- ──結合 ─ 11
- 致死線量 ─ 89
- 着床前期 ─ 90
- 中硬膜動静脈 ─ 54
- 中心溝 ─ 57
- 中心小体 ─ 2
- 中枢神経 ─ 55
- 中性子 ─ 120, 127
- ──過剰数 ─ 165
- ──検出器 ─ 211
- ──数 ─ 165
- ──の測定 ─ 210
- ──高速── ─ 211
- ──熱── ─ 120
- 中脳 ─ 57
- ──水道 ─ 61
- 超音波 ─ 122
- 腸管死 ─ 99
- 腸間膜動脈 ─ 38
- 腸骨 ─ 11
- 腸蠕動抑制 ─ 71
- 超多分割照射 ─ 95
- 蝶番関節 ─ 12
- 直接作用 ─ 79
- 直腸 ─ 25
- ──子宮窩 ─ 31
- 直流回路 ─ 132
- ──の計算 ─ 132
- 直列共振 ─ 146, 149
- ──の特徴 ─ 148
- チロシン ─ 181

つ

- 椎間円板 ─ 6
- 椎骨 ─ 6
- ツェナーダイオード ─ 156
- ツェンケル憩室 ─ 23
- 強い相互作用 ─ 111

て

- 低LET放射線 ─ 97
- 定位立体角測定法 ─ 207
- 低エネルギーβ線 ─ 203
- 抵抗値の要素 ─ 132
- 抵抗の並列回路 ─ 133
- 抵抗率 ─ 132
- 低線量率照射 ─ 83
- デオキシリボ核酸 ─ 3
- テクネチウムの化学 ─ 170
- デュエン・ハントの式 ─ 114
- 電位 ─ 128, 138
- 電荷 ─ 138
- 電界 ─ 128
- ──の単位 ─ 130
- 電解質コルチコイド ─ 52
- 電解法 ─ 175
- 展開溶媒 ─ 175
- 電気エネルギー ─ 147
- 電気化学的分離法 ─ 174
- 電源 ─ 134
- ──の直列回路 ─ 134
- ──の並列回路 ─ 134
- 電子軌道 ─ 167
- 電子減弱係数 ─ 118
- 電子線 ─ 120, 126
- 電子対生成 ─ 116, 118
- 電子なだれ ─ 197
- 電磁気力 ─ 111
- 電磁誘導 ─ 129
- 電磁力 ─ 129
- 伝導帯 ─ 154
- 天然放射性核種 ─ 172
- 電離箱線量計 ─ 194
- ──領域 ─ 213
- ──円筒型── ─ 195
- ──グリッド── ─ 209
- ──シャロー型── ─ 195
- ──自由空気── ─ 195
- ──ファーマ型── ─ 195
- 電流 ─ 128
- ──に関する関係式 ─ 130
- 電力 ─ 134

と

- ド・ブロイ波長 ─ 106
- 同位体希釈分析 ─ 184
- 同位体交換法 ─ 178
- 同位体の分離 ─ 175
- 透過型CT ─ 123
- 動眼神経 ─ 54
- 瞳孔収縮 ─ 71
- 同時計数回路 ─ 207
- 糖質コルチコイド ─ 52
- 豆状骨 ─ 9, 15
- 糖尿病 ─ 53, 77
- 動脈 ─ 37
- ──血 ─ 37
- ──硬化 ─ 35
- ──症 ─ 35
- ──瘤 ─ 41
- ──ウィリス──輪 ─ 39, 40
- ──結節性多発──炎 ─ 49
- ──胃── ─ 76
- ──下大── ─ 30
- ──下腸間膜── ─ 40
- ──冠状── ─ 33
- ──眼── ─ 54
- ──気管支── ─ 76
- ──胸部大── ─ 38, 40
- ──頸── ─ 54
- ──後交通── ─ 40
- ──後大脳── ─ 40
- ──固有肝── ─ 26
- ──鎖骨下── ─ 38
- ──上行大── ─ 38, 40
- ──上大── ─ 33, 44, 76
- ──上腸間膜── ─ 40
- ──腎── ─ 38, 40
- ──前交通── ─ 40
- ──総頸── ─ 38
- ──総腸骨── ─ 38, 40
- ──体循環の── ─ 38
- ──大── →「大動脈」参照
- ──腸間膜── ─ 38
- ──内頸── ─ 38, 40, 43
- ──肺── ─ 18, 37, 76
- ──腹腔── ─ 38
- ──腹部大── ─ 30, 38, 40
- ──腕頭── ─ 38, 44
- 同余体 ─ 165
- 特殊半導体素子 ─ 156
- 特性X線 ─ 114
- 突然変異 ─ 79, 82

ドプラー効果―――――123
トリヨードサイロニン―――52
トルコ鞍―――――――――4

な

内頸静脈―――――――――54
内頸動脈――――――38, 40, 43
内耳孔―――――――――54, 71
内耳神経―――――――――54
内部消去法――――――――199
内部抵抗―――――――――134
内部電解法――――――――174
内部転換係数―――――――110
内部被ばく――――――――100
　　――による放射線の影響――92
　　――の測定―――――――93
内包――――――――――56, 77
軟骨性連結―――――――――13
難治性潰瘍――――――――85

に

二重希釈法――――――――185
ニッシェ―――――――――23
乳癌――――――――――94
乳頭突起―――――――――7
ニュートリノ―――――――111
乳様突起――――――――5, 8
入力電圧―――――――――152
尿酸結石―――――――――50
尿の生成―――――――――50
尿路結石―――――――――50

ぬ・ね

ヌクレオチド―――――――3
熱拡散法―――――――――175
熱中性子―――――――120, 203
熱平衡状態――――――――121
熱ルミネセンス線量計―――204
ネフローゼ症候群―――――51
ネフロン――――――――51
粘膜炎――――――――――86
粘膜層――――――――――22

の

脳――――――――――――56
　――幹の定義――――――55
　――血管疾患――――――63
　――梗塞―――――――――77
　――室―――――――――60
　――死判定―――――――74
　――神経―――――――――55
　――脊髄液――――――60, 71
　――卒中―――――――――57
　――内出血――――――57, 73
　――梁―――――――――56
急性――浮腫―――――――86
血液――関門―――――――57
後大――動脈―――――――40
側――室―――――――――61
大――基底核―――――――57
白質――症―――――――86
放射線――壊死――――――86
間――――――――――――57
終――――――――――――57
小――――――――――――57
中――――――――――――57
のど仏――――――――――17

は

肺――――――――――――20
　――癌――――――75, 90, 94
　――気腫―――――――――21
　――サーファクタント――20
　――循環―――――――――36
　――静脈―――――――――75
　――動脈――――――18, 37, 75
　　　――幹――――――――33
　　　――弁――――――――33
　　　――門陰影―――――19
　――放射線――炎――――86
　――慢性閉塞性――疾患―21
　――無気―――――――――21
パイエル板――――――――24
バイオアッセイ法――――93
敗血症――――――――――67
ハウストラ――――――――25
白質脳症―――――――――86
白内障――――――――――86
波形の評価――――――――142

橋本病――――――――――49
ハースト型比例計数管――211
バセドウ病―――――49, 53, 77
バソプレッシン――――――52
波長シフタ――――――――203
発癌――――――――――90
白血球――――――――――34
白血病――――――――65, 90, 93
発症期――――――――――89
発生エネルギー――――――135
馬尾――――――――――59
ハムストリングス――――15
パラトルモン―――――――52
バリスタ―――――――――156
破裂孔―――――――――54, 71
ハロゲンガス―――――――199
半価層――――――――――118
半関節――――――――――12
半奇静脈―――――――――44
晩期反応性細胞―――――95
半月板――――――――――13
半減期――――――――112, 126
　実効――――――――――92
　生物学的―――――――92
　物理的――――――――92
　部分――――――――――167
　有効――――――――――92
半腱様筋―――――――――14
半値幅――――――――――209
反跳合成法――――――――178
反跳陽子法――――――――210
反転入力端子―――――――152
半導体―――――――――155
　　――検出器―――――200
　　――素子―――――――201
　　――の性質―――――154
特殊――素子――――――156
表面障壁型――検出器――209
真性―――――――――154
不純物―――――――――155
n形―――――――――155
p形―――――――――155
晩発障害型組織―――――95
半腹膜後器官――――――31

ひ

皮殻――――――――――56

光核反応 — 116	ファラデーの電磁誘導則 — 129	分割照射 — 100
光刺激ルミネセンス線量計 — 204	ファロー四徴症 — 33	分岐壊変 — 167
ピクシー法 — 185	不安定型染色体異常 — 82	分岐比 — 113
膝関節 — 11	フィブリノーゲン — 34	分子レベルの放射線の影響 — 78
肘関節 — 9	フェーディング — 205	分泌 — 50
尾状核 — 56, 77	フェノール — 181	分離法 — 174
非上皮性腫瘍 — 65	フェルミ準位 — 154	分裂指数 — 81
脾静脈 — 47	──の定義 — 158	分裂能力 — 81
尾状葉 — 26	フェルミ粒子 — 106	
尾髄 — 59	不確定性原理 — 106	**へ**
ヒスチジン — 181	吹き抜け骨折 — 17	
尾椎 — 6	副殻構造 — 108	平均自由行程 — 118
ヒトのからだ — 2	腹腔動脈 — 38	平均寿命 — 126
泌尿器 — 50	腹腔内臓器 — 31, 70	平衡条件 — 133
非破壊分析 — 186	副甲状腺 — 53	平行平板コンデンサ — 138
被ばく — 90	輻射公式 — 106	平面関節 — 12
内部──による放射線の影響 — 92	副腎 — 53	並列回路 — 133
内部──の測定 — 93	副神経 — 54	──の計算 — 133
胎内── — 90	複素インピーダンスの表示法 — 144	コンデンサの── — 138
内部── — 100	腹直筋 — 14	抵抗の── — 133
放射線── — 91	副突起 — 7	電源の── — 134
非反転入力端子 — 152	副半奇静脈 — 44	RC── — 143
皮膚 — 84	副鼻腔 — 16	RL── — 143
──癌 — 90	腹部静脈血栓症 — 45	並列共振の特徴 — 148
──筋炎 — 49	腹部大動脈 — 30, 38, 40	壁側奨膜 — 70
──腺の放射線感受性 — 85	腹壁静脈怒張 — 47	ヘマトクリット値 — 35
──の構造 — 84	腹膜 — 30	ヘモグロビン量 — 35
──の放射線感受性 — 85	──後器官 — 30, 51	ベルゴニー-トリボンドーの法則
比放射能 — 181	──垂 — 25	— 80, 99
肥満 — 63	不純物半導体 — 155	扁桃核 — 56
ビームハードニング効果 — 119	不足等量法 — 185	扁平上皮 — 3
ヒューマンカウンタ — 207	物質波 — 106	──癌 — 23, 75, 94
病原体 — 66	物質量と量子数の関係式 — 109	ヘンレループ — 50
標識化合物 — 178, 191	物理的半減期 — 92	
──の分解 — 179	部分壊変 — 167	**ほ**
標準偏差 — 199	部分半減期 — 167	
表面障壁型 — 200	プラスチックシンチレータ — 209	ボーア — 106
──半導体検出器 — 209	ブラッグ曲線 — 120	方位分解能 — 123
日和見感染症 — 67	フラックス — 192	崩壊形式 — 110
微量元素の分離 — 175	プランク — 106	崩壊定数 — 112, 119
ビルドアップ — 205	フリーラジカル — 79	方形葉 — 26
比例計数管 — 196	フリッケ — 205	縫合 — 4, 13
──領域 — 213	ブリッジ接続 — 133	膀胱 — 70
	フルエンス — 192	──萎縮 — 86
ふ	プレドーズ — 205	──炎 — 86
	フレミングの右手則 — 129	──壁貫通部 — 50
ファーター乳頭 — 24	プロゲステロン — 52	縫工筋 — 14
ファーマ型電離箱 — 194	プロラクチン — 72	放射化学的純度 — 182

放射化学分析	184
放射型CT	123
放射化分析	184
放射化法	210
放射性核種	166, 172
──純度	182
──の化学分析への利用	184
──の集積部位	92
──の分離	174
消滅──	174
人工──	172
天然──	172
誘導──	174
2次──	174
放射性試料	213
放射性崩壊	111
放射性ヨード	87
放射線	192
──化学収量	192
──感受性 →「放射線感受性」参照	
──検出	215
──生物学	94
──脊髄炎	86
──治療	100
──脳壊死	86
──の影響 →「放射線の影響」参照	
──の生物作用の過程	78
──の単位	192
──の量	192
──肺炎	86
──肺線維症	86
──場の量	192
──被ばく	91
──防護剤	79
──網膜症	86
──誘発癌	90
制動──	124
LET──	79, 87, 101
放射線感受性	81, 84
──角質層の──	85
──顆粒細胞の──	85
──基底層の表皮細胞の──	85
──腫瘍の──	94
──皮膚腺の──	85
──皮膚の──	85
放射線の影響	102
──を左右する因子	96
個体レベルの──	88

細胞レベルの──	80
内部被ばくによる──	92
分子レベルの──	78
放射能	112, 192
──関係量	192
──測定装置	177
──濃度	181
──の減衰	119
──の測定	206
放射分析	184
放射平衡	112, 168
ホジキン病	94
ボーズ粒子	106
ボタロ管	37
ホットアトム法	175
ホニャックボタン	211
ボーマン嚢	51
ホルツクネヒト腔	23
ボルツマン則	123
ホールボディカウンタ	93, 207
ホルモン	52

ま

マイコプラズマ	66
マクスウェル分布	121
マクロファージ	49
孫核種	188
マジャンディ孔	61, 71
末梢神経	55
慢性硬膜下血腫	61
慢性腎不全	86
慢性閉塞性肺疾患	21

み

味覚障害	87
右ねじの法則	128
水分子	79
密度効果	120
ミトコンドリア	2
ミネラル	72
脈絡叢	61

む

無機シンチレータ	202
無気肺	21

娘核種	188
──の放射能の極大値	113

め

迷走神経	54
メッケル憩室	25
メデューサの頭	47

も

毛細血管拡張性運動失調症	80
盲腸	25
網膜症	63
モーズレイの法則	114
もやもや病	41
モリソン窩	31
門脈	26, 46
──圧亢進症	47
──系	46
──-体循環吻合	47
モンロー孔	61, 71

や・ゆ・よ

ヤコビー線	61
ユーイング肉腫	94
有機シンチレータ	211
有機多原子	199
有鉤骨	9
有効半減期	92, 166
誘導核分裂反応	173
有頭骨	9
誘導放射性核種	172
溶液量	207
陽子数	165
陽子線	97
腰神経	59
腰髄	59
溶存酸素	181
腰椎	6
──穿刺	61
溶媒抽出法	174
腰膨大	59
ヨードゲン法	178
翼状突起	8
弱い相互作用	111

ら

ライソソーム	2
ラクトペルオキシダーゼ法	178
ラジオコロイド法	174
ラムダ縫合	4
卵円孔	37, 54, 71
卵管	50
ランゲルハンス島	28
卵巣	50, 53
──癌	94
卵母細胞	85

り

リウマチ熱	49
梨状陥凹	17
梨状筋	15
リジン	181
リソソーム	2
リチウムドリフト型	200
リケッチア	66
立方骨	11
立方上皮	3
リボ核酸	3
リボソーム	2
粒子線と物質の相互作用	120
量子	106
──条件	106
良性腫瘍	65
臨界エネルギー	120
輪状ヒダ	24
鱗状縫合	4
リンパ	48
──管	48
──球	49, 85
──系	48
──性器官	48
──節	48

る

ルサイト	211
ルシュカ関節	7
ルシュカ孔	61, 71
ルシュカ突起	7

れ・ろ

連続X線の減弱	118
ろ紙電気泳動法	175
肋間静脈	43
肋骨突起	7
ローレンツ変換	105

わ

ワルダイエル扁桃輪	48
腕頭動脈	38, 44

A・B・C

A/G比	35
AFP	65, 75
A-P窓：aortic pulmonary window	32
Arantius管	37
ataxia telangiectasia：AT	80
A(α)細胞	28
Basedow病	49, 53, 77
blood brain barrier：BBB	57
Bohr	106
Botallo管	37
B(β)細胞	28, 68
CA19-9	75
cachexia	65
CEA	65, 75
COPD	21
Crohn病	25
CR直列回路	141
──の過渡現象	139
Cushing症候群	53

D・E・F

DDREF	91
de Broglie	106
deep vein thrombosis：DVT	45
deoxyribonucleic acid：DNA	3, 79
──の損傷	78, 102
Douglas窩	31, 51
Duane-Huntの式	114
Elkind回復	83
Fallot四徴症	33

G・H

G1期	95
G2ブロック	81
gastric area	22
Geiger-Nuttalの法則	110
Gerota筋膜	31, 51
GM計数管	198, 213
──領域	213
HDL-C	35
HG	52

Holzknecht腔 ———— 23
Hurst型比例計数管 ———— 211

I・K・L

ICI法 ———— 180
Kerckring folds ———— 24
K軌道電子 ———— 117
LDL-C ———— 35
LET放射線 ———— 79, 87, 96, 101
LQモデル ———— 91
lumbar puncture ———— 61
Luschka関節 ———— 7
Luschka孔 ———— 61, 71
Luschka突起 ———— 7
Lモデル ———— 91

M・N

M期 ———— 81
Magnesia孔 ———— 61, 71
Medusaeの頭 ———— 47
Merkel憩室 ———— 25
Monroe孔 ———— 61, 71
Morison窩 ———— 31
Moseleyの法則 ———— 114
NK細胞 ———— 68
NMR ———— 122
nuclear/cytoplasmic ratio：NC ———— 80
n形半導体 ———— 155

O・P

Odd括約筋 ———— 25
PET（positron emission tomography）用検出器 ———— 203
payer板 ———— 24
PIXE法 ———— 185
Plank ———— 106
platelet：Plt ———— 34
PLD回復 ———— 82
pan接合 ———— 154, 200
POPOP ———— 203
PPO ———— 203
PRガス ———— 197
PSA ———— 65, 75
p形半導体 ———— 155

R

RBE ———— 96
RC直列回路 ———— 143
RC並列回路 ———— 143
recovery ———— 94
red blood cell：RBC ———— 34
redistribution ———— 94
regeneration ———— 94
reoxygenation ———— 94
repair ———— 94
repopulation ———— 94
Fro値 ———— 175
ribonucleic acid：RNA ———— 3
RLC直列共振回路 ———— 146
RLC並列共振回路 ———— 146
RL直列回路 ———— 143
RL並列回路 ———— 143

S・T・U

SCC ———— 75
SH基 ———— 79
SI単位 ———— 193
SLD（sublethal damage）回復 ———— 83
SOS修復 ———— 79
S-S結合 ———— 69
STH ———— 52
Sylvius孔 ———— 61
systemic lupus erythematosus：SLE ———— 49
Szilard-Chalmers法 ———— 174
T細胞 ———— 68
US ———— 122

V・W

Vater乳頭 ———— 24
Walleye扁桃輪 ———— 48
white blood cell：WBC ———— 34
Wilms ———— 51
Wilzbach法 ———— 178
W値 ———— 192

X・Z

X線 ———— 122
　——と物質との相互作用 ———— 116
　——の減弱と線質 ———— 118
　——の発生と性質 ———— 114
　——フィルム ———— 177
　——CT ———— 122
荷電粒子励起蛍光——分析 ———— 185
結石と——画像 ———— 50
単色——の減弱 ———— 119
透過型——CT ———— 123
放射型——CT ———— 123
連続——の減弱 ———— 118
制動—— ———— 114
特性—— ———— 114
Zenker憩室 ———— 23

数字・記号

1ヒットモデル ———— 81
2次放射性核種 ———— 172
2本鎖切断 ———— 79
4つのR ———— 94
α細胞 ———— 28
α線 ———— 93, 201
α崩壊 ———— 110
β細胞 ———— 28, 68
β線 ———— 93, 201
　低エネルギー—— ———— 203
β崩壊 ———— 110
β-γ同時測定法 ———— 207
γ線 ———— 102
　——と物質との相互作用 ———— 116
γ放射 ———— 110
γ-glutamyl transferasepeptidase：γ-GTP ———— 27

診療放射線技師
グリーン・ノート　基礎編　2nd edition

2006年11月10日　第1版第1刷発行
2012年12月25日　第2版第1刷発行

- 編　集　　福士政広　ふくし　まさひろ
- 発行者　　浅原実郎
- 発行所　　株式会社メジカルビュー社
　　　　　　〒162-0845 東京都新宿区市谷本村町2-30
　　　　　　電話　03(5228)2050(代表)
　　　　　　ホームページ　http://www.medicalview.co.jp/

　　　　　　営業部　FAX　03(5228)2059
　　　　　　　　　　E-mail　eigyo@medicalview.co.jp

　　　　　　編集部　FAX　03(5228)2062
　　　　　　　　　　E-mail　ed@medicalview.co.jp

- 印刷所　　シナノ印刷　株式会社

ISBN 978-4-7583-1453-4　C3347

©MEDICAL VIEW, 2012. Printed in Japan

- 本書に掲載された著作物の複写・複製・転載・翻訳・データベースへの取り込みおよび送信（送信可能化権を含む）・上映・譲渡に関する許諾権は，（株）メジカルビュー社が保有しています．
- JCOPY〈（社）出版者著作権管理機構　委託出版物〉
本書の無断複写は著作権法上での例外を除き禁じられています．複写される場合は，そのつど事前に，（社）出版者著作権管理機構（電話 03-3513-6969，FAX 03-3513-6979，e-mail：info@jcopy.or.jp）の許諾を得てください．
- 本書をコピー，スキャン，デジタルデータ化するなどの複製を無許諾で行う行為は，著作権法上での限られた例外（「私的使用のための複製」など）を除き禁じられています．大学，病院，企業などにおいて，研究活動，診察を含み業務上使用する目的で上記の行為を行うことは私的使用には該当せず違法です．また私的使用のためであっても，代行業者等の第三者に依頼して上記の行為を行うことは違法となります．

国試突破の最強ノート!!
2色刷でより見やすく・理解しやすい!!
「平成24年版国試出題基準」に準拠して改訂!!

3rd edition遂に刊行!!

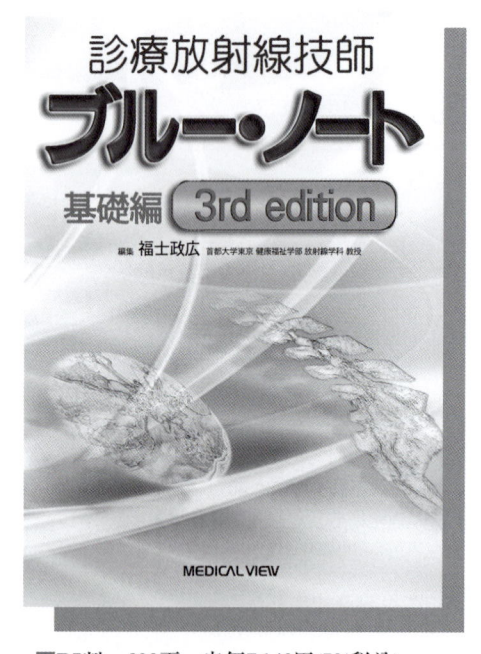

編集　福士政広 首都大学東京 健康福祉学部 放射線学科 教授

診療放射線技師 ブルー・ノート 基礎編 3rd edition
編集 福士政広 首都大学東京 健康福祉学部 放射線学科 教授
MEDICAL VIEW
■B5判・600頁・定価7,140円(5%税込)

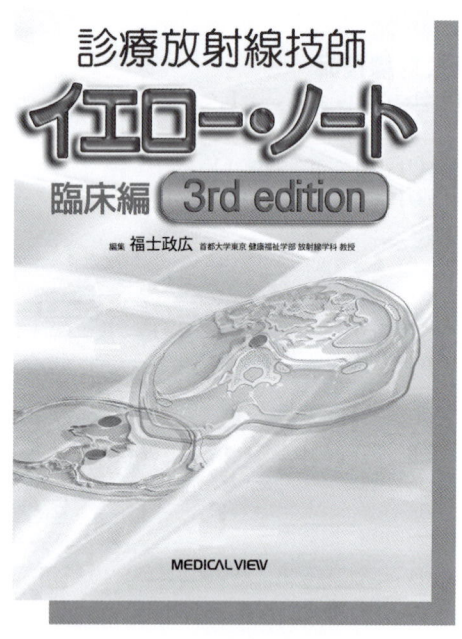

診療放射線技師 イエロー・ノート 臨床編 3rd edition
編集 福士政広 首都大学東京 健康福祉学部 放射線学科 教授
MEDICAL VIEW
■B5判・660頁・定価7,140円(5%税込)

☆2012年春の国家試験から適用される新ガイドライン「平成24年版　診療放射線技師 国家試験出題基準」に合わせた内容とし，今後の国家試験にも対応できる内容としました。

☆各項目ごとに平易にかつポイントのみを記述し，図表を多用するとともに，2色刷りの紙面に刷新しました。

☆用語解説や補足説明も拡充することで，よりわかりやすく学習しやすい内容となっています。

◎「学生さんが各自の学習に合わせて「＋α」の知識を書き込み，独自の講義ノートを作成できる」という基本コンセプトを初版から受け継いでおり，日々の学習を積み重ねながら自ずと国家試験に十分対応できる知識が身に付く書籍となっています。

◎講義用のサブテキストから，学内試験，国試まで対応する診療放射線技師養成校学生必携の一冊として，ぜひご活用ください!!

メジカルビュー社

〒162-0845　東京都新宿区市谷本村町 2-30
TEL 03-5228-2050(代)
URL：www.medicalview.co.jp/

2nd edition 遂に登場!!

「学内試験」や「国試」に対応!!

『ブルー／イエロー・ノート』と連動して学習できる

編集　福士政広　首都大学東京 健康福祉学部 放射線学科 教授

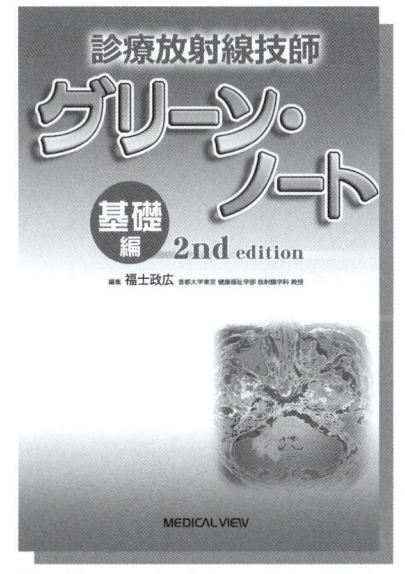

診療放射線技師 グリーン・ノート 基礎編 2nd edition
■B5判・248頁・定価4,935円(5%税込)

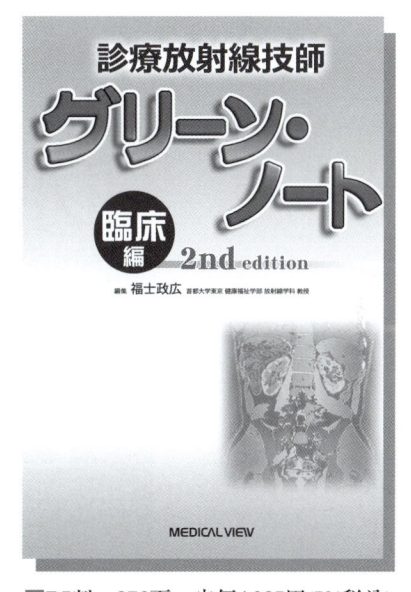

診療放射線技師 グリーン・ノート 臨床編 2nd edition
■B5判・276頁・定価4,935円(5%税込)

国試対策にも最大の威力を発揮!!

■**本書の特徴**

☆「平成24年版　診療放射線技師　国家試験出題基準」に準拠して改訂しました。
☆初版刊行以降に行われた国家試験の出題傾向を綿密に分析し，新傾向の問題のエッセンスを「1st stage」「2nd stage」に追加しました。
☆国家試験既出問題の中から学生さんにとって最も必要と思われる問題を厳選し，今回新たに各章末に問題とその解説・解答としてまとめた「演習問題」をつけ，初版よりも実践的な穴埋め問題集としてパワーアップしました。
☆学生さんにとって非常に重要な内容で，かつ国家試験にて頻出，もしくはこれから出題の可能性の極めて高い内容(=【重要】)には「※印」と「下線」を付けてあります。
☆「豆知識」などの囲み記事もますます充実しました。

◎「知識のおさらい」や「実力を計る」上で役立つ「穴埋め式問題集」です。是非ともトライしてみてください!!

メジカルビュー社　〒162-0845　東京都新宿区市谷本村町 2-30
TEL 03-5228-2050(代)
URL：www.medicalview.co.jp/

待望の **2nd edition** 遂に登場!!

「基礎医学大要」の付録もついて全科目完全網羅!!

学生さんの声を反映させた改訂版!!
「暗記用赤シート」も付いて，ますます使いやすくなりました!!

編集　福士政広　首都大学東京 健康福祉学部 放射線学科 教授

診療放射線技師 ポケット・レビュー帳 2nd edition
【編集】福士政広
首都大学東京 健康福祉学部 放射線学科 教授

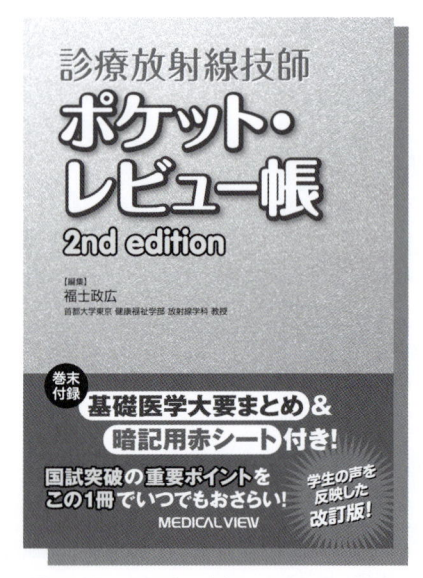

巻末付録　基礎医学大要まとめ ＆ 暗記用赤シート付き!
国試突破の重要ポイントをこの1冊でいつでもおさらい!
学生の声を反映した改訂版!
MEDICAL VIEW

■A5判・444頁・定価4,200円(5％税込)

国試対策にも最大の威力を発揮!!

■本書の特徴

☆「平成24年版 診療放射線技師 国家試験出題基準」に準拠して改訂しました。
☆初版刊行以降に行われた国家試験の出題傾向を綿密に分析し，新傾向の問題のエッセンスを追加しました。
☆実際に使用して戴いた学生さんからのアンケートをもとに，全体の構成を刷新し，要所要所で増補を行い，また，文字や図表を大きく掲載しました。
☆今回，学生さんからの要望の多かった「基礎医学大要」の重要ポイントを巻末付録として収載し，全ての科目を網羅させました。
☆重要語句を太黒字から赤字に変更し，暗記用赤シートも付けて，ますます暗記しやすくなりました。

◎通学時や空いた時間に取り出して眺めるだけで，暗記やおさらいに役立つ1冊です。毎日の予習・復習や国試対策はこれで完璧です!!

メジカルビュー社

〒162-0845　東京都新宿区市谷本村町 2-30
TEL 03-5228-2050(代)
URL：www.medicalview.co.jp/